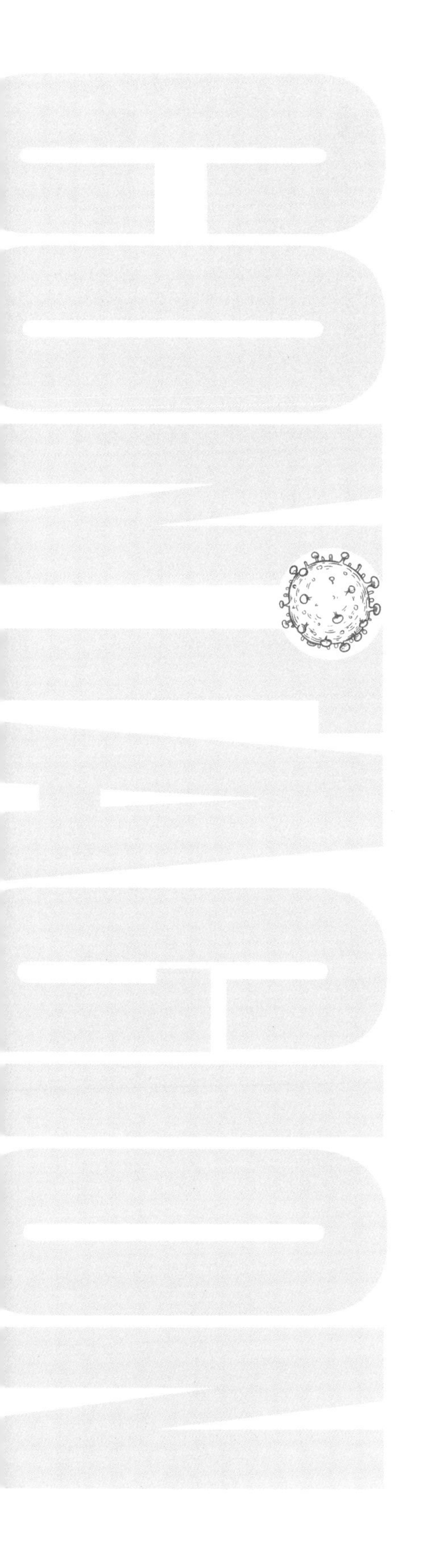

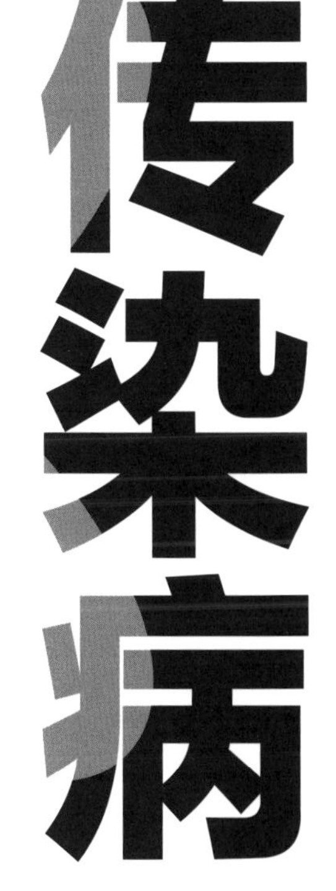

传染病

人类与致命疾病的故事

[美]
理查德·冈德曼
著

林 瑶 宫礼星
译

The Amazing Stories of History's Deadliest Diseases

電子工業出版社
Publishing House of Electronics Industry
北京·BEIJING

图书在版编目（CIP）数据

传染病：人类与致命疾病的故事 /（美）理查德 • 冈德曼（Richard Gunderman）著；林瑶，宫礼星译 . —北京：电子工业出版社，2022.9

书名原文：Contagion

ISBN 978-7-121-43884-4

Ⅰ . ①传… Ⅱ . ①理… ②林… ③宫… Ⅲ . ①传染病－防治－普及读物 Ⅳ . ① R51-49

中国版本图书馆 CIP 数据核字（2022）第 116871 号

审图号：GS（2021）2835 号
书中地图系原文插附地图

责任编辑：张 冉
特约编辑：张思博
印 刷：北京瑞禾彩色印刷有限公司
装 订：北京瑞禾彩色印刷有限公司
出版发行：电子工业出版社
北京市海淀区万寿路 173 信箱 邮编：100036
开 本：787×1092 1/16 印张：12.25 字数：280 千字
版 次：2022 年 9 月第 1 版
印 次：2022 年 9 月第 1 次印刷
定 价：79.00 元

凡所购买电子工业出版社图书有缺损问题，请向购买书店调换。若书店售缺，请与本社发行部联系，联系及邮购电话：（010）88254888，88258888。

质量投诉请发邮件至zlts@phei.com.cn，盗版侵权举报请发邮件至dbqq@phei.com.cn。

本书咨询联系方式：（010）88254439，zhangran@phei.com.cn，微信号：yingxianglibook。

序一

Preface

中国科学院院士　王福生

长期以来，传染病始终是人类健康的巨大威胁之一。随着现代医学的进步，人类已经消灭了天花，并能够治愈鼠疫和霍乱等许多重大急、慢性传染病；但有些疾病（例如慢性乙型肝炎和艾滋病）仍然无法根治，而新突发的传染病却不断涌现，对人类安全、社会稳定和经济发展造成了重大影响。例如新型冠状病毒肺炎在全球流行已经持续了两年多，尽管我们付出了惨痛的代价，但结局仍然充满变数。在这个艰难而充满挑战的时刻，回顾人类与传染病漫长而艰辛的斗争历程，总结科学抗疫的经验和成果，将有助于我们树立信心，从中汲取智慧和力量。

关于传染病方面的科学知识普及是一项非常重要的工作。无论是乙肝、结核病、艾滋病这些慢性传染病，还是SARS、新冠病毒肺炎这类突发传染病，全社会范围内的预防诊治都是庞大的系统工程，需要政府的组织协调，需要医务人员的悉心治疗和科学家的深入研究，离不开每一个社会成员的支持和参与。我们国家能够很好地应对此次新冠肺炎疫情，一个很重要的原因就在于我们重视科学教育，向全社会普及科学知识。正是有了公众的理解和配合，各项防疫措施才能最大限度地发挥作用。

一部优秀的科普作品就像一位良师益友，不仅能够传授知识，还可以启迪新思想、传播正能量，甚至对青少年的成长有着巨大的影响。我清晰地记得，我在中学时代曾经读过一本关于传染病的科普读物，该书用浅显而生动的语言讲述了人类与病菌斗争的历程，介绍了各类传染病的危害和防治方法，给我留下了深刻的印象，并在一定程度上影响了我的职业选择。电子工业出版社出版的这本《传染病：人类与致命疾病的故事》图文并茂、深入浅出，具有很强的趣味性和可读性，相信一定能够受到读者的欢迎。希望我国的科技工作者尤其是专门从事科普工作的同行再接再厉，不断推出更多更好的科普作品，以提升全民的科学素养，形成热爱科学、尊重知识的氛围，引导和激励更多的人特别是青少年投身科研事业，为培养创新型人才、建设创新型国家，实现伟大复兴的“中国梦”贡献力量！

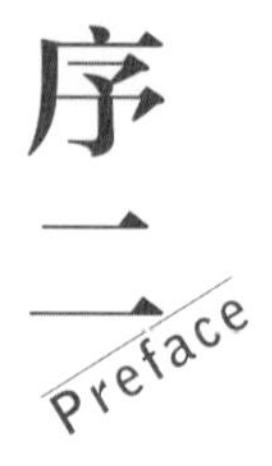

序二 Preface

华大集团CEO　尹烨

研究生命科学越久，对自然的敬畏就会越深。比如以下的认知，无论你认不认可，它就是事实：人类从来就不是地球之主，无论是过去、现在还是未来。

如果你问我谁是地球之主？答案一定是：微生物。它们早在30多亿年前就已经是这个星球的主人了，它们见证并参与了地球上所有大事件的发生，并掌控了后续生命的一系列演化，也在不断调节因为某一类物种（如人类）自觉或不自觉的“强势”而带来的生态失衡。人类世来临之后，人类开始通过语言、文字和数字记录微生物的“罪恶史”，我们通常称为传染病或者瘟疫。但你要知道，人类几乎所有器官、几乎任何时候都可能被感染，只不过这种感染多数不会令人达到“患病”的程度。而且在大多数情况下，人类及其他多细胞生物与微生物之间的关系是互利共生的。一个多细胞生物，无论是蚂蚁还是大象，它们其实都是一个生态系统而决非只有这个物种本身的细胞。

大概没有什么物种能像微生物这样，深刻地影响着人类的发展历史。无论是对传染病起因的认知，还是对帝国版图的扩张；无论是科学灵感瞬间点亮的记录，抑或是一时放纵后的无尽惩罚……这本通俗有趣的科普书，就是围绕着人类和微生物“相爱相杀”的30余个故事展开的，书中展示了200多张图片，堪称图文并茂。这其中的主角既有病毒，又有细菌，还包括寄生虫及其宿主（如蚊子），当然与之对应的人类活动——无论是智慧的，还是愚蠢的——也必不可少。人类坚持用研究去寻找光明——世世代代与微生物对抗，而有心者和天才们也在对抗的过程中，逐步理解并创立了免疫学、发明了疫苗、发现了抗生素、建立了公共卫生体系。特别是过去的一个世纪，人类和微生物进行了若干场生死之战，依赖于科学技术的进步，人均预期寿命得到大幅度提升；同时，人类开始反思对待微生物和自然的态度，因为他们看到，在一场场与疾病的战斗胜利的同时，人类并未停止对自然（如野生动物）的侵食，各样的隐患潜伏在人类周围。2019年年底开始的新冠肺炎疫情，已经肆虐了两年多，科学家依然无法预测疫情彻底平息的时间。即使百花齐放的疫苗在全球多个国家和地区已经达到相当高的接种率，然而奥密克戎变异株借着和人类选择压力的对抗一再向世人证明，要彻底消灭新冠病毒可能面临着多种挑战，需要政府、公民，需要科研人员、医护人员，需要各行各业人们的共同努力。但换个角度看，几乎每个人的鼻腔或呼吸道里都有着1～4种在绝大多数情况下只会引起普通感冒的冠状病毒，虽然人类从20世纪60年代才开始认知它们，但只要以科学和发展的角度去对待和处置，即使是新冠病毒，也并不可怕，我们要做的是更加谦卑地对待大自然。

正如潘多拉的盒子最后出现的是“希望”，一场场与传染病的斗争会让人类更加警醒，而没有国界的微生物们也会让人类社会更加团结。只有正确地认识人与微生物的关系，人类才能更长久地在地球家园生存繁衍下去。

是为序。

目录

Contents

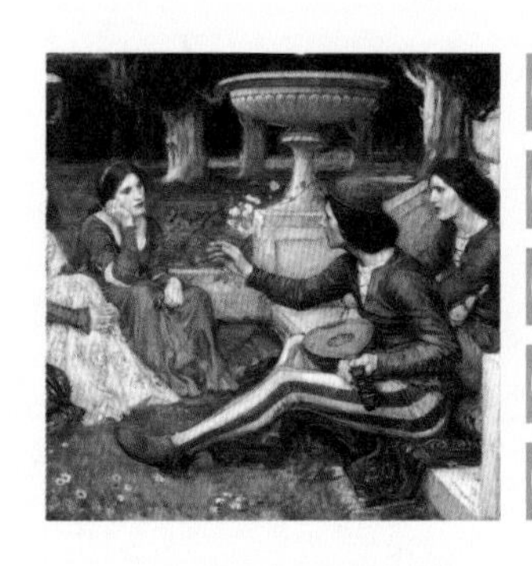

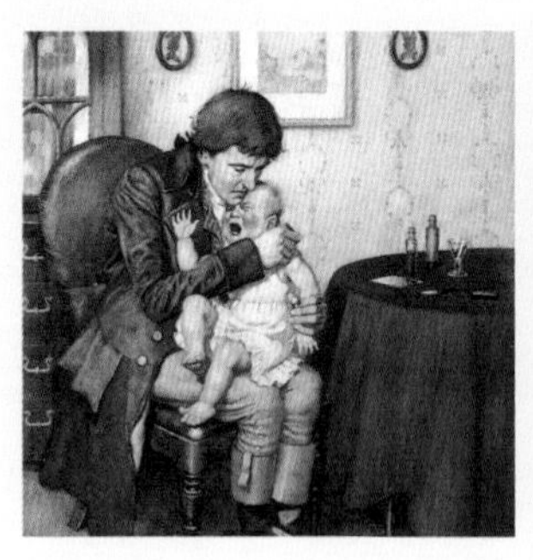

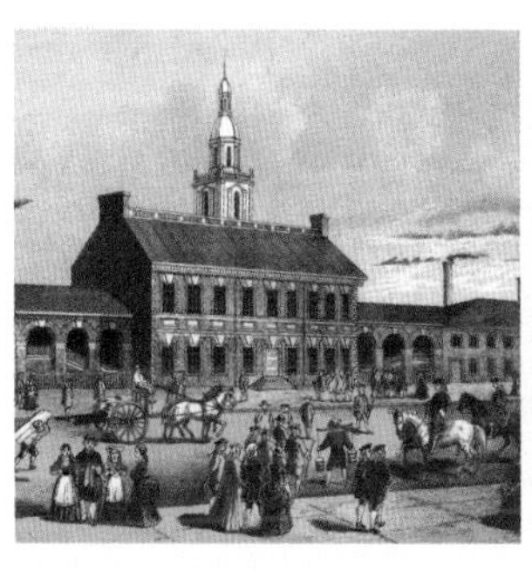

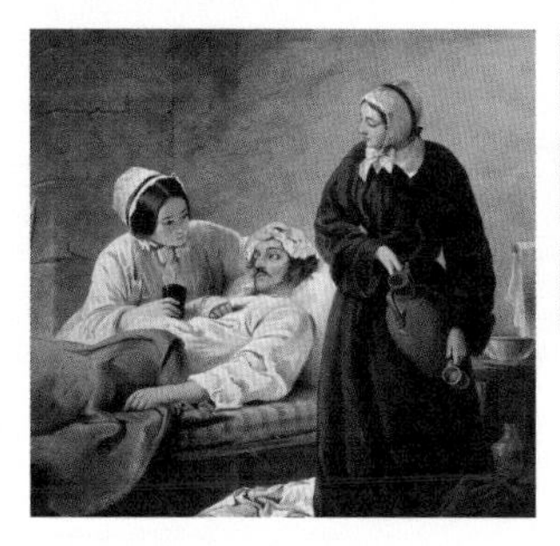

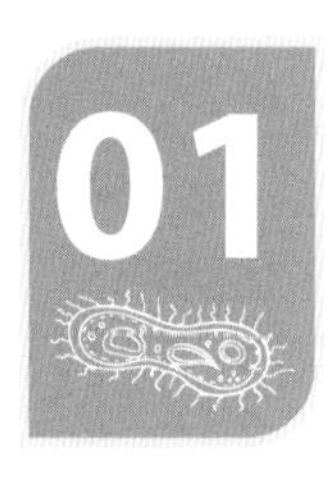

01 关于传染病死亡的报道被严重夸大

胜场

不可否认的是，人类在减少因重大传染病而死亡的人数方面取得了巨大进展。

天花曾被列为导致婴儿死亡的主要原因之一。在美国建国时，全国因天花死亡的人数占所有死亡人数的10%，但现在天花已不在人与人之间传播。在抗击传染病的历史上最重要的创新之一——免疫接种的基础上，公共卫生工作者已经将这种疾病彻底消灭，天花病毒现在只存在于实验室中。

在19世纪，许多大城市都被霍乱的流行所蹂躏，使得人们开始要求改善水质和卫生系统，并广泛采用隔离措施。虽然目前这种疾病并没有被彻底根除，但至少在有条件的地区，霍乱的病例已经极少了。约翰·斯诺的流行病学研究和罗伯特·科赫的微生物学研究阐明了霍乱的致病微生物及其传播方式，使有效的控制措施得以实行。

针对一种疾病所采取的措施往往也有助于减轻其他疾病所带来的危害。例如，通过改善水质和卫生系统以降低霍乱的发病率，为减少伤寒病例数量带来了额外的好处。像臭名昭著的“伤寒玛丽”这样的无症状伤寒杆菌携带者的存在，现在通常可以通过大剂量抗生素和切除胆囊来解决，而胆囊是伤寒的致病菌经常栖居的地方。

疟疾是一种能够引起间歇性发烧的疾病，长期以来被归咎于沼泽地产生的有毒蒸汽或烟雾。罗纳德·罗斯发现，疟疾的传播媒介是蚊子，他因这一发现获得了1902年诺贝尔生理学或医学奖。从此，根除疟疾的策略变得非常明确：将蚊子繁殖场所聚集的淡水排干。后来，杀虫剂对根除疟疾也做出了重要贡献。今天，许多国家已经没有疟疾的病例报告了。

瓦尔特·里德的研究表明，黄热病是另一种由蚊子传播的疾病。他把志愿者分成两个小组，其中一组允许蚊子来叮咬，而另一组则采取保护措施不让蚊子叮

世界范围内的病因相关死亡人数

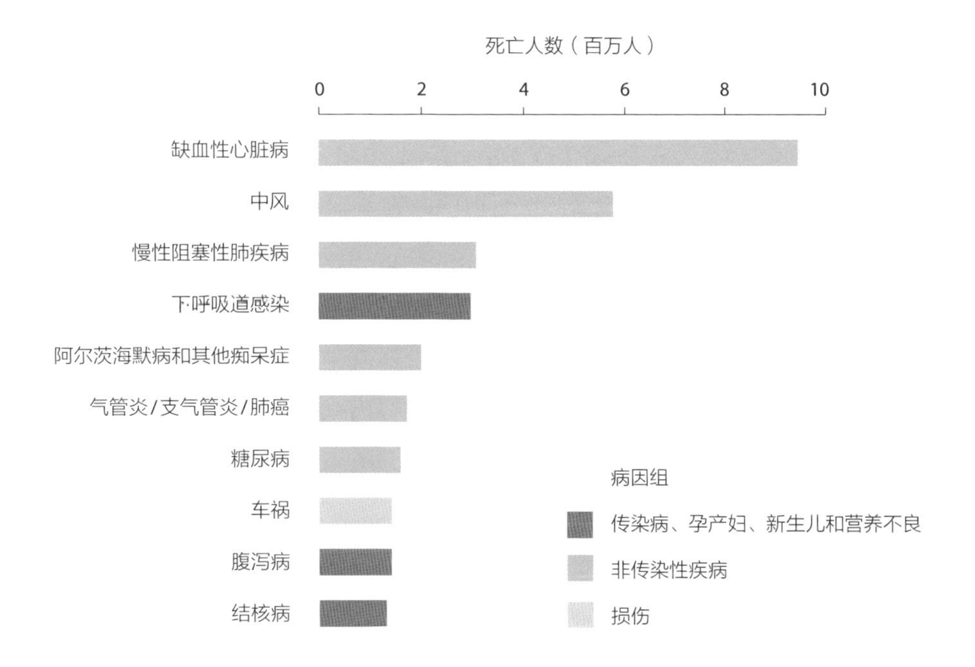

全球传染病死亡人数（万人）

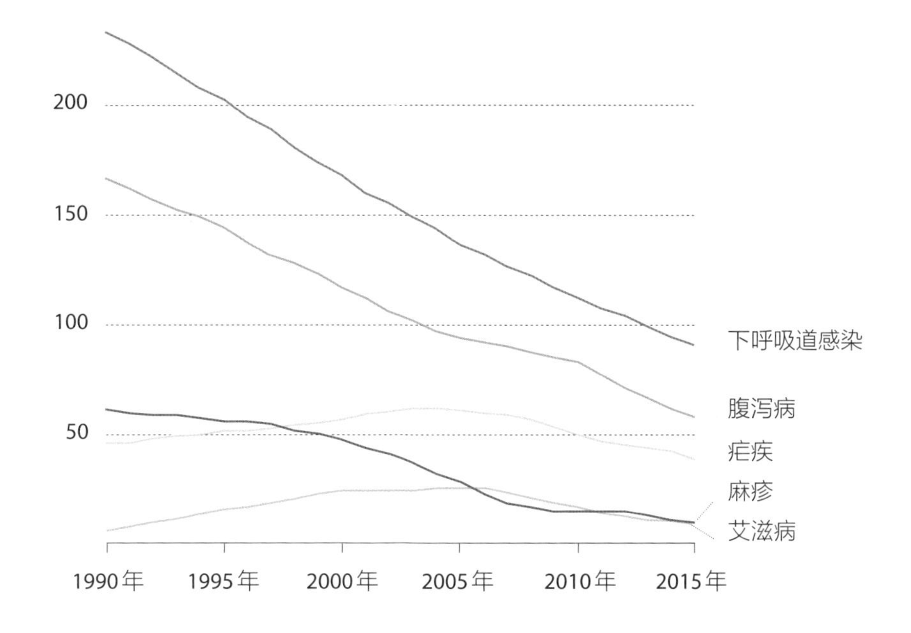

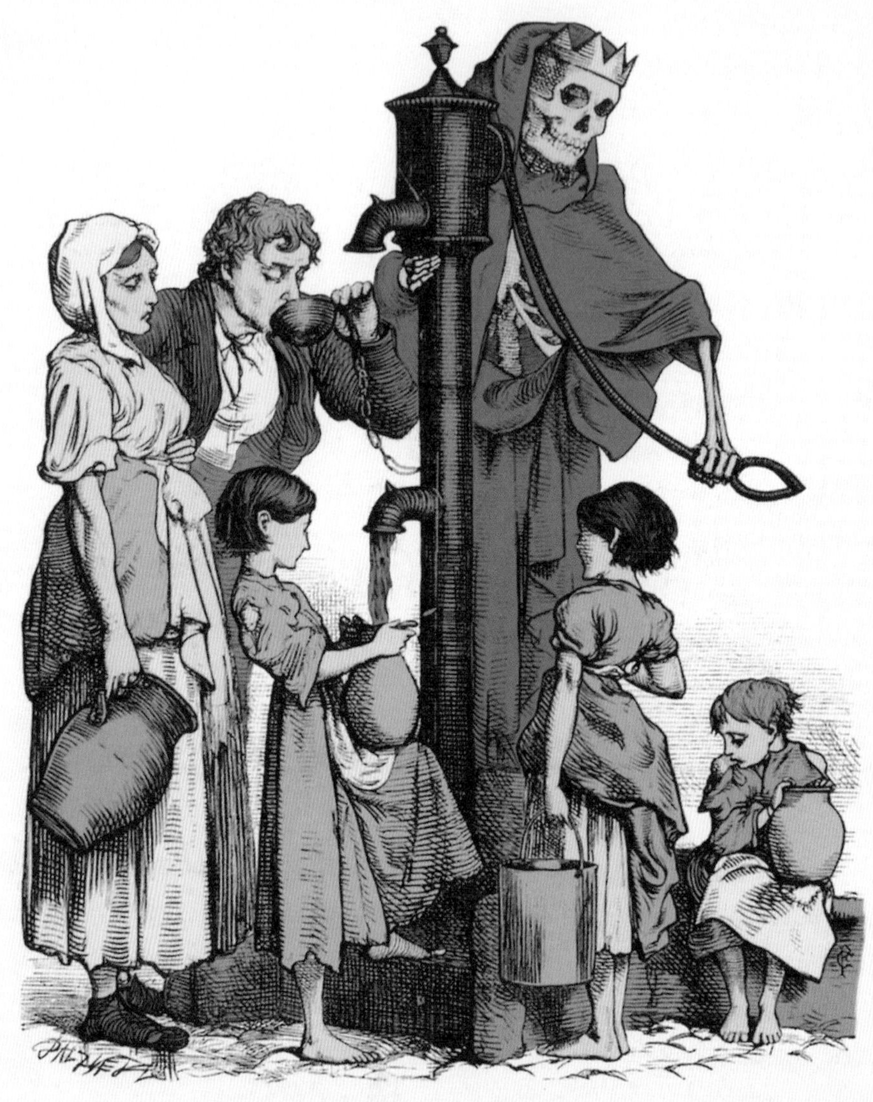

1
—
2

SMALLPOX

KEEP OUT OF THIS HOUSE

By Order of BOARD OF HEALTH

HEALTH OFFICER

Any person removing this card without authority is liable to prosecution.

1 一幅1886年的宣传画，展示了受污染的水和霍乱带给人们的危险。

2 一幅20世纪10年代美国旧金山的天花隔离招贴。

咬。研究结果表明，只有被蚊子叮咬过的人才会患黄热病。同样，由于蚊子是常见的传播媒介，减少疟疾和黄热病的努力产生了协同效应。马克斯·蒂勒因首先研制出黄热病疫苗而获得了1951年诺贝尔生理学或医学奖。

脊髓灰质炎曾经肆虐位于温带的国家，造成许多人死亡和永久性瘫痪，其中就包括美国总统富兰克林·罗斯福，这激发了人们对这种疾病的兴趣。最终，在美国畸形儿基金会资助的疫苗研发项目中，由乔纳斯·索尔克研发出的一种灭活疫苗，加之随后阿尔弗雷德·萨宾研制出的减毒疫苗，使这种疾病在很多国家几近绝迹。

几个世纪以来，结核病一直是西方国家人口的主要死因。在大城市，结核病导致的死亡人数高达总人数的四分之一。罗伯特·科赫对结核杆菌的分离使他获得了1905年诺贝尔生理学或医学奖。由于诸如含有结核杆菌的牛奶等传播途径被切断，饮食和住房的普遍改善也有助于降低结核病感染率，加上随后研发出了有效的药物，因此，如今，结核病在许多富裕国家已经很少见了。

持续的“战争”

尽管人类取得了上述及其他方面的成功，但传染病并没有被根除。在世界上许多较贫困的地区，由于传染病而导致的死亡率仍然很高，腹泻病和疟疾仍然是导致人类死亡的主要原因。在过去几个世纪里，诸如麻疹、百日咳和破伤风等疾病给人类造成了重大损失。其中许多疾病，包括微生物引起的肺炎，对儿童的伤害尤其严重。

此外，新的疾病也出现了。艾滋病病毒/艾滋病在20世纪80年代首次被发现，被认为是世界上第二大传染病杀手，每年导致数百万人死亡。艾滋病的可怕之处是，许多受感染的病人在感染后数年内基本上没有症状，但他们会在此期间将艾滋病病毒传染给其他人。未经治疗的艾滋病病人平均在感染后10年左右死亡。

感染性疾病的头号死因是下呼吸道感染，尤其是肺炎和支气管炎。但在这一显著的临床表现（体征）之下，可能的病原体则有多种，包括链球菌和葡萄球菌、寄生虫（如隐孢子虫），以及各种各样的病毒病原

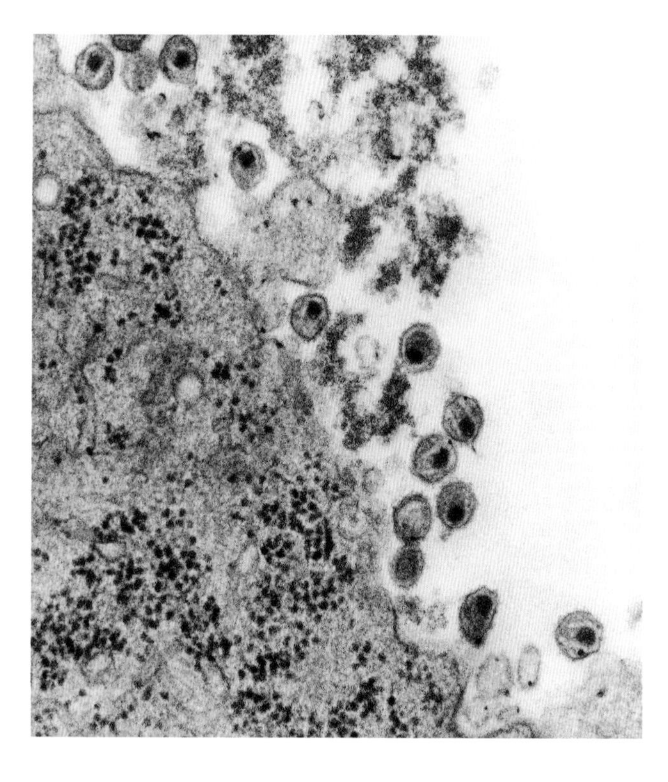

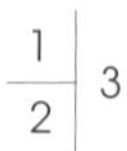

1 艾滋病病毒的显微照片。
2 人类年均死亡人数及原因。
3 新型冠状病毒（COVID-19）出现于2019年年底。

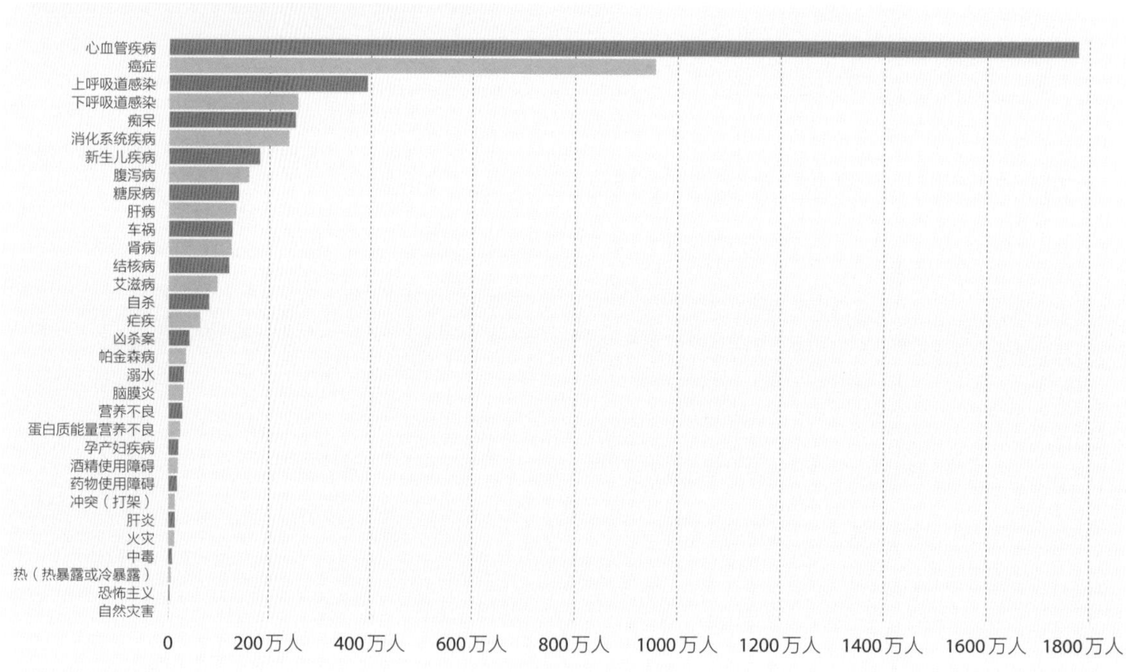

体，包括甲型和乙型流感病毒、腺病毒、副流感病毒和呼吸道合胞病毒。

尤其令人烦恼的是，因为可导致肺炎的病毒，如流感病毒，这种病毒会定期发生变异，所以，如果一种流感病毒在一年内传播到世界各地，已感染过这种病毒的人群则仍可能对下一年的流感病毒毒株没有免疫力。因此，人们被鼓励每年接受针对最有可能传播的流感病毒毒株的疫苗接种。尽管流感无处不在，规律性强，但人们对关于流感方面的、看似简单的知识仍知之甚少，比如为什么流感的暴发往往是季节性的。

新的挑战

近几十年来，出现了新的病毒病原体，如重症急性呼吸综合征冠状病毒（SARS-CoV）、中东呼吸综合征冠状病毒（MERS-CoV）和2020年全球大流行的2019新型冠状病毒等。这些病毒中的许多种与已知能感染其他物种的病毒有着很强的相似性，如新型冠状病毒与源于蝙蝠的病毒非常相似。

这种物种之间的传播可能源于许多因素，包括但不限于：人类社会对野生动物栖息地的日益侵犯，迫使动物生活得越来越密集；越来越多的人进入人口稠密的城市，导致此类疾病的传播率更高；人们越来越快的旅行模式，导致在国际上迅速传播病毒性呼吸道感染等疾病。

正如本书所表明的，人类在防治某些传染病方面取得了巨大的成功，特别是通过改善饮食、供水、卫生和免疫来预防传染病的发生。但是，人类生活环境所发生的变化也促进了传染病的传播，其中最显著的是，人口密度的增加，受感染者的旅行范围和速度也在增加，导致病原体和宿主之间的平衡在不断地发生着变化。

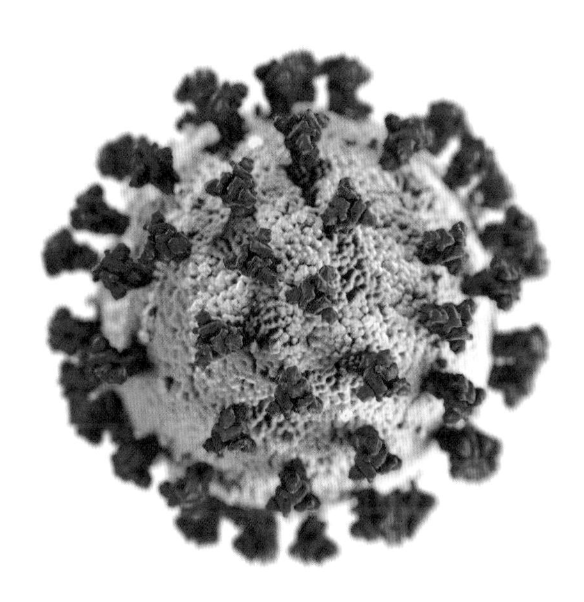

02 感染性疾病

在有记载的历史出现之前，就已经有微生物感染人类且导致其患病和死亡的事件发生。史前人类遗骸显示出明显的感染性疾病存在的证据，如脊柱结核。而有记载的历史上充斥着各种瘟疫及其对个人、城市和整个文明造成的破坏。即使在今天，估计每年至少有1000万人死于感染性疾病，最常见的是肺炎。

病原体

病原体可以分为几个大类，每一大类都包含重要的亚类，如病毒、细菌、真菌、寄生虫和节肢动物。

病毒是最重要的传染源之一，部分原因是它们不独立于其所感染的生物体而生存。就其本身而言，病毒只是一种遗传物质，由编码病毒蛋白质的DNA或RNA，以及蛋白质外壳组成。病毒很小，因此，用光学显微镜是看不见的。病毒性疾病包括普通感冒、流感和肺炎等。

细菌是单细胞有机体，有些细菌会引起疾病，但没有细菌，动物就无法生存。例如，居住在人体肠道内的数千种细菌中，有一些能产生维生素B12，而肠道和皮肤上的“好细菌”有助于抵抗致病菌。细菌比病毒大，且可以用显微镜看到。不同的细菌导致不同的疾病。

细菌是原核生物，因为它们没有细胞核。但真菌属于真核生物，因为它们的细胞有细胞核和其他膜结合的细胞器。真菌包括酵母菌、霉菌和蘑菇等有机体。一些真菌可引起人类疾病，包括念珠菌病、球孢子菌病和组织胞浆菌病；但同时，真菌也可用于多种抗生素、面包发酵，以及啤酒和葡萄酒的酿造。

寄生虫的形状和大小多种多样，如引起疟疾的疟原虫是单细胞生物，蛔虫和绦虫则大到可以用肉眼看到。寄生虫通常生活在它们的宿主体内，离开了宿主，它们就无法生存。寄生虫可在某种程度上伤害宿主，从窃取宿主营养到导致宿主死亡，程度不等。

1
2

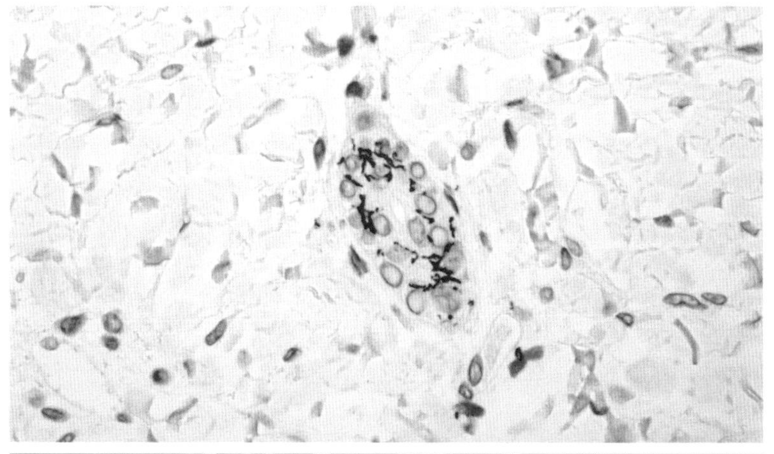

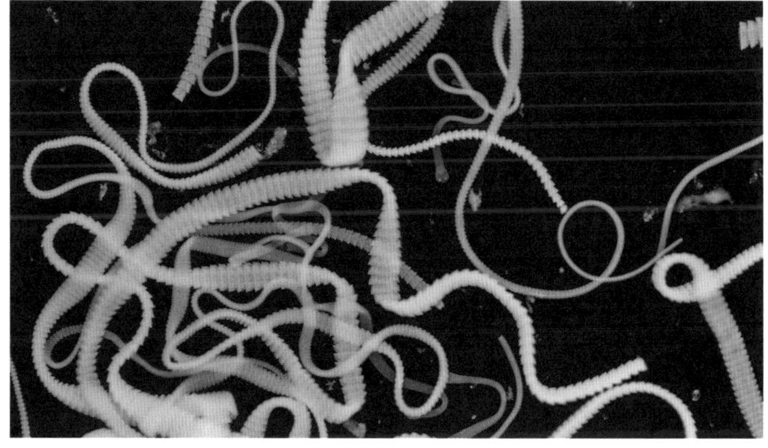

1 感染汗管的先天性梅毒。
2 绦虫寄生虫。

节肢动物是具有外骨骼、分节体和成对的、有关节的、四肢的小生物，包括昆虫和蜘蛛等常见的生物。当节肢动物（如蜱和跳蚤）传播疾病时，它们的存在通常不是指感染而是指侵袭。然而，这种侵袭可以传播其他疾病，如腺鼠疫。

疾病

当病原体很容易从一个人传播给另一个人时，就称之为具有传染性的病原体。有些通过呼吸道、飞沫或性接触等直接传播，有些则通过污染的食物和饮用水、动物和昆虫叮咬等途径间接传播。

医生将感染与许多其他疾病区分开来，包括先天性疾病（如脊柱裂）、炎症性疾病（如类风湿性关节炎）、外伤、代谢性疾病（如糖尿病）、良性肿瘤和恶性肿瘤，以及血管疾病（如心脏病

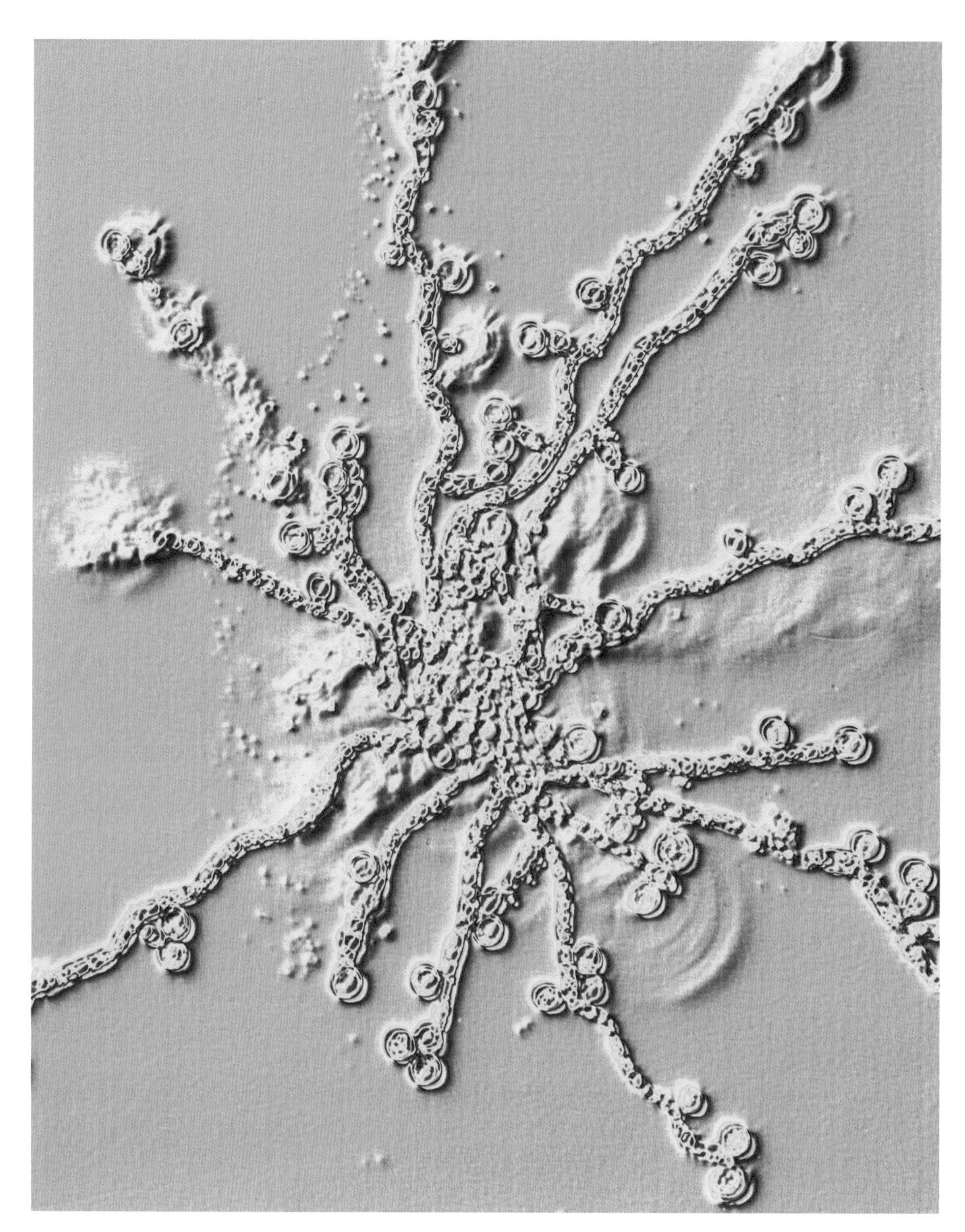

白色念珠菌，一种可以感染艾滋病病人的机会性真菌病原体。

和中风），等等。然而，必须指出的是，这些疾病中有一些也与感染有关，例如人类乳头瘤病毒在宫颈癌的发病中起一定作用。

感染可能涉及许多不同的器官系统。呼吸系统是最常见的感染入口，也是感染性疾病（如普通感冒和流感）发生最多的地方。消化系统和泌尿系统也是常见的感染入口，如食物中毒和普通的尿路感染。事实上，人体的每一个器官，包括大脑、心脏和骨骼，都可能发生各种感染性疾病。

仅仅接触病原体并不一定会导致疾病，如一些通常生活在皮肤上的细菌不会给人类造成伤害那样，除非它们进入人体的其他部位，比如关节；而有些病原体则更具毒性（更容易引起疾病）。宿主对感染的抵抗力也是一个关键因素，如免疫系统受损的人可能会因为暴露于某病原体而患上疾病，但如果其免疫系统功能正常，则不会产生任何影响。

“当病原体很容易从一个人传播给另一个人时，就称之为（具有）传染性的病原体。”

诊断

医生采用各种方法诊断传染病，其中最重要的是询问病史和体检。例如，患者是否有典型的感染症状，如发烧、咳嗽、呕吐、腹泻或皮疹？（感染源的）暴露也尤其重要。患者是否曾与有相似症状的人待在一起，或者一组病例可以追溯到某个特定来源，如受污染的食物或饮用水？

传染病诊断中的一项关键性技术突破是显微镜的出现。当组织（如血液）或体液（如痰或尿）被染色并用光学显微镜检查时，通常可以看见细菌和真菌等有机体。更先进的技术（如电子显微镜）功能更强大，可以看到更小的病原体，例如病毒。

另一项重要的诊断技术是细胞培养。细菌和真菌通常可以在含有生长介质的培养皿中生长，它们的菌落通常具有特征性的外观。对感染性病原体，如细菌，可以使用不同的抗生素，以确定哪些抗生素对它们敏感。有些传染源，如病毒，只能在其他生物，如鸡蛋的胚胎中培养。

其他更复杂的检测则通过寻找与特定传染源相关的特定分子进行。当一种传染病引起宿主的机体产生抗体时，抗体的存在就证明是感染，就像链球菌性咽喉炎试验一样。特定酶的存在也可以用来鉴别病毒。近年来，基于聚合酶链反应（PCR）的检测则通过寻找与病原体相关的特异性核酸进行。

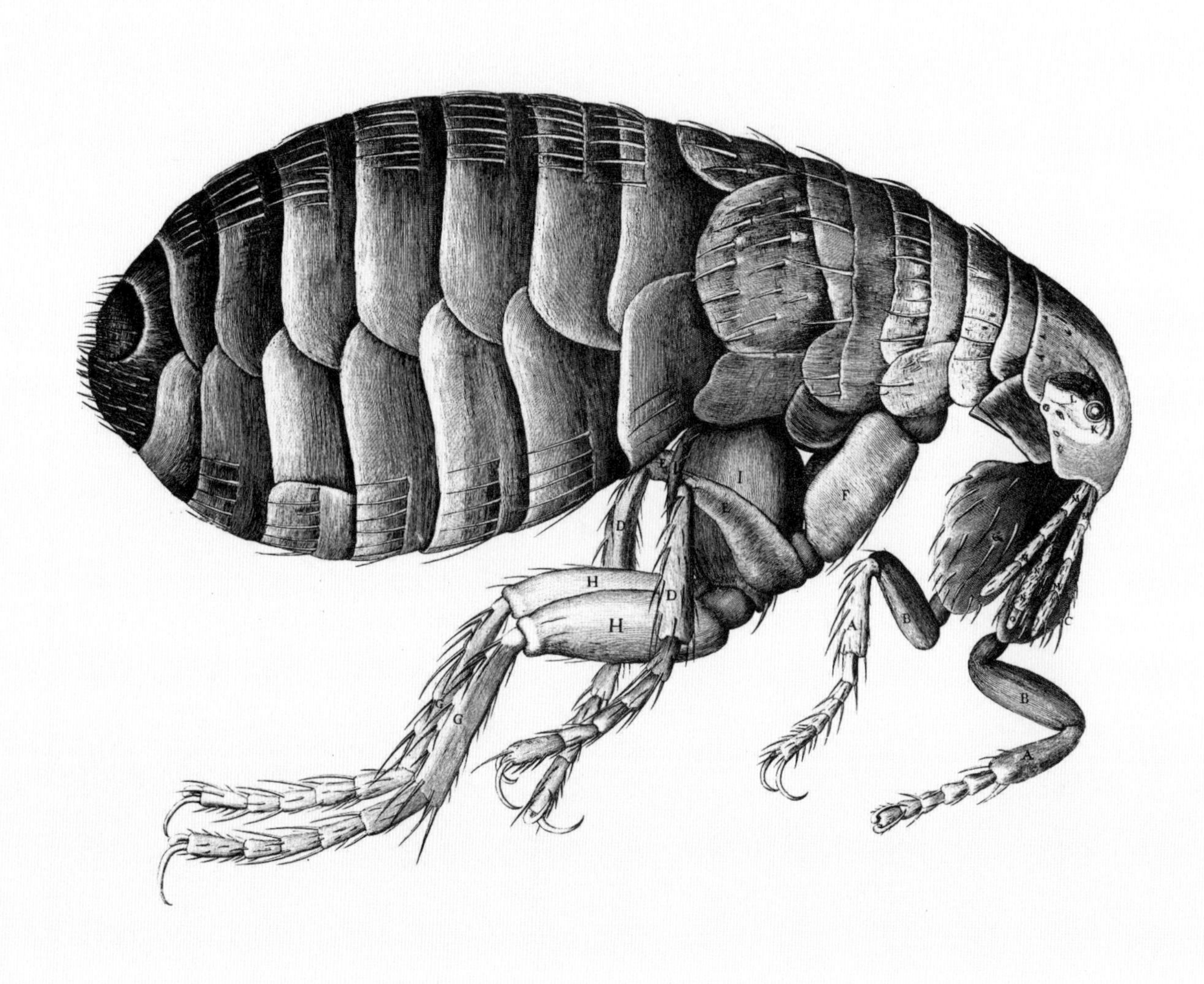

罗伯特·胡克通过显微镜观察后画的一只跳蚤。

03 感染性微生物的生命

假如你是一种感染性微生物，你很小。人类最大的细胞，即育龄妇女体内大约每28天由卵巢释放一次的卵细胞，其直径约为0.1毫米，这意味着大约10个卵细胞便可以在1毫米的空间内首尾相连地排成一行。相比之下，一个典型的细菌大约有0.001毫米宽，只有卵细胞宽度的1/100。你可以在1毫米内（首尾相连地）排列大约1000个细菌。而典型病毒的直径仅约为0.0001毫米，这意味着你可以在1毫米内排列出10000个病毒。

你的数量多得惊人。据估计，地球上的细菌数量约为500万秭，即数字5后面跟着30个零。这个数字超过了宇宙中已知的恒星数量。据估计，病毒的数量甚至更多，约为10的31次方个。将这些数字与一个成人体内的细胞数量相比较，成人体内细胞约有50万亿个，即数字50后接12个零。

你的存在非常普遍。细菌遍布地球，从海洋最深处到地球大气层高约64千米处。极端微生物是指一种在极端条件下仍能茁壮成长的细菌，可存在于温度高达121℃的地热喷口、温度为-25℃的南极冰层下、压力和酸度极高的地方。病毒可感染所有的生命形式，包括动植物和细菌。

你有着难以置信的复杂和美丽。例如，许多病毒表现出具有许多对称性的二十面体形状，包括其“脸上”的三重对称性和角顶上的五重旋转对称性。然而，由于它们太小，无法被可见光看到，因此缺少颜色这一属性。微生物的美丽甚至让人感到“奇怪”，因为有些病毒会对它们感染的有机体造成可怕的伤害。

你忙得不可开交。你与其他生物之间至少有两个共同的功能，即生存和繁殖。为此，你需要按顺序执行一些活动。你可能会认为这些活动是一个由六个环节组成的链条，其中每一个环节都是整个链条保持完整所必需的。但医生和科学家们在预防和治疗传染病时试图去打破的，也正是这六个环节（之一）。

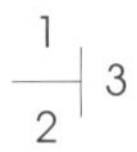

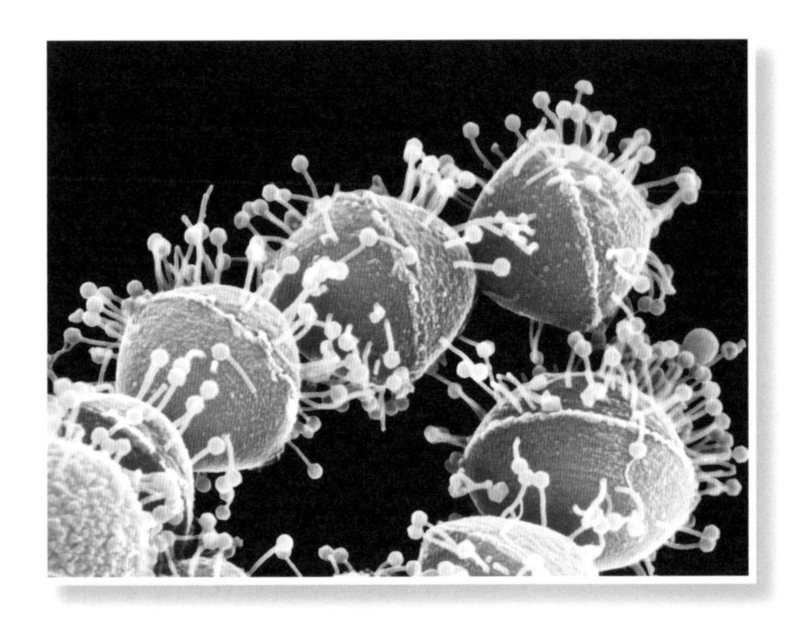

1 一种病毒（棕色）正在攻击细菌（红色）。

2 与季节性流感有关的甲型H3N2流感病毒。

3 一个病毒登陆细菌的示意图。

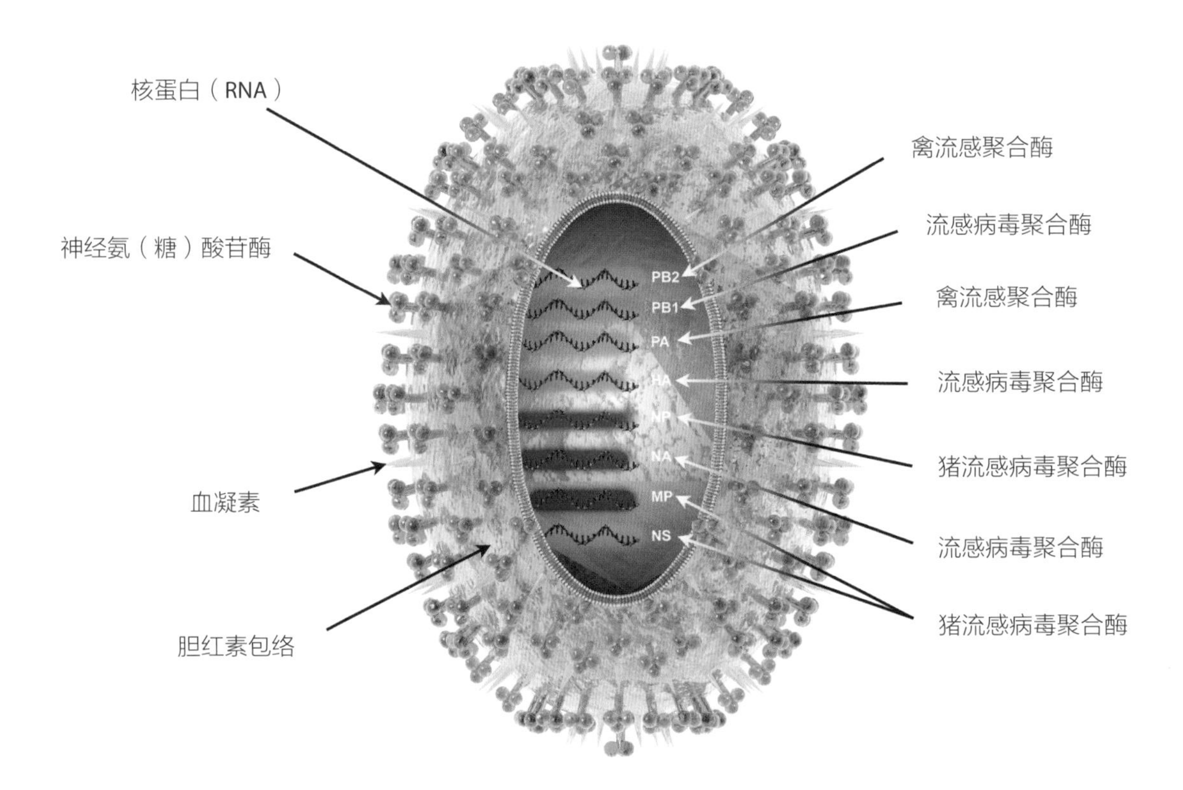

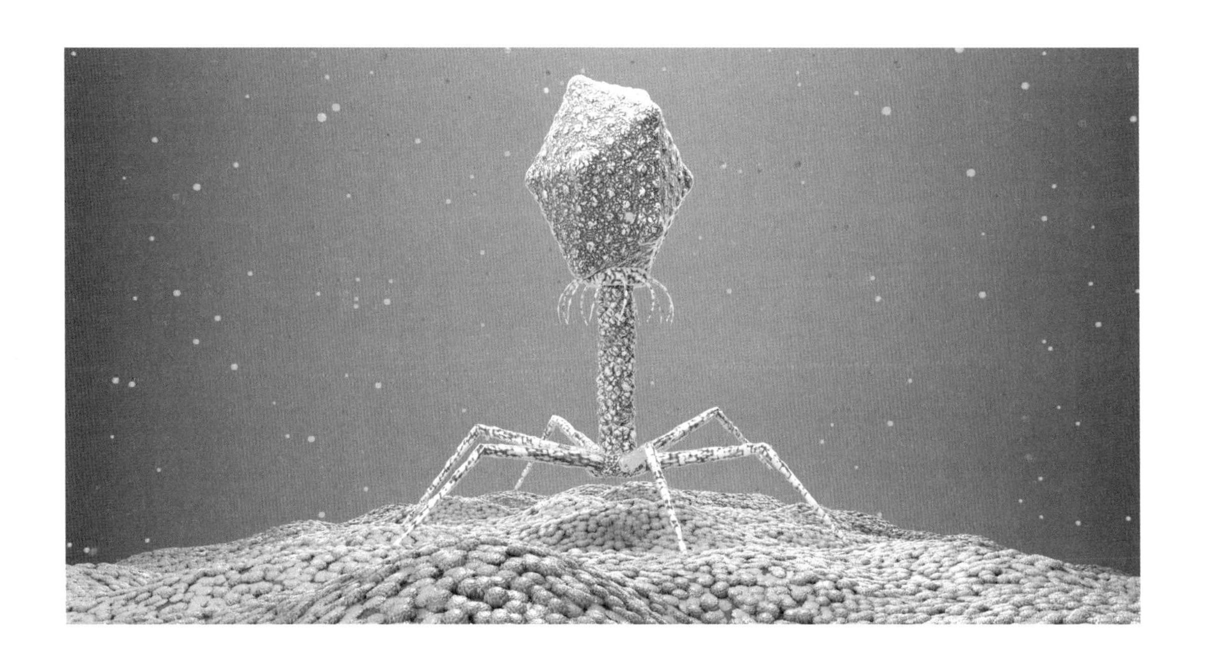

挑战

你的第一个任务是进入宿主。在人类疾病中，病原菌最常见的入口是呼吸系统，特别是鼻子和喉咙，其他常见的入口还有胃肠道和泌尿道。许多感染性微生物的表面都有黏着素，可使它们能够附着在宿主的细胞上。然而，它们最初附着的细胞并不总是最终导致疾病的细胞。

你的第二个任务是在一个特定的位置上"立足"。许多病原体含有或产生侵袭素，如能够使它们进入宿主组织和细胞的酶。进入细胞是至关重要的一步，因为如果病原体留在细胞外，则通常无法获得细胞所含的营养物质。例如，沙门氏菌和志贺氏菌通过进入肠道黏膜的细胞从而引起腹泻病的发生。

你的第三个任务是避开宿主的防御。这是病原体进入细胞的另一个原因，因为一旦进入细胞，它们通常就会受到宿主细胞的保护，以免被宿主的防御系统（如在血液中循环的抗体）攻击。但感染性微生物在细胞外时也会避开宿主的防御。例如，一些病原体可产生使它们避开吞噬作用的包囊。吞噬作用是指一些白细胞吞噬和破坏细菌的过程。

你的第四个任务是繁殖。一种神奇的微生物繁殖策略涉及铁的使用，铁在病原体和宿主细胞的能量代谢中均起着重要作用。一些细菌和真菌可产生称为铁载体的分子（来自"持铁者"），与宿主细胞相比，这种分子与铁结合的能力更强。事实上，这种病原体已经采用了一种从宿主身上"偷"铁的方法，从而为其提供生存和繁殖所必需的关键营养素。

1 | 3
2 |

1 病毒利用宿主的遗传物质进行自我复制。
2 病毒经常通过气溶胶传染和传播。
3 病毒粒子入侵和摧毁细菌的详细显微照片。

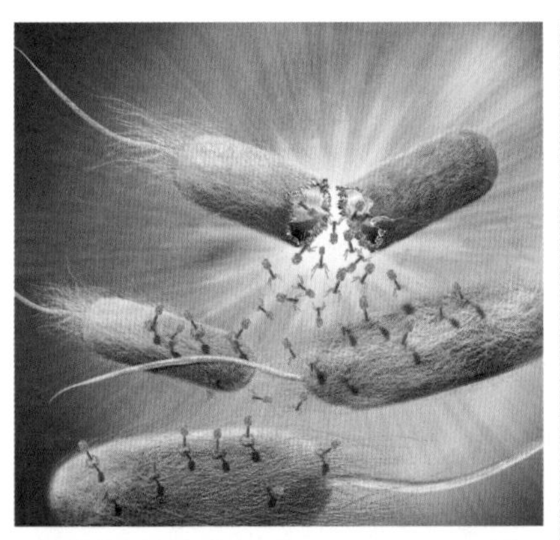

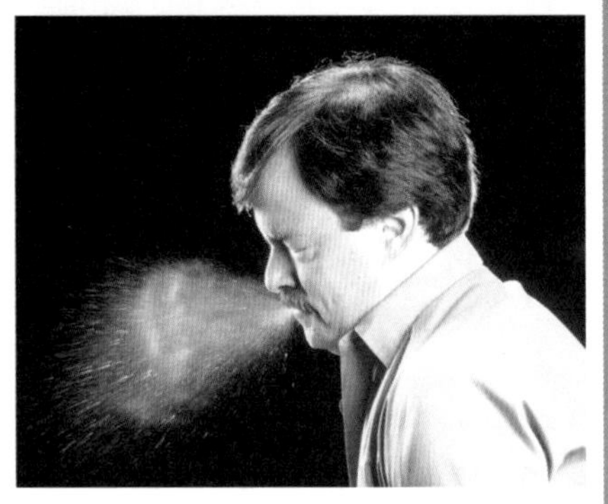

你的第五个任务是制造毒素。毕竟，如果你对宿主没有产生某种毒性或伤害的话，你就不是病原体了。一些病原体会产生外毒素，指除病原体之外的对宿主细胞造成损伤的分子。比如霍乱弧菌，它的外毒素可导致宿主出现严重的腹泻。相比之下，内毒素存在于感染性微生物的表面。内毒素导致疾病的一种方式是通过引起严重的免疫反应，从而损害宿主细胞。

当然，作为一种病原体，你要小心自己的毒性。如果你对你的宿主造成了太严重的伤害，就相当于你把自己的家摧毁了，而你也许还没来得及进行繁殖。或者，如果你的宿主没有能力进行繁殖，那么你的后代就没有家了，这也是问题。因此，许多病原体已经发展出能够调节毒素产生的机制，即宿主虽然会生病，但不会太严重。

你的最终任务是长期生存。这可能意味着在宿主体内永久“居住”或将你的后代传给其他宿主。引起水痘的病毒就是一个例子，这种病毒会引起水痘，而水痘通常是一种主要发生在儿童身上且相对无害的急性传染病。急性感染期之后，病毒会在脊髓附近的神经细胞中存活下来。但几十年后，它可能会重新被激活，导致另一种疾病的出现——被称为带状疱疹的疼痛性皮疹。

你还有一种更为人熟知的策略，就是向新宿主传递病毒。许多呼吸道病毒，如普通感冒、流感和冠状病毒，都通过呼吸道飞沫进行传播，如病人打喷嚏或咳嗽。其他疾病，如霍乱，是通过粪口途径传播的，严重的腹泻会使其传染性更强。还有一些病毒，如引起艾滋病的逆转录病毒，可以通过性接触或共用针头传播。

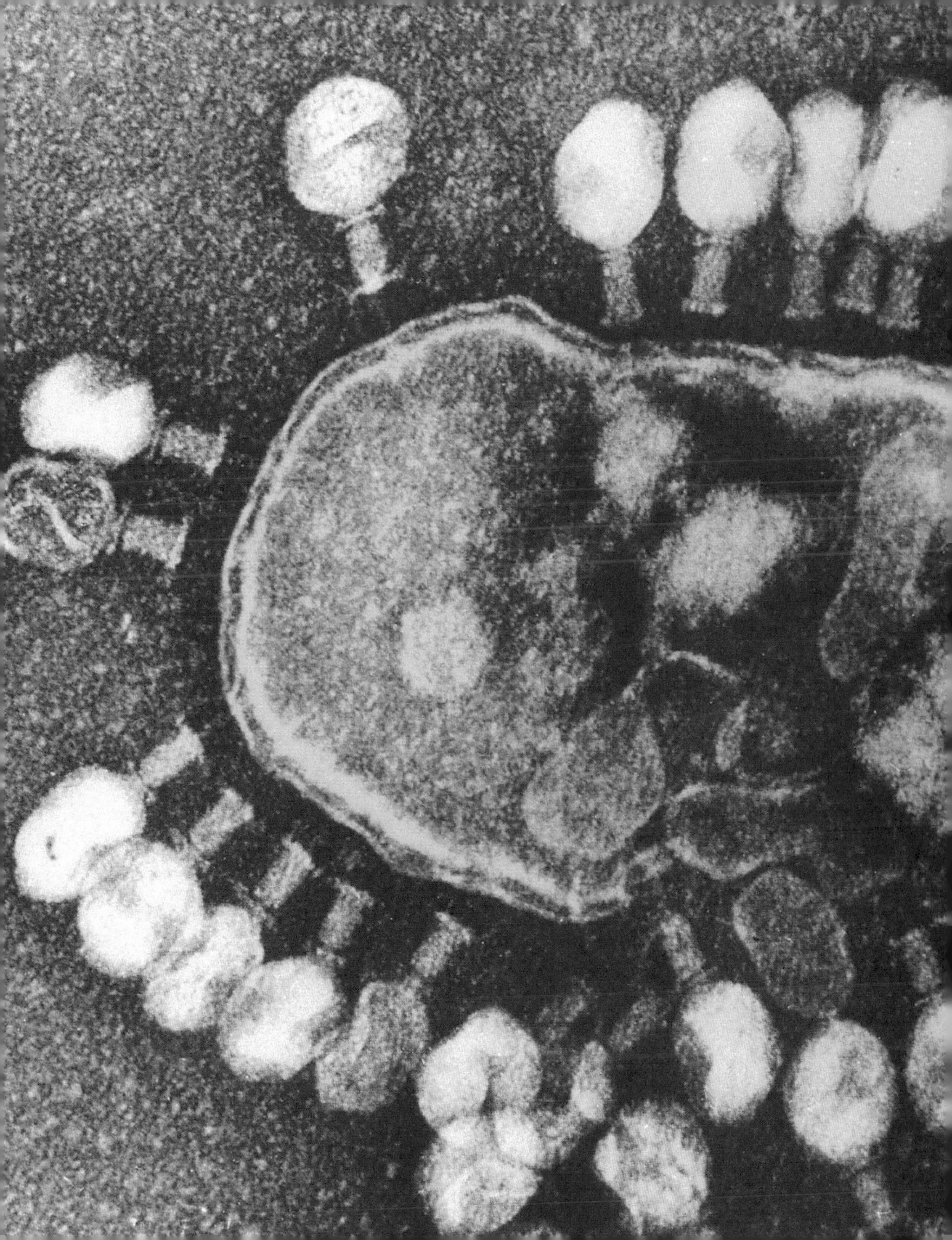

04 自然选择与感染性疾病

正如查尔斯·达尔文（Charles Darwin，1809—1882）和其他人所概述的，“生物圈并不是一个完全适宜居住的环境”。自然选择理论预言了这种情况，后来的遗传学家对其进行了改进。

达尔文的理论结合了几个观察结果。

一个物种的个体成员在许多方面各不相同。以人类为例，有些人就比其他人长得高。

一些个体的特性使它们在生存和繁殖方面比其他个体有优势。如果能够从树上采摘果实是有利的，那么高个子的人就比矮个子的人更容易生存和繁衍后代。

相反，那些不太适应环境的人将处于不利地位。例如，矮个子的人可能摘不到那么多的果实。

随着时间的推移，某一特定特性的频率（数量）会发生变化。例如，假设（人类的）身高可以代代相传，那么平均身高就会增加。

正如在人类群体中可以选择身高一样，微生物群体中的各种特征也可能经历自然选择，这反过来又可能影响与之共存的人类群体的特征。同样的道理反过来也适用——人类生活模式在几万年中发生了许多变化，这给微生物带来了新的挑战和机遇。

人类已经遍布地球表面的大部分地区，遇到了新的微生物和“庇护”它们的动物物种，如鸟类和蝙蝠。人类还驯化了许多动物，如狗和牛，并与它们生活在更密切的联系中。最后，从狩猎采集社会到农业社会，再到工业化和城市模式的转变，人口密度也随之增加，这为微生物传播创造了新的机会。

抗生素耐药性

随着亚历山大·弗莱明（Alexander Fleming，1881—1955）在1928年发现了抗生素青霉素，人类便获得了对抗致病细菌的强大新武器。在随后的几十年里，许多新型抗生素药物也加入医学的抗菌“队伍”中。一些人推测这些新型抗生素药物可能意味着某些传染病的结束。

虽然人类引进了新型抗生素药物，但微生物并没有坐以待毙。这是因为细菌数量很多，并且以相对较高的速度发生基因突变，偶发细菌会对抗生素产生耐药性。细菌可能一开始就具有抗药性，例如，许多革兰氏阴性菌（未经特定染色剂改变）对青霉素天然具有耐药性。此外，突变也会导致耐药性，一种细菌也可能会从另一种细菌那里获得耐药性。

细菌可通过多种形式达到抗药性。第一，细菌可以产生一种使抗生素失活的分子，如一种分解抗生素的酶。第二，细菌可以改变代谢途径，使其不再依赖于抗生素所阻断的物质。第三，细菌可以改变一个结合位点，使药物不再附着在它身上。第四，细菌细胞可以主动地将药物泵出，阻止其达到足够高的浓度并起效。

自然选择理论解释了这是如何发生的。假设一种新型抗生素药物被研发出来，它能杀死某种致病细菌。这种药物用于病人的时候，病人体内几乎所有易感细菌都会被杀死，但是假设有一些细菌携带一种使它们具有抗药性的突变，随着所有易感细菌被消灭，减少了对营养和其他资源的竞争，这些少数抗药性细菌开始繁殖，并很快会再次引起疾病。

这种耐药性不仅发生在细菌中，也发生在其他病原体中。例如，真菌会对抗真菌药物产生抗药性，原生动物会对杀虫药产生抗药性，病毒也会对抗病毒药物产生抗药性。感染性微生物接触药物的时间越长，耐药性病原体生长

1 | 2
3

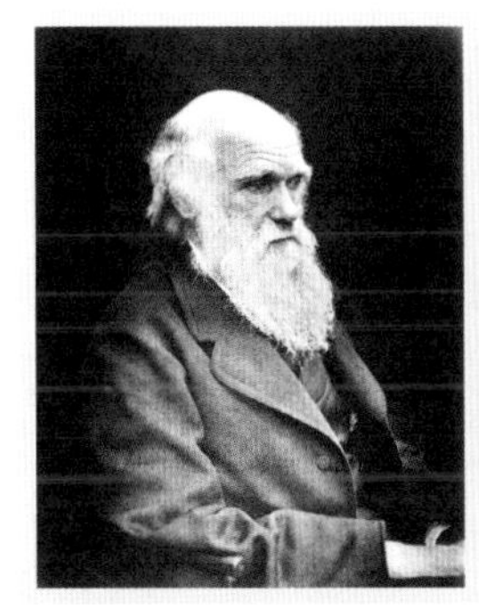

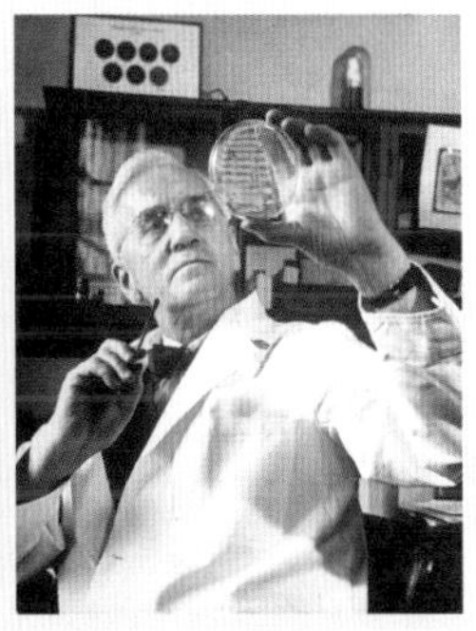

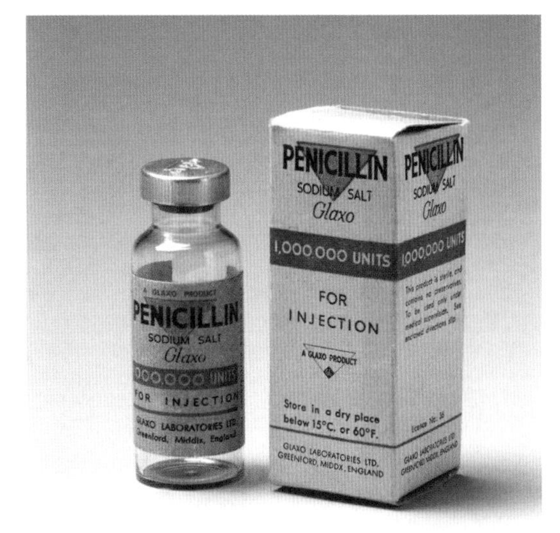

1 查尔斯·达尔文（1809—1882）。
2 亚历山大·弗莱明（1881—1955）。
3 弗莱明意外发现的青霉素是世界上第一种抗生素药物。

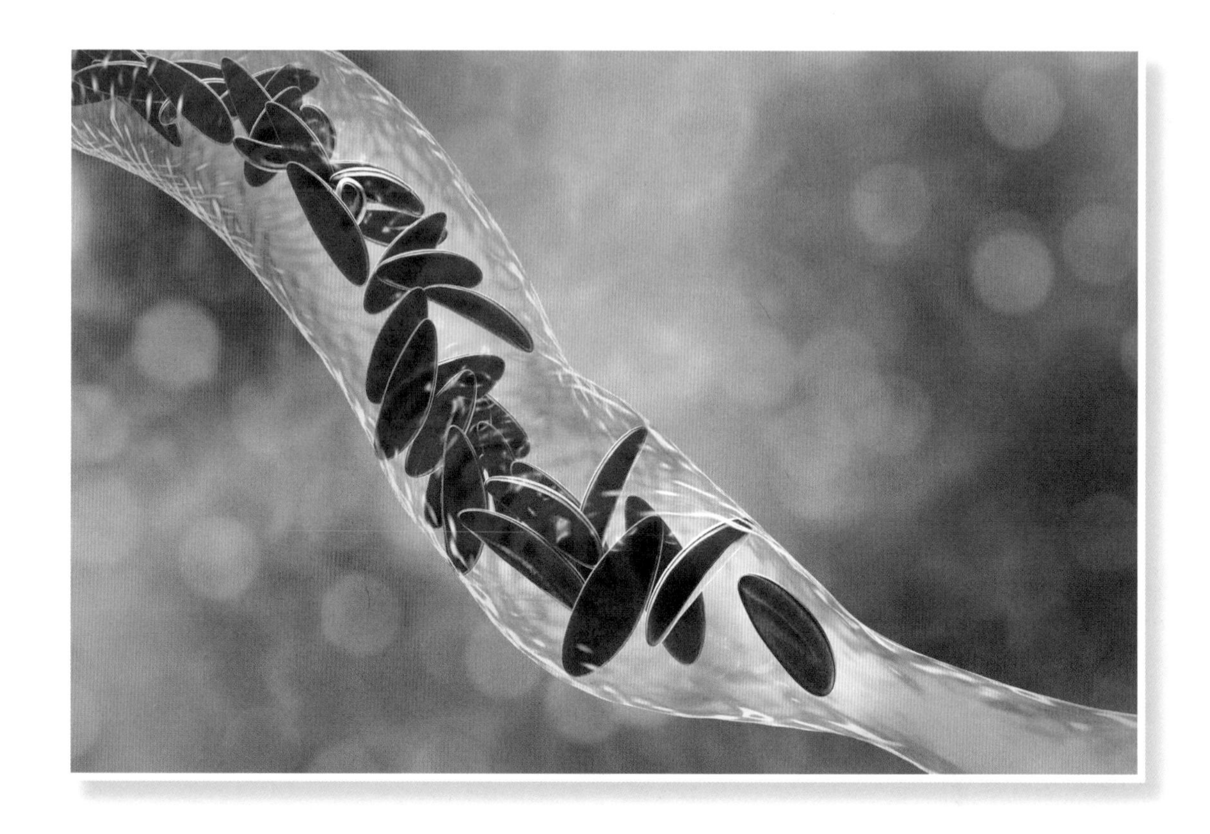

的选择性压力就越大。并不是这些微生物在“试图”打败药物，而是这些药物在选择具有抗药性的微生物。

抗生素耐药性的应对

对于抗生素的耐药性，有很多应对方法。比如，永远不要在不必要的情况下服用抗生素，因为这样做除了使病原菌出现抗药性选择外，别无他益。据估计，半数甚至更多的抗生素处方是不合理的，而且还有一些病人在不了解这种风险的情况下自行服药的问题。再比如，不要在家畜中广泛使用抗生素来促进其生长，这也会导致微生物的抗药性选择。

1 | 2

1 镰状细胞阻塞了镰状细胞贫血患者的血管。

2 亚历山大·弗莱明笔记本上的一页，显示了培养青霉素的培养皿。

Anti-bacterial action of a mould (Penicillium notatum)

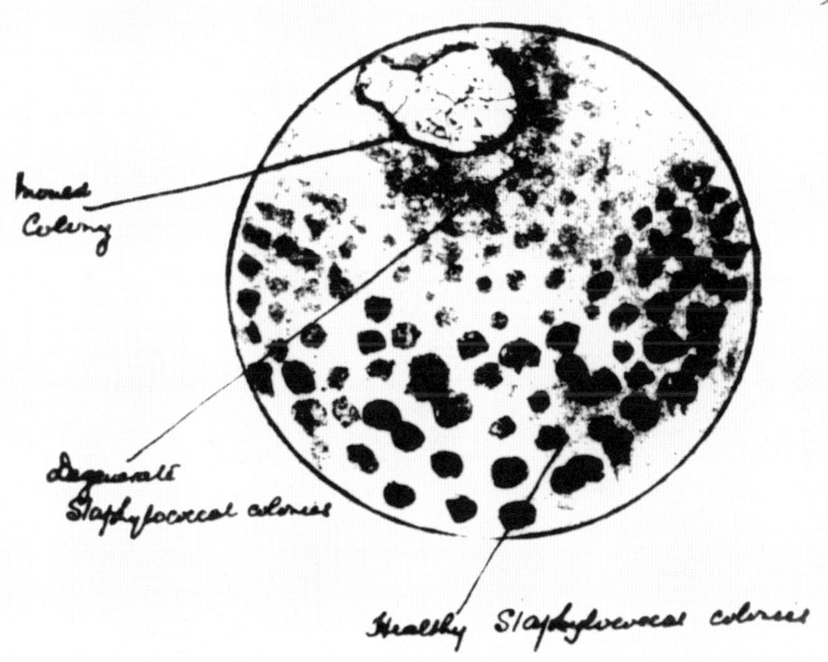

On a plate planted with Staphylococci a colony of a mould appeared. After about two weeks it was seen that the colonies of Staphylococci near the mould colony were degenerate

细菌对抗生素耐药性的筛选

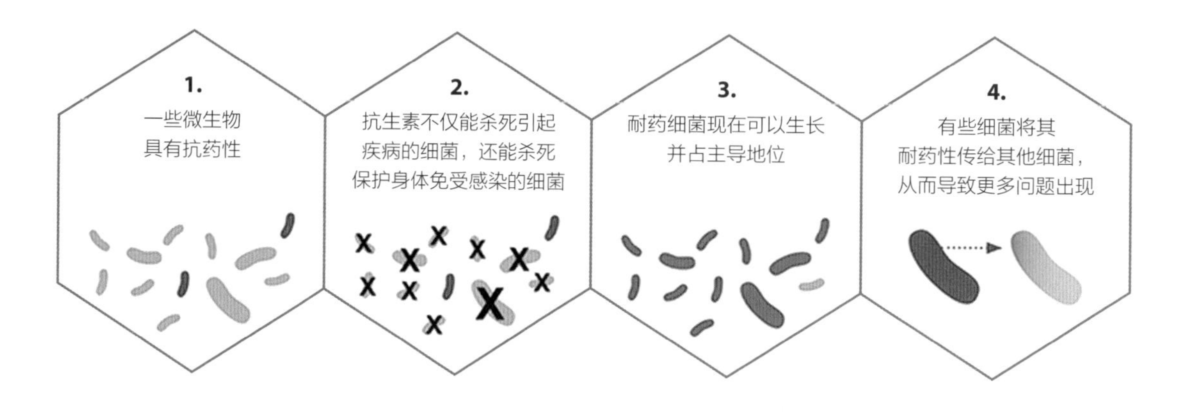

宿主对病原体的抗性

当然，自然选择不仅存在于微生物中，它也发生于微生物的人类宿主中。在疟疾流行的地区，宿主对病原体产生耐药性的一个例子是血红蛋白分子的突变。血红蛋白分子是使红细胞输送氧气的物质。当病人从父母那里遗传到异常的血红蛋白基因并导致红细胞呈现出异常的形状时，就会发生镰状细胞病。镰状细胞病会缩短红细胞和病人的寿命。

然而，当人体只有一个异常的基因（镰状细胞特性）拷贝时，他们对疟疾的抵抗力会增强。疟疾是一种由蚊子传播的、可导致病人反复发烧的致命性疾病。由此可见，具有镰状细胞基因的人的祖先应最常见于生活在疟疾流行地区的人群中，尤其是撒哈拉以南，以及非洲和地中海地区。其他遗传特征，如地中海贫血，也对疟疾感染有保护作用。

人类和感染他们的微生物正在进行一场“军备竞赛”，在两个种群中寻找某些基因变异。当病原微生物表现出一种对其宿主构成更大威胁的新特征时，会导致宿主群体对抗性因子的选择压力增大。同样，当人类为传染病病人引入新的预防策略或治疗方法时，微生物群体面临的压力也会更大，它们会寻求一种可以绕过该策略或治疗的突变。

然而，如果认为任何一方，无论是宿主还是病原体，都只是在试图消灭另一方，那就错了。正如我们所看到的，一种超级细菌能迅速杀死每一个被它感染的人，但这样便会使它很快将自己赖以生存的场所（宿主）毁掉，也因此破坏了它自己的生存环境。同样，每当人类攻击一种微生物时，就会改变许多微生物之间的平衡，这可能会产生意想不到的甚至无法预料的不良后果。

05 古代的健康与疾病观：希波克拉底学派

知道我们在哪里，以及要去哪里，会对我们探索我们自哪里来有所帮助。一些我们在今天认为很荒谬的关于健康和疾病的想法，曾经也是当时人们所坚信的，而我们当代的一些（正统）观点在过去也曾被视为“疯狂愚蠢的”而被驳回。同样地，一些我们今天视为公理的观念，有一天可能也会被认为是荒谬的。而当未来的人们回过头来看今天的我们时，也可能会惊讶地摇头，感叹我们的愚昧。

把医学史作为一个近乎传记性的事件来处理会存在一些问题，比如倾向于将太多的影响归于单个个体，而忽视团队、群体和文化多年以来的贡献。然而，在医学史上，虽然有一些人可能不完全对我们所归功于他们的思想和实践负责，但他们却提出了一种值得认真考虑的健康和疾病的观点。古希腊医生希波克拉底（前460—前370年）就是这样一个人。

全局观（整体论）的方法

与今天的医疗实践相比，希波克拉底医学最显著的特点之一是它的整体性。希波克拉底认为，要了解一个人的健康状况，就必须观察整个人，不仅包括整个身体，还包括其生活方式，以及这种生活方式所处的大环境。希波克拉底誓言（虽然可能不是希波克拉底写的）甚至明确建议，医生应该在病人家里为其看病，而不是在办公室或医院的人工环境中。

在病人的生活环境之外给他们看病，必然会对他们健康状况的存在理解偏差。我们今天可以说，人类存在于居住地或生态系统中，人类与环境的关系决定了其健康与否。病人是独居还是有一个大家庭？是富有还是贫穷？家庭生活是和谐的还是充满冲突的？习惯饮食、锻炼方式和睡眠模式是什么？这些问题的答案决定了预防疾病和促进健康的方法。

希波克拉底

今天流传下来的关于希波克拉底的生活细节很粗略。他可能出生在希腊的科斯岛，他的父亲和祖父都是医生，他的儿子也遵循家族传统而行医。柏拉图在他的对话中提到过希波克拉底，说希波克拉底主张医生必须了解人体才能行医。亚里士多德也称他为“伟大的希波克拉底”。因此，虽然许多关于他的细节都不得而知，但我们可以确信，希波克拉底在他那个时代被广泛视为卓越的医学典范。

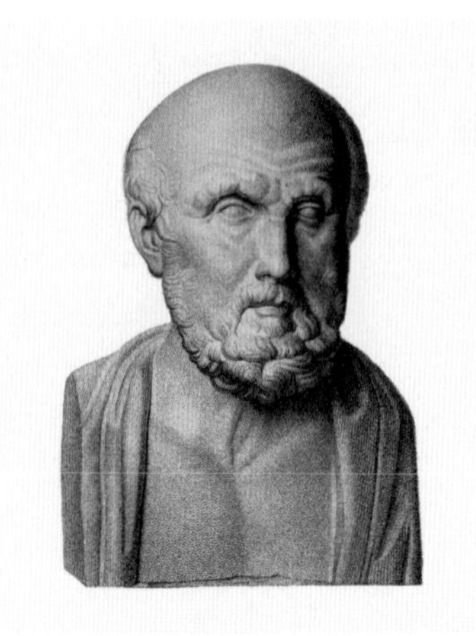

现代方法

相比之下，今天的医生看病通常是通过分析来进行的，这实际上意味着要对身体部位进行“切割”。例如，医学院的教学内容之一就是解剖尸体。我们认为，为了了解人体，我们需要把它分成各个组成部分。今天，当病人出现症状时，我们试图给疾病定位。假设病人右上腹部疼痛，我们会进行初步的猜测，是否是肝、胆、十二指肠、右肾等部位出了问题。

> 与今天的医疗实践相比，希波克拉底医学最显著的特点之一是它的整体性。

体液模型

希波克拉底学派主要使用体液学说来描述健康和疾病。当有人生病了，他们不需要知道疾病在身体中的位置，例如哪个器官、组织或细胞；相反，他们进行诊断的关键一步是确定病人生活中哪些体液失去了平衡。体液包括与火有关的黄胆汁；与泥土有关的黑胆汁；与水有关的黏液；与空气有关的血液，等等。例

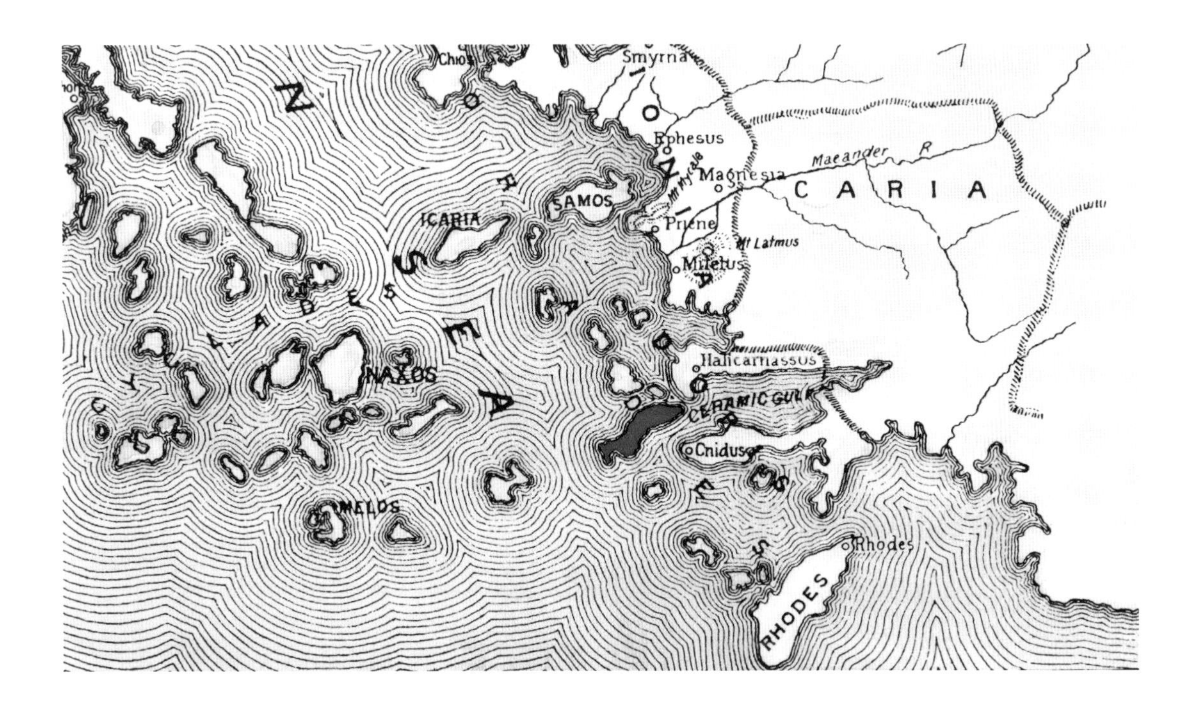

希波克拉底出生在爱琴海东南的科斯岛（红色）

如，当一个病人发烧时，表明热量过多，这与空气和火有关，因此可以通过放血以释放多余的热量来治疗。

体液理论强调保持平衡。如果每种体液都保持平衡，每一种体液的力量就是对身体有益的；但如果一种体液过度或不足，就会导致失衡和疾病。例如，食物和饮品等的摄入要与尿液和汗水等的产出相平衡；如果食物输入过量，可以通过让病人禁食或服用泻药来恢复平衡。这种希波克拉底式的思维方式坚持着朴素的建议，比如让发烧的人挨饿、让感冒的人吃东西。

希波克拉底（留给世界）的遗产

我们应该注意到，体液模型并不完全是那个时代的错误，因为即使在今天，在一个分析医学的时代，我们有时仍然会用希波克拉底理念来思考。例如，我们认识到许多体液物质，如电解质（包括钾和钠）、气体（如氧气和二氧化碳）及激素（如甲状腺激素）需要保持在一个相当小的范围内，以使人体保持健康。任何物质的过量和不足都可以引起疾病，并作为判断疾病的指标。

自愈与细菌理论

希波克拉底学派深信人类有机体能够自我治愈。一旦对疾病做出了诊断，医生的任务就是消除这种阻碍了自然倾向健康的障碍。例如，如果患者的疾病由过多的寒冷和潮湿所致，医生可能会建议患者转移到温暖、干燥的环境中去居住。希波克拉底学派的医生也并不是治疗疾病本身，他们的诊断和治疗总是直接针对病人的。因此，治疗的目的不是根除疾病，而是帮助患者恢复自然健康的状态。

两千多年来，这些思想一直占据着主导地位，并持续到19世纪。因此，那些宣传将细菌理论作为诊治方法的人进行了一场艰苦的"战斗"。例如，一种单一类型的、小到看不见的有机体竟能导致严重疾病的概念，可能会让希波克拉底学派的人觉得可笑。一种单一的因素，例如一种细菌，如何损害人的健康？一种针对这种细菌的药物又如何帮助恢复健康？希波克拉底学派想当然地认为病人才是第一位的。

尽管如此，但在一些重要的方面，希波克拉底学派是对的。例如，我们现在知道预防传染病最有效的方法之一是提供干净的饮用水和妥善处理污水，这是一种明确的通过改变环境来治疗疾病的方法。此外，人们对杀灭病原体的热情有时也会导致疾病的发生。例如，在用抗生素治疗细菌感染时，"好的"肠道细菌也会附带着被伤害，这样就为难辨梭状芽孢杆菌等"坏的"细菌在人体内的定居扫清了道路，造成更严重，甚至危及生命的感染。

今天，希波克拉底的观点在很大程度上对肠道微生物群落是有益的。当采用抗生素来治疗难

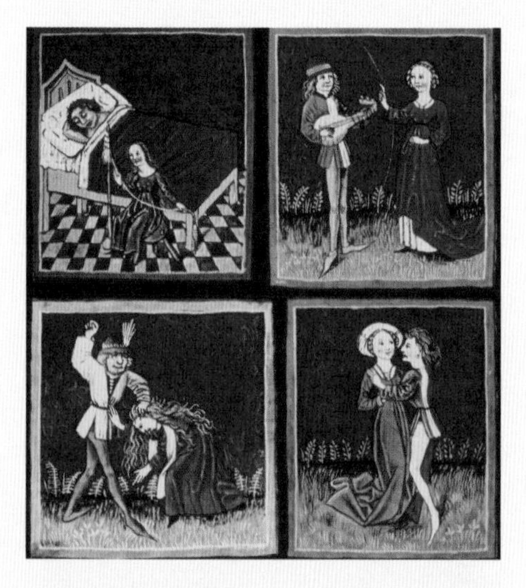

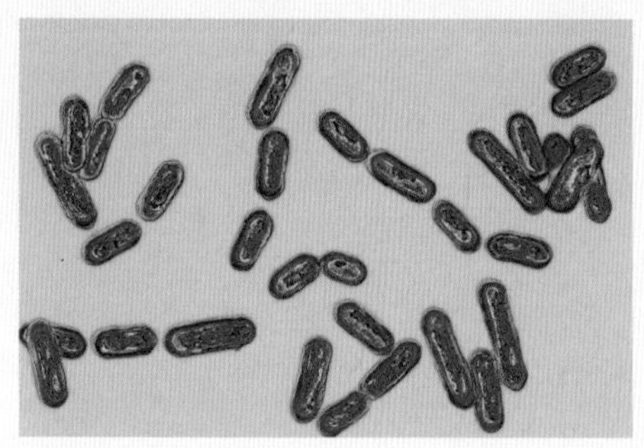

1 中世纪四种胆汁的代表。从顶部顺时针方向：黑胆汁（忧郁）；血液（乐观的）；黏液（冷静的）；黄胆汁（暴躁易怒的）。
2 难辨梭状芽孢杆菌，一种与腹泻有关的细菌。

辨梭状芽孢杆菌感染时，其成功率只有30%左右。但当研究人员尝试“粪便移植”（也叫粪菌移植，本质上是将健康人粪便中的有益菌群移植到难辨梭状芽孢杆菌感染患者的肠道中）时，在一些研究中，成功率可攀升至90%以上。由此看来，解决细菌问题的关键不是根除细菌，而是恢复肠道内细菌种类的正常平衡。

正因如此，希波克拉底理论至今存在。可以肯定的是，在当代还出现了其他希波克拉底学派所不知道的理论，比如疾病的解剖定位和细菌理论。但在许多方面，希波克拉底学派仍然处于统治地位。虽然CT扫描仪、处方和手术刀确实可以挽救人的生命，或者至少让人恢复健康，但也必须认识到，对心脏病、癌症和中风等疾病的预防仍然是迄今为止最好的解决办法。许多医生都不经常去看自己的私人医生，但他们非常重视自己的身体健康。

疾病的解剖定位

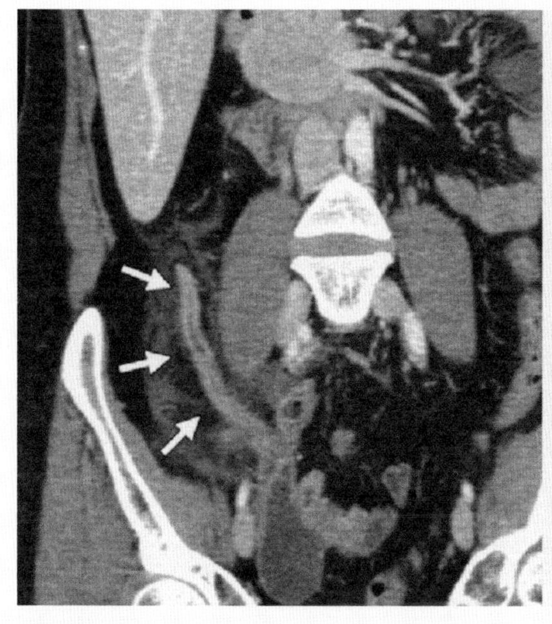
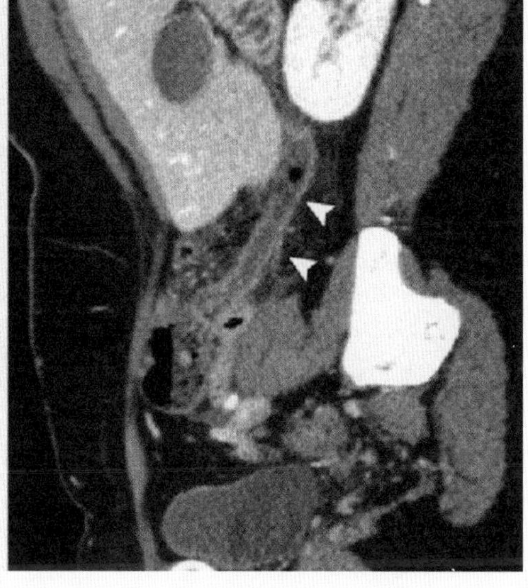

阑尾炎病人的CT扫描图像显示阑尾发炎（箭头所示）。

06 雅典瘟疫

要了解传染病改变历史进程的力量，可以从雅典瘟疫开始。

瘟疫与伯罗奔尼撒战争

雅典瘟疫的种子是由伯罗奔尼撒战争（公元前431—前404年）种下的，修昔底德详细描述了这场战争。当时，希腊人生活在有几万或几十万人的城邦里，他们彼此结成联盟。随着海上航行技术的发展，雅典及其盟友发展成为一个帝国，这让斯巴达及其盟友感到越来越大的威胁。

斯巴达在公元前432年召开了一次同盟国会议，明确了当雅典巩固其在整个地区的权力和影响力时，如果各同盟国继续袖手旁观，那么，斯巴达及其盟国将最终被孤立和削弱。所以，斯巴达人向雅典宣战了。这场战争产生了一个典型的对比：斯巴达人擅长陆地战争，而雅典人掌握着强大的海军力量。

伯里克利制定的雅典战略是避免与斯巴达军队在陆地战场上交战，而依赖于其无与伦比的雅典舰队。虽然，他们可能因此失去城市周围的土地，但可以继续依靠贸易来养活他们的人民，并维持他们的经济实力。为了获胜，雅典人只需要保持耐心，坚持他们的防御策略即可。

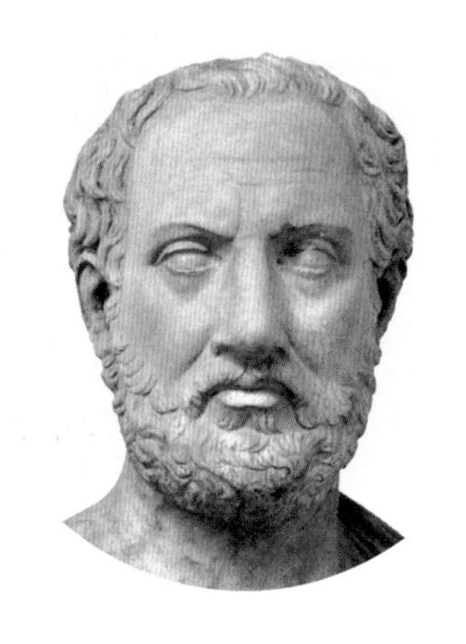

具有讽刺意味的是，雅典战略也播下了瘟疫的种子，这次瘟疫最早出现在公元前430年。当周围农村的人们搬进城墙内以后，这座已经有十几万人口的大城市迅速扩大，变成了一个极度拥挤的城市，各种资源短

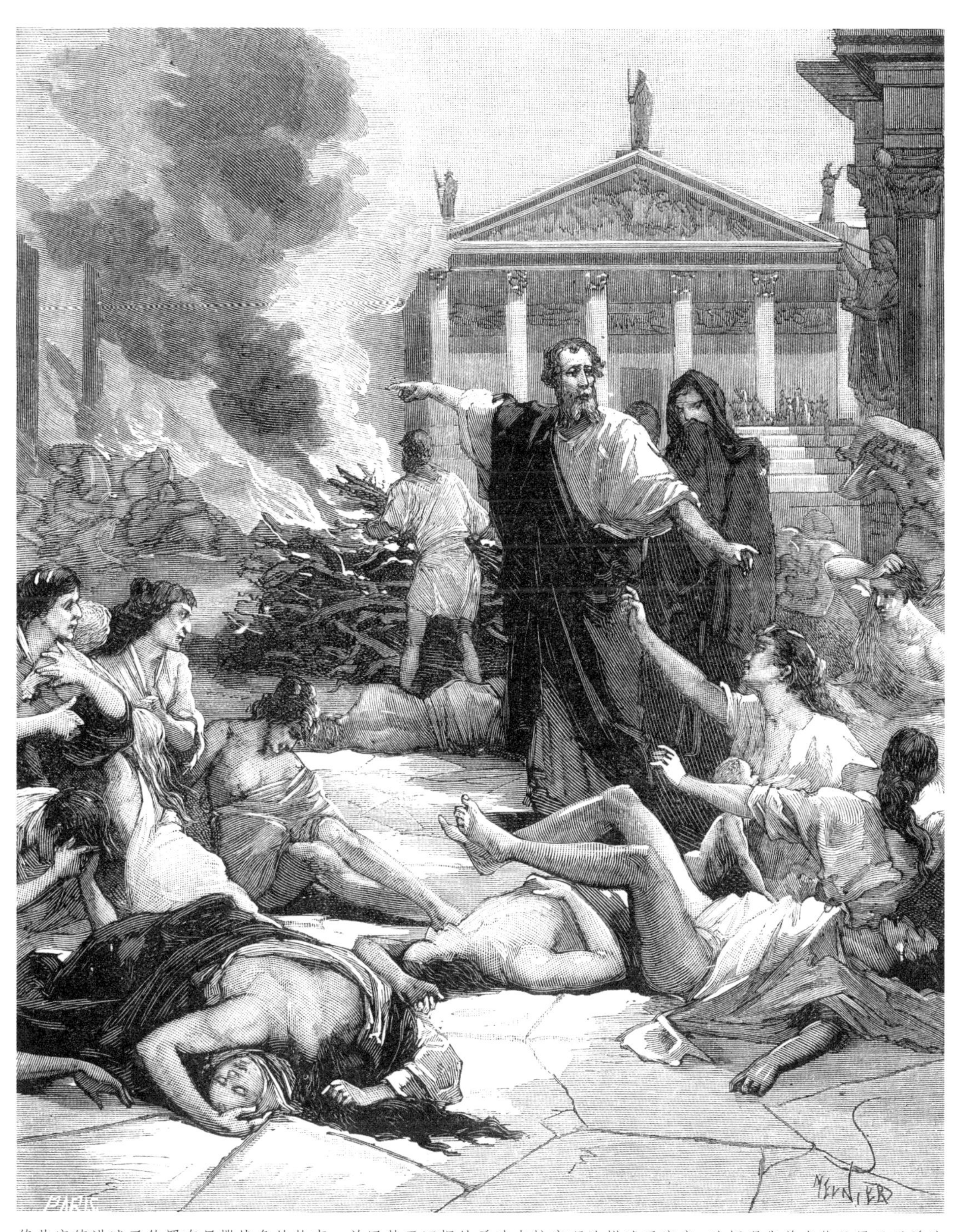

修昔底德讲述了伯罗奔尼撒战争的故事，并用基于证据的希波克拉底理论描述了瘟疫。这幅现代美术作品展示了希波克拉底指挥民众对抗瘟疫的场景。

缺，居民居住密集，且卫生系统也遭到破坏。

瘟疫可能是通过港口进入这座城市的。正如修昔底德所描述的，这种疾病的特征和体征包括头痛、发烧、喉咙痛、咳嗽、呕吐、腹泻、失眠和死亡。现代学者对当时可能的病原体争论不休，但主要的猜测包括斑疹伤寒、伤寒和出血热，如埃博拉病毒。

据估计，此次瘟疫造成大约25%的人口死亡，总数可能多达25000人。死者中包括伯里克利和妻子及他们的两个儿子。从焚烧死者的火堆里冒出的烟太浓烈了，以至于斯巴达人撤回了他们的军队，因为他们也害怕感染这种疾病。修昔底德也病倒了，但后来痊愈了，也因此得以写下这段历史。

修昔底德把这场瘟疫的毁灭性描述为“一种远远超越一切语言所能表达的疾病，其残忍程度超过了人性”。无法预测谁会在这场瘟疫中死亡，因为“无论身体强弱，都无法抵抗”。他写道：“用了药比没用还糟糕。药物没有治愈任何人，却使一些人病情加剧。”

最糟糕的是，修昔底德写道：

当这些人发现自己开始生病的时候，他们很快就绝望了，没有反抗就放弃了自己的生命。他们像绵羊一样死去。因为相互探视而受到感染，这样的死亡人数最多。若因为惧怕，人们不肯去看望他们，他们就会凄凉地死去；许多家庭因缺少本该照顾他们的人，而变得空虚了。如果他们不忍心而去看望了生病的人，那么这些去看望病人的人，自己也会因此生病死亡。这些去看望病人的人是最诚实的人。

社会影响

瘟疫的影响远远超出了生物学的范畴。修昔底德描述道：“垂死的人在街上一个接着一个地倒下，而出于对水的渴求，几乎每条水管上都有半死不活的人。”这样的情况，再加上庙宇里到处都是垂死的和死去的人，导致人们“对神圣和亵渎的东西都漠不关心”，产生了极大的放纵：

对神的惧怕和人的法律都不能使任何人产生敬畏。前者是因为他们认为

伯罗奔尼撒战争中的势力分布

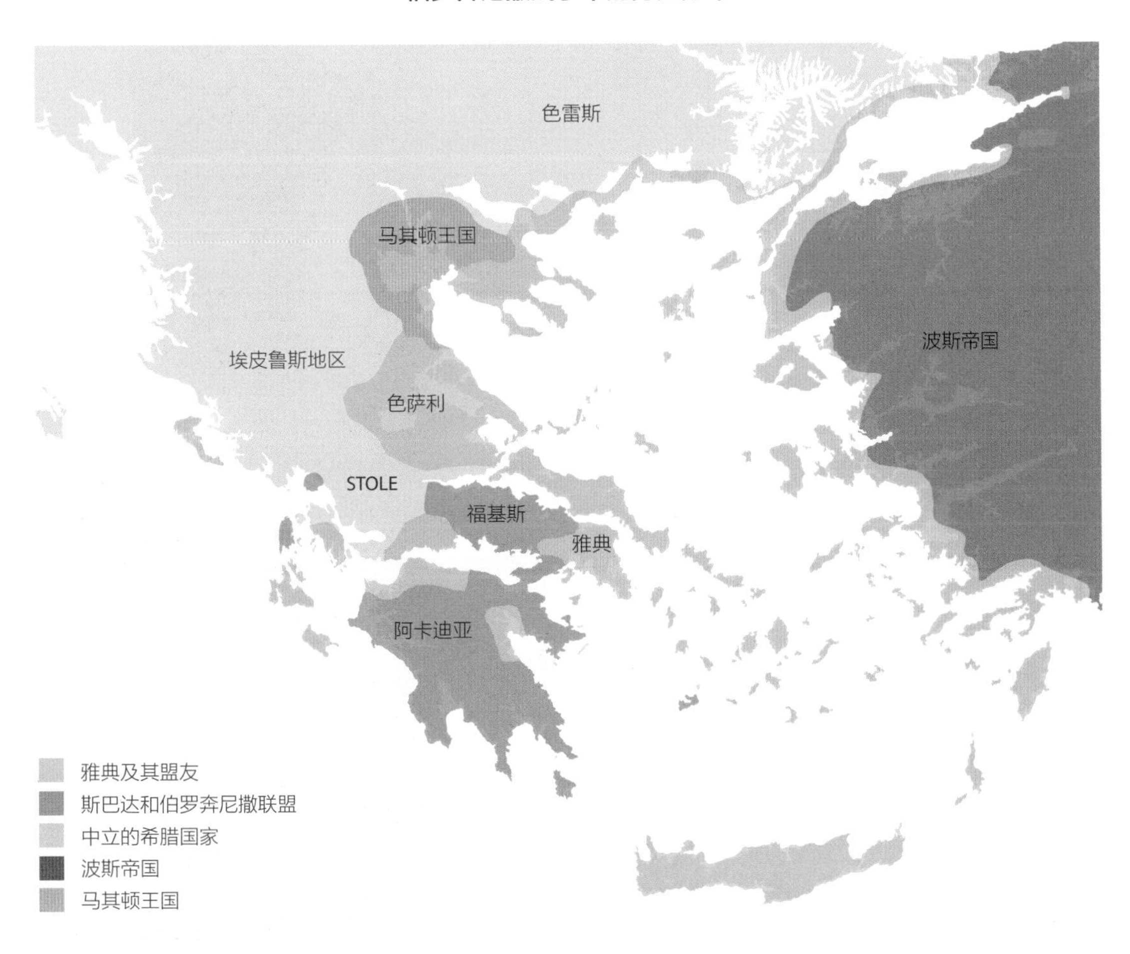

雅典以它的守护神雅典娜命名，雅典娜是古希腊的智慧女神。在公元前6世纪的黄金时代，雅典成为西方文明最重要的发源地之一。这里孕育并产生了希腊悲剧作家埃斯库罗斯、索福克勒斯和欧里庇得斯，历史学家希罗多德和修昔底德，希波克拉底医学学派、哲学家苏格拉底、柏拉图和亚里士多德，以及伟大的政治领袖伯里克利。伯里克利推动了艺术的发展，并成功实施了一个雄心勃勃的建筑计划——卫城和帕特农神庙。

崇拜或不崇拜都是一样的，因为他们看到，人们都死了；后者则是因为没有人指望自己能活到他们因罪而受到惩罚之时。但其认为，在他们头上有着更大的审判；但在更大的审判来临之前，他们更想享受生活，哪怕这种享受是短暂的。

换言之，任何惩罚和威胁都无法震慑那些已经觉得自己活在死刑之下的人。既然没有人指望自己能活足够长的时间来享受自己的成果，为什么还要为未来投资？不管是财产还是荣誉。那些以照顾病人为己任的人似乎最容易感染这种“疾病”。

因此，瘟疫不仅夺去了大量人的生命，而且还使雅典社会突然崩溃。此前，雅典并没有立即屈服于斯巴达人，但从瘟疫中走出来的雅典却被严重削弱了实力。雅典的物质和人力已经减少，士气也普遍减弱，从此它再也无法恢复其大国地位。

战争持续了很多年，雅典人可能已经有了胜利的苗头。但是他们没有采纳伯里克利的建议，急不可耐地对西西里岛发动了灾难性的进攻。斯巴达开始通过支持叛乱来破坏雅典联盟，随着雅典获得朝贡的减少，其海军霸权也随之丧失。

随着最后海战的失败，雅典投降了。一些希腊城邦认为雅典城应该被摧毁，所有的公民都被奴役，但斯巴达人拒绝了。相反，雅典变成了一个臣民国家，促使斯巴达成为希腊最强大的城邦。虽然，瘟疫本身并不能决定这场战争的胜负，但它却永久性地打破了权力的平衡。

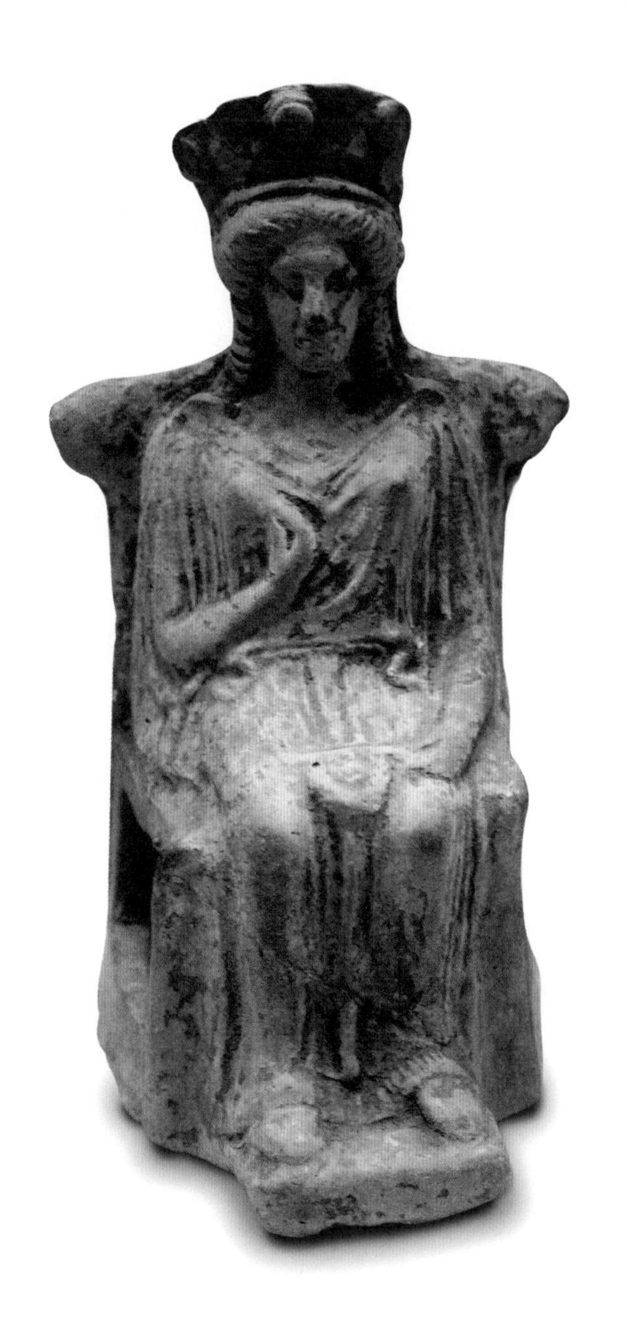

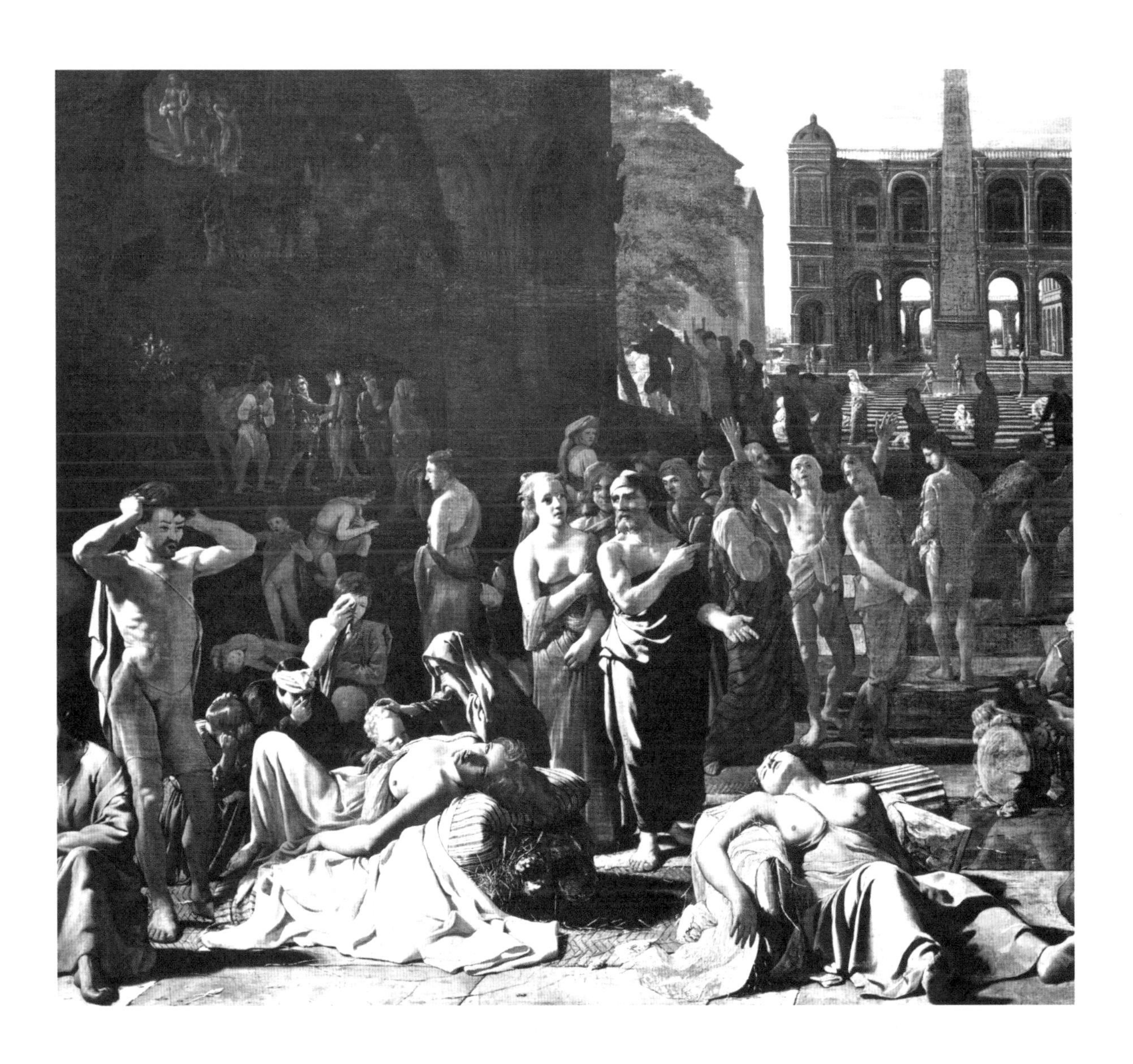

1 | 2

1 古希腊医神的护身匣。
2 雅典瘟疫激发了许多艺术家的想象力，如尼古拉斯·普桑（1594—1665）。

07 黑死病

黑死病，也称腺鼠疫，是人类历史上最致命的流行病。据估计，在欧洲、亚洲和北非，黑死病导致1亿～2亿人死亡。值得注意的是，这场灾难发生在1347年至1351年之间的短短四年时间内。它所造成的人口变化持续了两个世纪，今天的人们仍能感受到其影响。

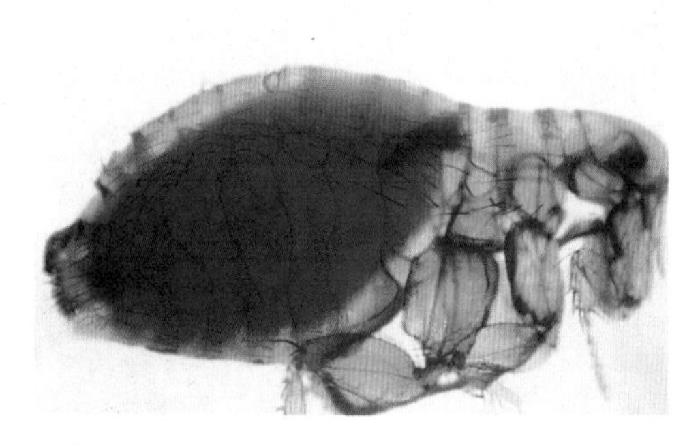

1 | 2

有证据表明，1347年的那场瘟疫并不是人类经历的第一次黑死病。事实上，在5000多年前的欧洲被埋葬的遗骸中就发现了导致黑死病的病原体。此外，在古代文献中也可以找到对这种疾病较为明确的描述。第一次大规模的淋巴腺鼠疫是查士丁尼瘟疫，这场瘟疫的发生比1347年的腺鼠疫早了大约800年，在541年到542年的东罗马帝国肆虐。

黑死病的传播与影响

导致黑死病的微生物是鼠疫耶尔森菌，它是由巴斯德研究所的瑞士医生亚历山大·耶尔森鉴定出来的。鼠疫耶尔森菌的主要宿主是啮齿动物（如土拨鼠）和跳蚤。当跳蚤叮咬啮齿动物时，鼠疫耶尔森菌便开始在其消化道内繁殖。很快，这些细菌就会繁殖到一定数量，并堵塞跳蚤的消化道。而当跳蚤叮咬人时，鼠疫耶尔森菌仍然能够通过反流传播细菌。

当被感染的啮齿动物生活在离人类很近的地方时，这种啮齿动物的死亡会使得跳蚤将人类视

1 导致黑死病的微生物被认为是由跳蚤传播的。
2 鼠疫耶尔森菌是以它的发现者亚历山大·耶尔森的名字命名的。

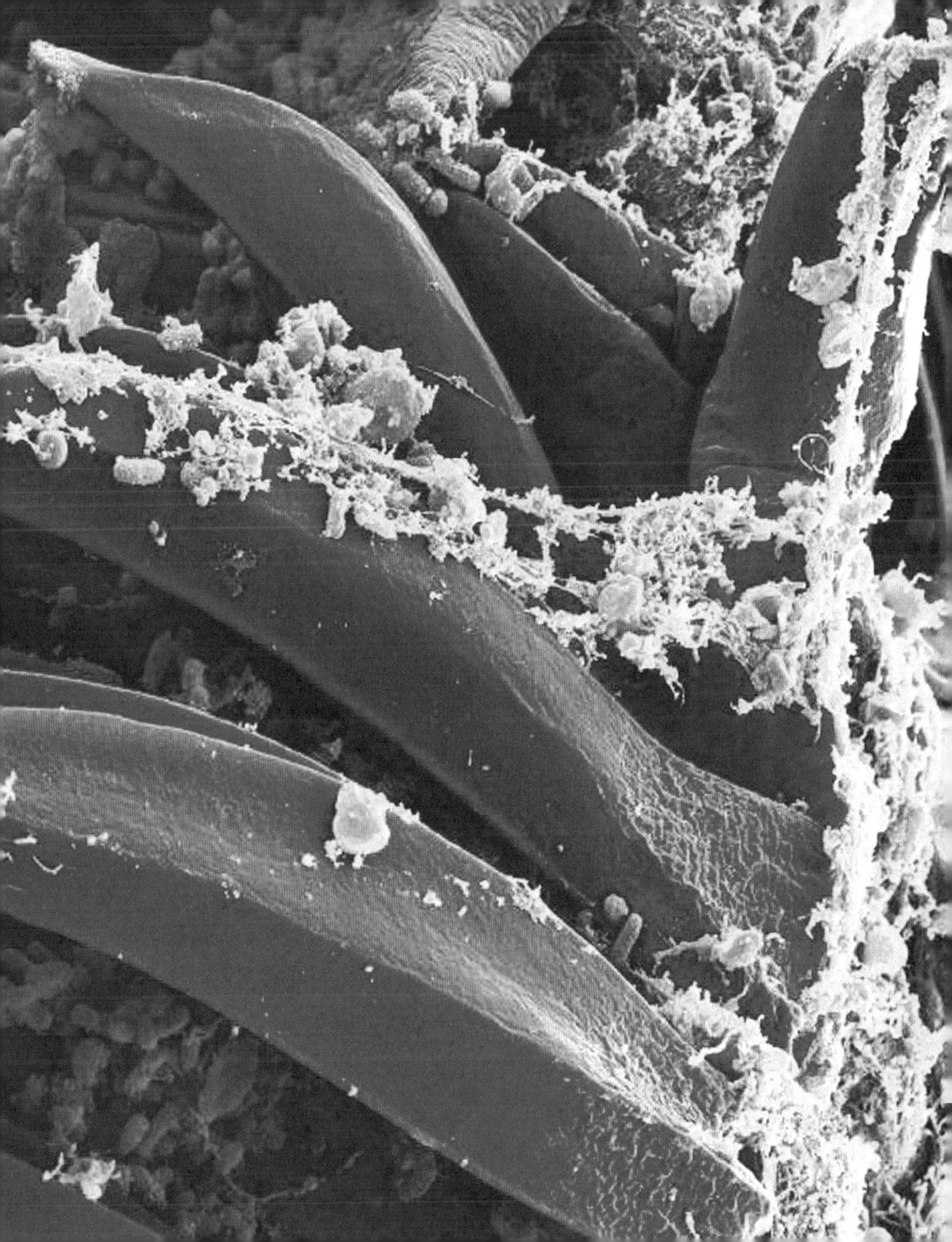

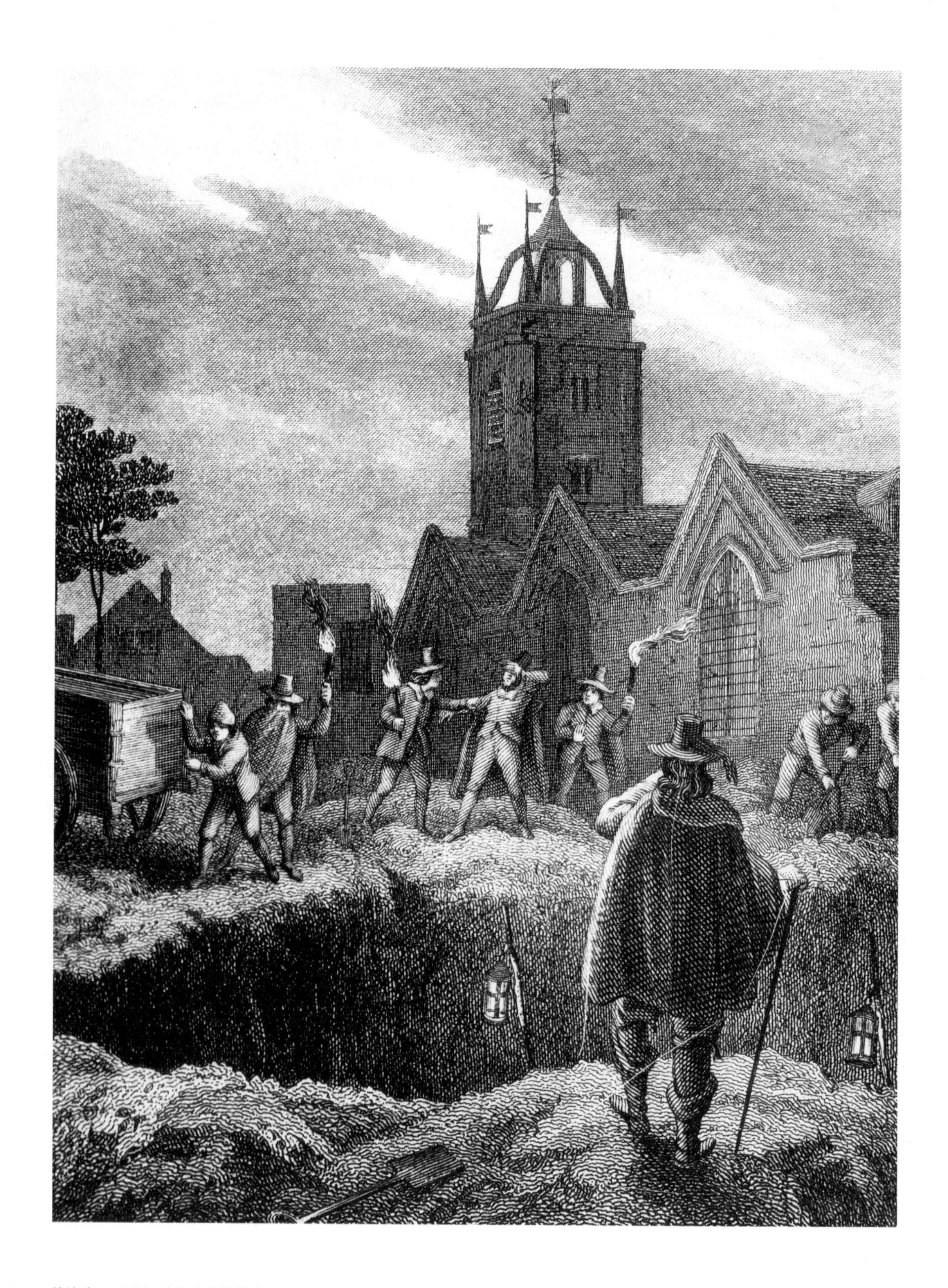

1 | 2

为血液来源。当这种跳蚤从啮齿动物转移到人类宿主身上时，就会发生人的鼠疫病例。一旦细菌进入人的血液，它就开始繁殖。这种疾病的致命性很强，其部分原因是病原菌具有逃避吞噬作用的能力。吞噬作用是指白细胞吞噬和破坏细菌的过程。

鼠疫耶尔森菌在人体的颈部、腋窝和腹股沟等部位的淋巴结中定居繁殖，导致淋巴结肿大，并在这些部位引起疼痛性肿胀。被感染的淋巴结被称为脓疱，在某些情况下，它们通过窦道流向皮肤，并使皮肤开放、脓液排出。此外，患者还会出现全身感染症状，包括发烧、头痛和呕吐，有些病人还可能会出现癫痫症状。

起源和传播

据估计，黑死病在欧洲出现之前，已经造成至少2000万到3000万人死亡。1347年，在一次围攻中，来自意大利热那亚市的商人逃离港口城市卡法，把这种疾病带到当时的西西里岛，再到意大利大陆，并从那里开始迅速传播。

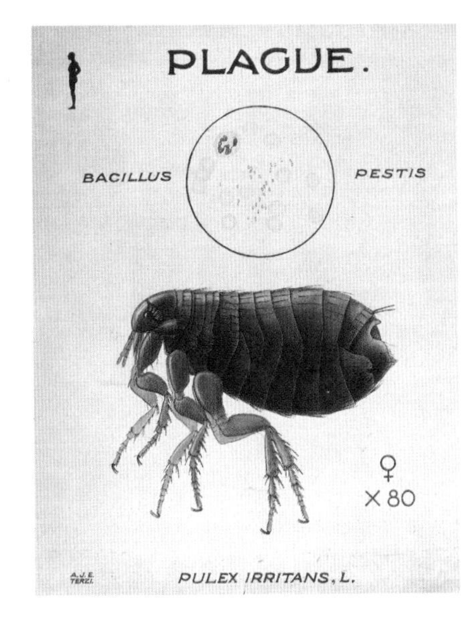

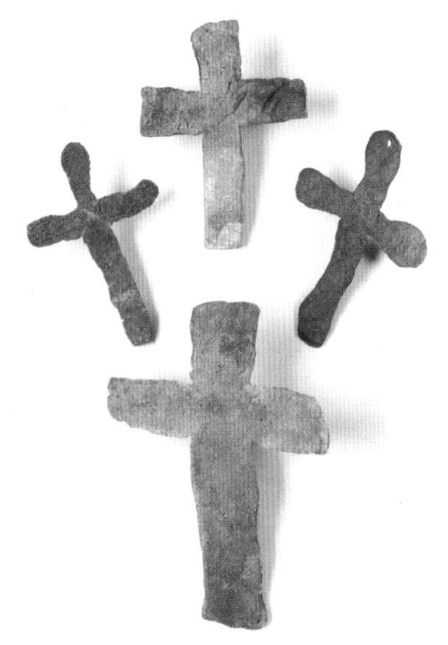

1 黑死病曾在历史上多次发生，1665年至1666年发生的那次则导致伦敦四分之一的人口死亡。

2 一个艺术家对携带鼠疫耶尔森菌孢子的跳蚤的印象，以及放在伦敦瘟疫受害者坟墓上的铅十字架。

在短短两年内，这种疾病传到了挪威；再过两年，又蔓延到俄罗斯。具有讽刺意味的是，恶劣的天气可能有助于疾病的传播，因为这会导致异常多的老鼠死亡，并将更多的跳蚤“赶向”其他宿主，尤其是人类。当然，黑死病的发病还涉及其他因素，包括削弱宿主免疫系统、营养不良及卫生设施不足等，所有这些都加重了穷人患病的比例，使他们更加痛苦。

据估计，当时有大约1/3的欧洲人口死于瘟疫。伦敦、巴黎和佛罗伦萨等大城市的人口可能减少了50%~80%。由于人口密度较低，更偏僻的农村地区往往不会受到如此严重的打击。当然，并非所有感染了鼠疫耶尔森菌的人都死于鼠疫。但即使在今天，未经治疗的鼠疫的病死率也高达70%，而在黑死病期间则可能高达90%。

当时的人们根本不知道细菌的存在，更不知道它们会导致疾病，老鼠和跳蚤在传播疾病中的作用更是未曾预料的。一些权威人士认为，占星术或地质力量（如地震）可能是鼠疫发生的原因之一。另一些人认为瘟疫显然是一种神圣的惩罚，就像圣经中埃及人经历的瘟疫那样。这导致许多人开始信奉宗教并祈求宽恕他们的罪行。

世界因此发生了转变

黑死病对文化的影响是巨大的。土地所有者的土地到期后，他们的田地常常被农民接管。此

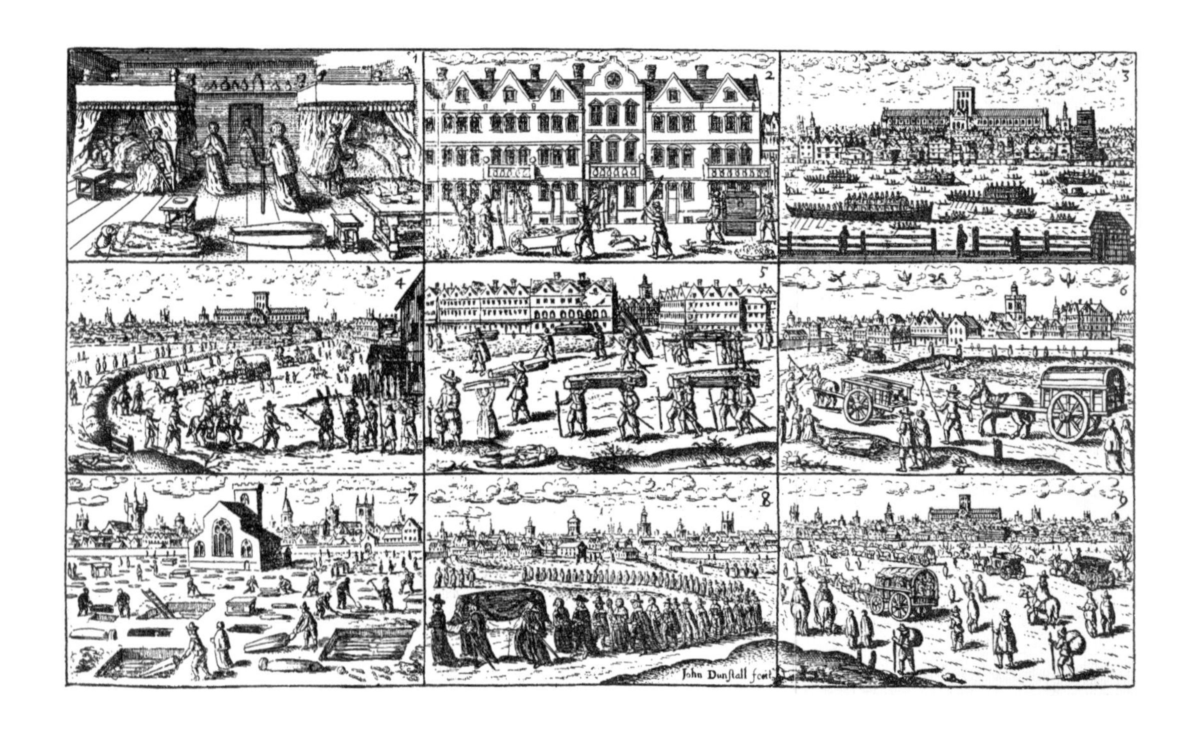

1 | 2

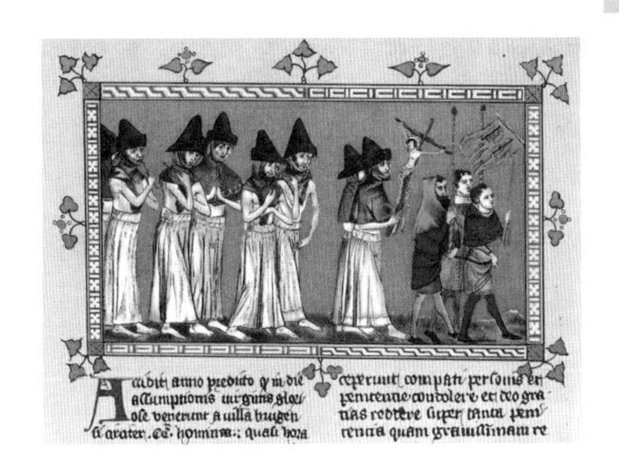

1 1665—1666年大瘟疫的全景图，展示了万人坑和葬礼游行。

2 瘟疫第一次出现在1346年，最终导致欧洲1/3的人口死亡。

外，劳动力的大量减少导致了社会秩序的重新调整。土地仍然需要耕种，庄家需要收割，因此土地所有者发现有必要通过支付工资来吸引工人，这导致了农奴制传统被打破。随着时间的推移，工资开始上涨。总的来说，农民的流动性和生活水平开始提高。

黑死病对艺术的影响最明显的表现是“骷髅之舞”，或称“死亡之舞”。这类艺术通常以骷髅嬉戏为特色，强调死亡的普遍性。这一事实同样适用于今天。毕竟，人类死亡率仍然保持在100%，没有人能活着脱离生活，无论是国王、教皇、工业巨人、名人，还是穷人、无名的人或无助的孩子，最终都会遭遇同样的命运。

黑死病还引发了一波又一波的暴力迫害，人们都在寻找对这种前所未有的苦难负责的人。在斯特拉斯堡市，一些人指责犹太人向水井里投毒，并因此导致了一场屠杀，可能有几千人因此而丧生。另一些人指出，在这场瘟疫中，犹太人的死亡数目与其他人似乎相同。其他遭受迫害的群体包括乞丐、外国人和皮肤病患者。

应该指出的是，关于黑死病流行的原因，学术界一直没停止辩论。一些历史学家和科学家断言，虽然腺鼠疫是一个关键因素，但其他疾病如流感、天花和斑疹伤寒也可能与此有关。毫无疑问，当一种感染性微生物对一群人造成严重损害时，营养不良和卫生条件差等因素就会加剧，从而导致其他的感染。

今天的瘟疫

应该说，腺鼠疫并没有在1351年结束。在欧洲历史的大部分时间里，一些大大小小的流行病时有发生，并再次夺去了数百万人的生命。腺鼠疫甚至袭击了美国——20世纪初在旧金山就暴发了一场瘟疫。令人高兴的是，抗生素治疗降低了与该病相关的死亡率，目前这一疾病的死亡率已降至10%左右。

“令人高兴的是，抗生素治疗降低了与该病相关的死亡率，目前这一疾病的死亡率已降至10%左右。”

黑死病在欧洲的传播路径

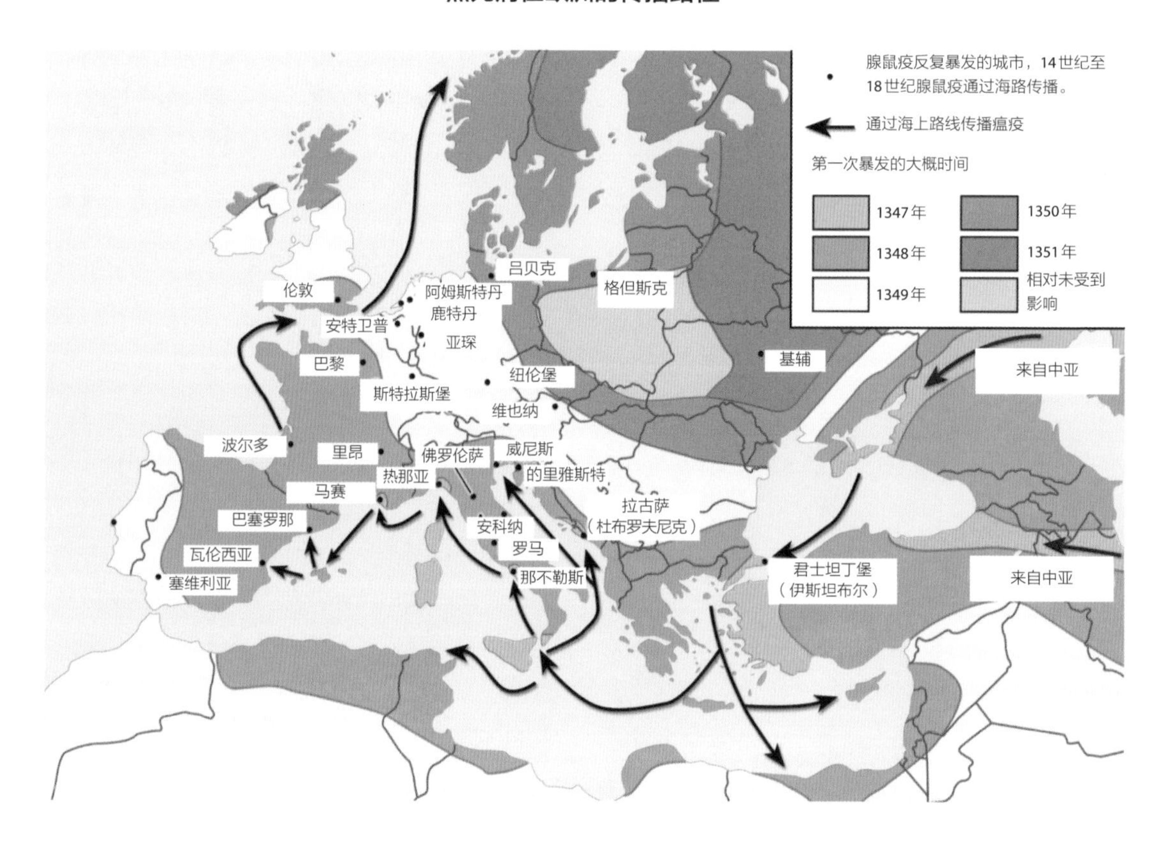

08 薄伽丘与黑死病

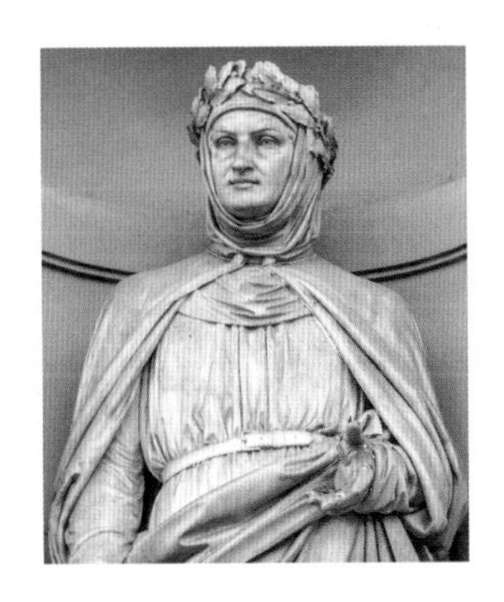

乔万尼·薄伽丘（1313—1375）是《十日谈》和《著名女性》的作者。《著名女性》是西方文学中第一部完全关注女性的作品，他在书中收录了100多个人物。薄伽丘是意大利佛罗伦萨一个商人的私生子。他父亲想让他从事银行业，但他却学了法律。后来，薄伽丘很快就认定自己真正的职业是诗人。黑死病于1348年到达佛罗伦萨，第二年他便开始了《十日谈》的创作。乔万尼·薄伽丘对瘟疫进行了生动的描述。

随着瘟疫到达佛罗伦萨，薄伽丘也开始了《十日谈》的创作。在这本书里，七个女人和三个男人决定逃到乡下的一座别墅里，在那里他们互相讲故事，总共讲了一百个故事。有些故事很幽默，有些却非常悲伤。薄伽丘的作品似乎还影响了乔叟的《坎特伯雷故事》的创作。其书名“十日谈”源于希腊语，暗指所有的故事都是在10天的时间里讲述的。

症状和传播

薄伽丘描述说，鼠疫的症状与东方的描述不同，而东方被认为是瘟疫的发源地。

鼠疫的症状开始于男性和女性的腹股沟或腋下肿胀。这些肿胀差不多可以长到一个小苹果或鸡蛋大小，通常被称为肿瘤。在很短的时间内，这些肿瘤遍布全身。不久之后症状就改变了，表现为手臂、大腿或身体其他部位出现黑色或紫色的斑点，有时是几个大的斑点，有时是很多小的斑点。这些斑点是某种死亡的迹象。

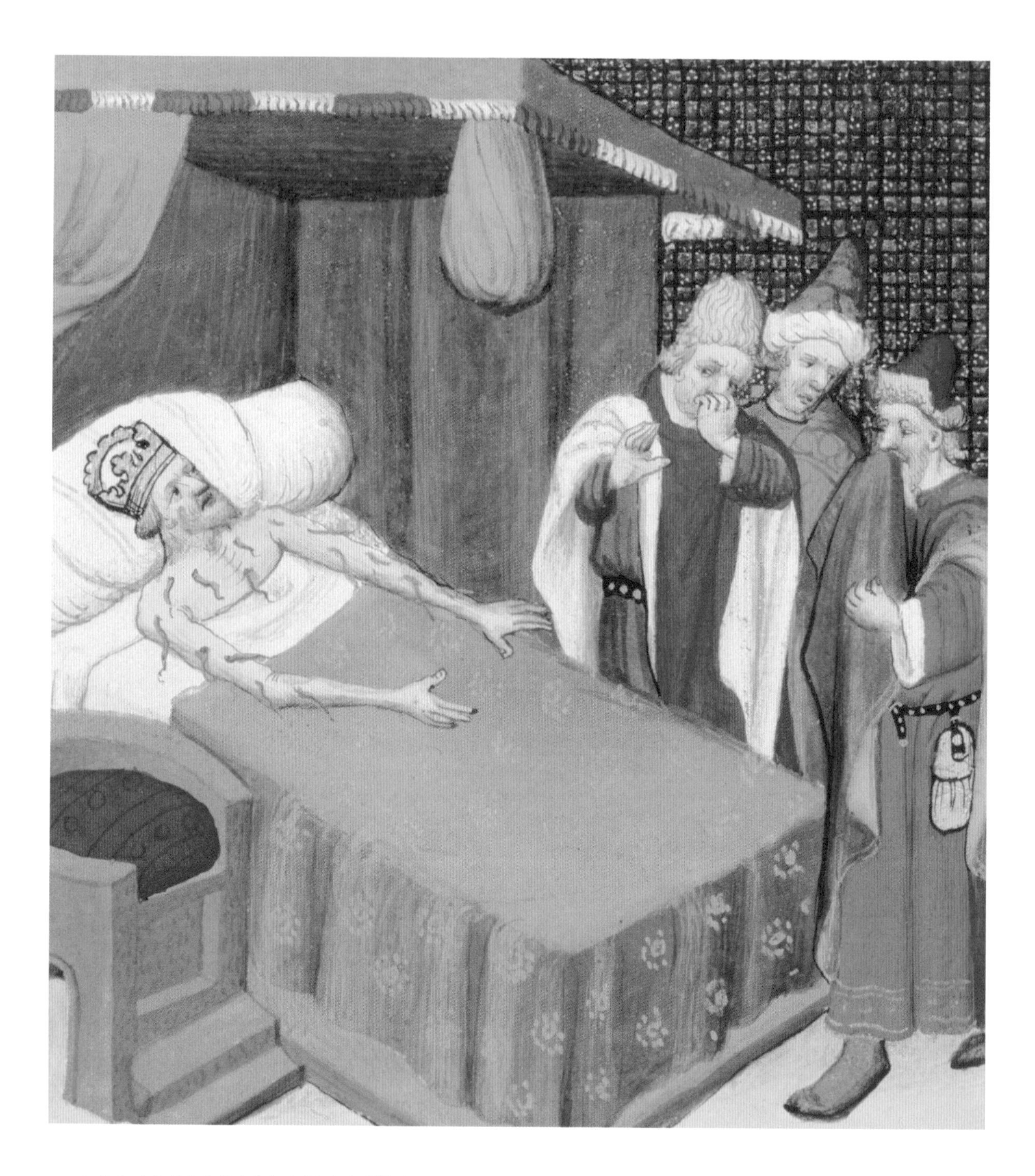

1 医生对水蛭的使用在《十日谈》中有所描述。
2《十日谈》由七个女人和三个男人讲述的100个故事构成。

《十日谈》

除了文学价值，《十日谈》还提供了一个描绘当时生活的宝贵历史场景，尤其是人们所经历的佛罗伦萨瘟疫。这本书详细描述了瘟疫痛苦的症状和体征，人们对瘟疫的不同反应方式，瘟疫对整个社会秩序的影响，以及温度对埋葬习俗的不利影响。在许多方面，乔万尼·薄伽丘对黑死病的描述与修昔底德对雅典大瘟疫的描述相呼应。

这种疾病使当时的医生感到困惑，他们无法提供有效的预防或治疗手段。特别值得注意的是瘟疫从病人传播到健康人的速度——似乎任何试图帮助病人的人都很快患上了这种疾病。

病人把疾病传给健康人，就像火因附近的干燥或油性物质而烧得更旺一样。即使是和病人说话或走近病人，都会导致健康人出现感染，并导致“常见的”死亡。哪怕是触摸衣服或其他任何病人触摸或用过的东西，都会被感染。

1 | 2

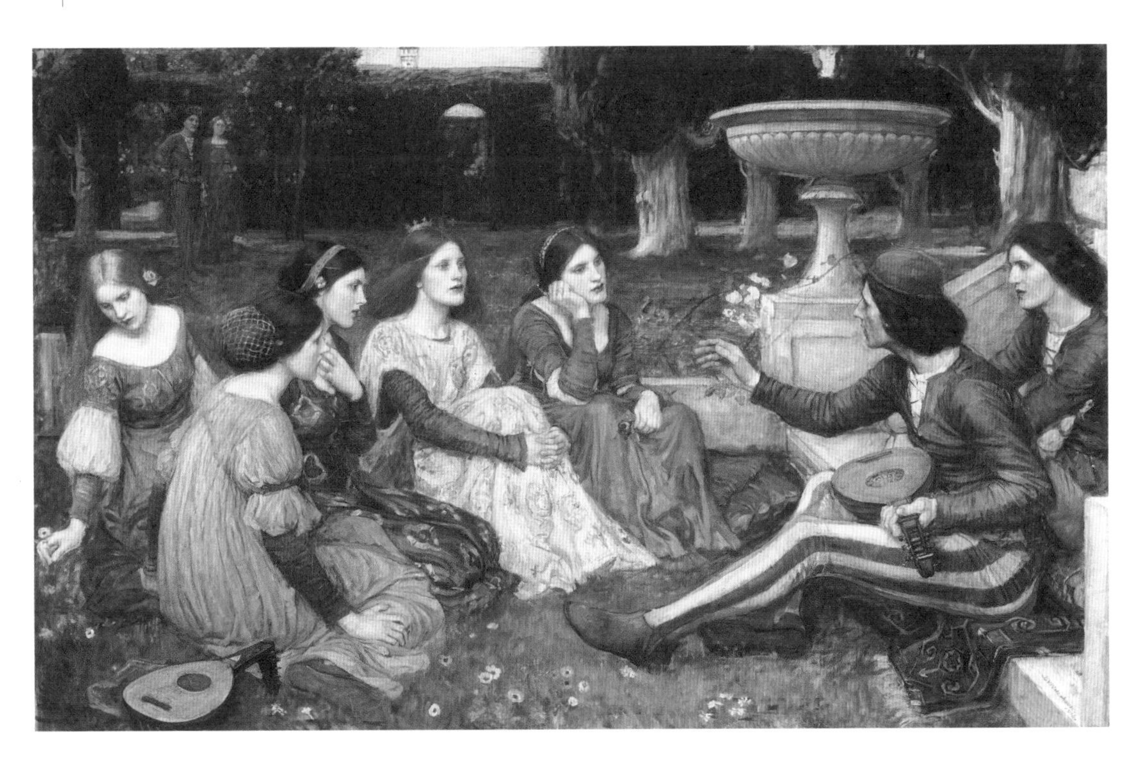

恐惧和恐慌

毫不奇怪，瘟疫在佛罗伦萨人民中引起了巨大的恐惧和恐慌，导致病人普遍被遗弃。每个人都首先考虑到自己的安全，导致一些人不再与他人接触，这也是《十日谈》中讲故事者采用的方法。

他们组成了小社区，与其他人完全分开生活。他们把自己关在没有病人的房子里，有节制地吃最好的食物，喝最好的酒，避免一切过度，不接收也不讨论任何关于死亡和疾病的消息；在音乐和类似的快乐中消磨时间。

另一些人则采取了相反的做法，选择留在城市里——当然，他们也尽可能避免生病，过着放纵的生活。这一切都变得容易了，因为有那么多人撤离，他们的财产也无人看管。

他们认为治愈瘟疫的最好办法是喝酒、开心、唱歌、自娱自乐、满足自己的一切欲望，以及对发生的一切大笑和开玩笑。他们把自己的话付诸实践，日夜不停地从一个酒馆走到另一个酒馆，无节制地喝酒，或到别人家里去，只做自己喜欢的事。他们很容易做到这一点，因为每个人都觉得自己的命运已经注定，都放弃了自己的财产，所以大多数房子都成了共同财产。任何一个进入房子的陌生人都会把它们当作自己拥有的一样加以利用。

正如修昔底德所描述的，人们对法律和伦理的尊重几乎消失了。警察、法官和狱卒要么死了，要么被关在家里，他们也希望能避免瘟疫，并让活下来的人为所欲为。这对社会生活的影响是毁灭性的——大多数人都小心翼翼地避免与他人接触，甚至连亲戚和密友也很少或从未拜访过对方。“哥哥抛弃了弟弟，舅舅抛弃了外甥，妹妹抛弃了哥哥，妻子也经常抛弃丈夫。更糟糕且几乎令人难以置信的是，父亲和母亲拒绝去看望和照顾他们的孩子，好像他们不是他们的孩子一样。”

埋葬死者

一开始，高死亡率使人们很难遵守葬礼相关的正常习俗，而且很快就更不可能去遵守了。即便有人已经好几天不见或没有消息了也不足为奇，许多人“只是因为邻居闻到了他们腐烂尸体的气味而被发现死亡”。很快，这个镇上到处都是腐烂的尸体。

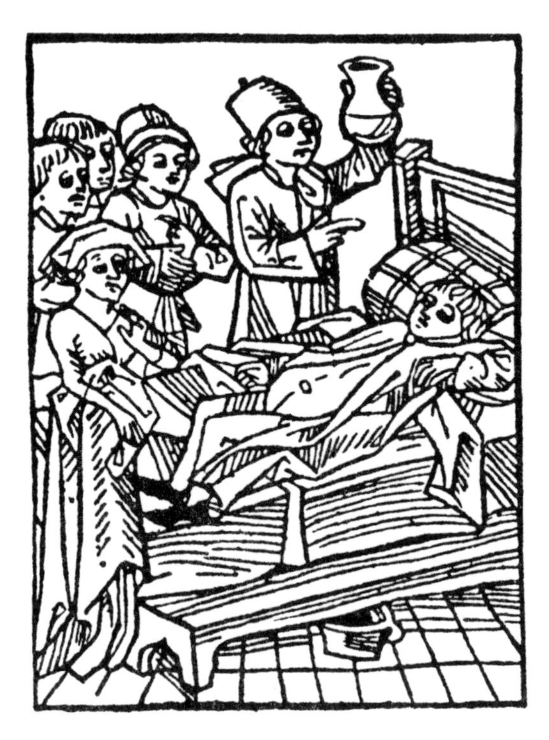

另一个与黑死病有关的《十日谈》中的场景。

> 这对社会生活的影响是毁灭性的——大多数人都小心翼翼地避免与他人接触，甚至连亲戚和密友也很少或从未拜访过对方。

幸存者更为关心的是如何处理腐烂的尸体，而不是通过慈善机构帮助死者。在搬运工的帮助下（如果能找到他们的话），他们把尸体从房子里抬出来，放在墓地门口，每天早上在那里可以看到大量的死者……每天甚至每小时都有很多尸体被运来，以至于没有足够的墓地来埋葬他们；特别是他们都想按照古老的习俗，将每个人都葬在家族坟墓里。墓地已经尸满为患，他们不得不挖出巨大的壕沟，将数百具尸体埋葬在一起。他们像在船舱里打包一样将尸体放置在壕沟里，然后用土覆盖起来，直到整个壕沟被装满。

简言之，大量的病人、垂死者和死者使人们越来越难以提供在瘟疫到来之前人们所期望的那种护理。没有成群的妇女聚集在一起哀悼她们，“有很多人孤独地离开这个世界”。即使是亲戚朋友，也不会因此流泪，而只学会了忽略其他一切关心的事，只关心自己的生命。

在看过修昔底德和薄伽丘关于瘟疫的描述后，我们只能猜测一场致命的流行病可能给当时的社会带来的损失。人们会恐慌吗？对法律的尊重和执行力会消失吗？护士和医生会继续工作吗？普通人是会站在亲人身边提供关爱和安慰，还是会抛弃亲人？在瘟疫时期，我们对我们所珍视的事物的忠诚到底有多脆弱？

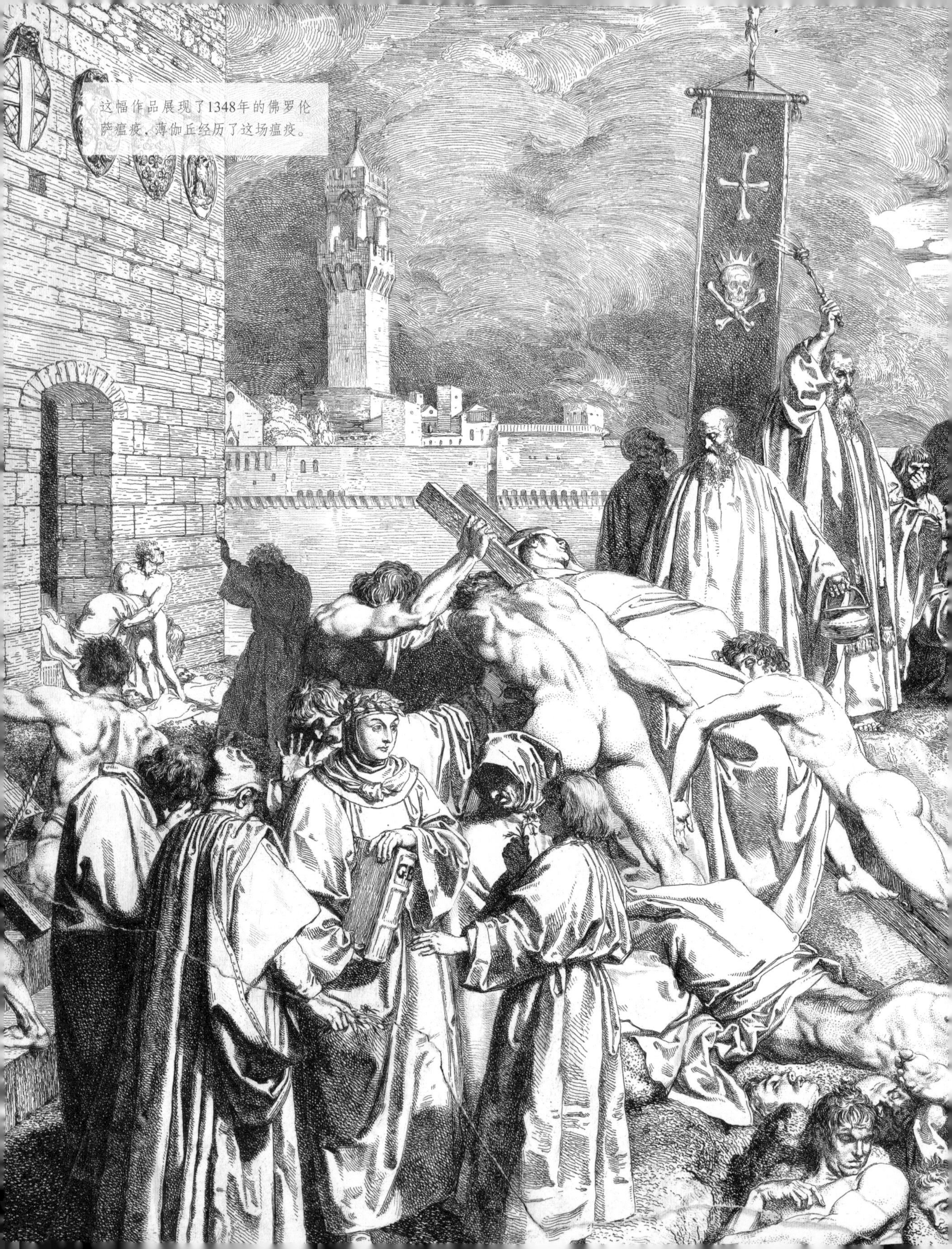

这幅作品展现了1348年的佛罗伦萨瘟疫，薄伽丘经历了这场瘟疫。

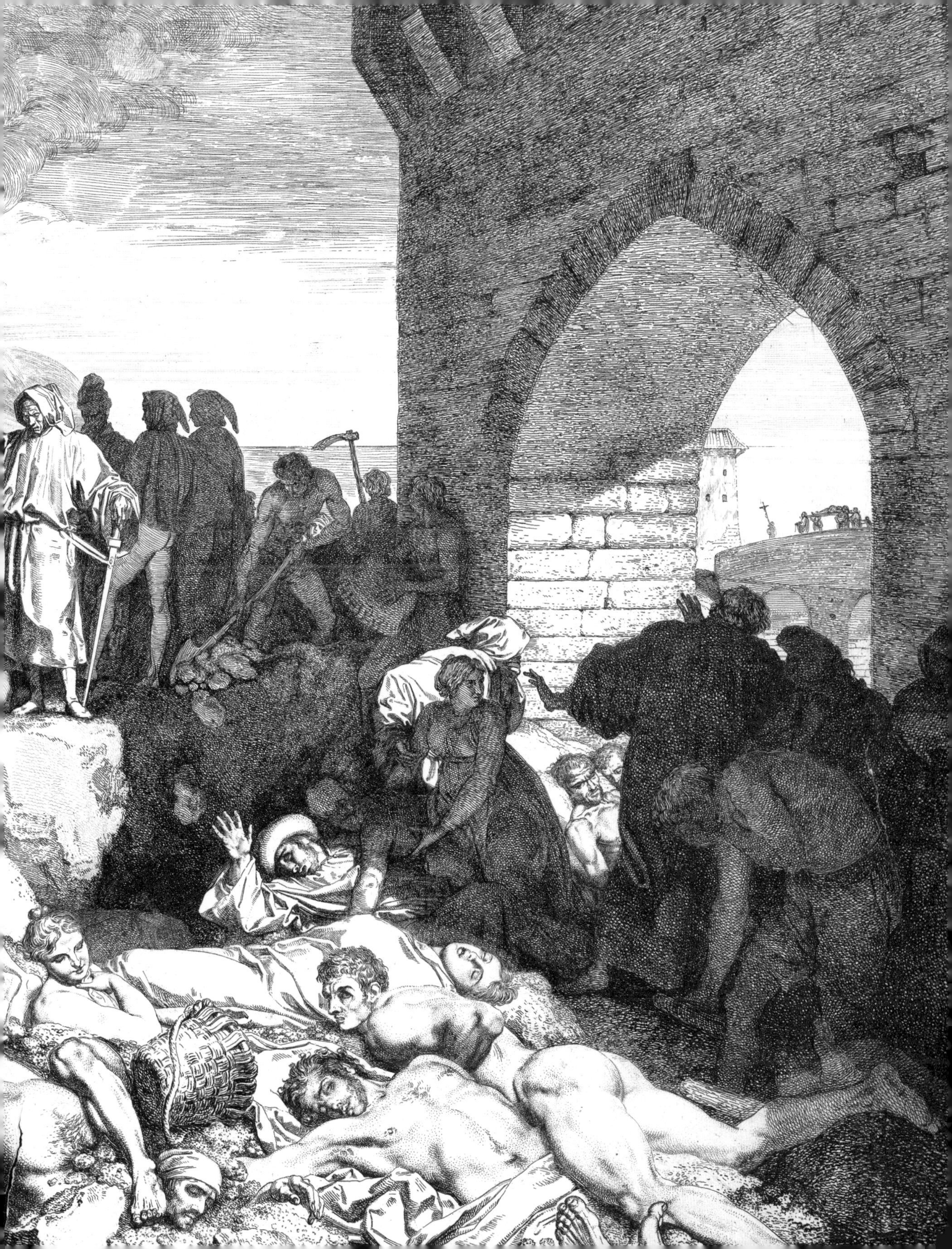

09 西班牙对阿兹特克人的征服

500多年前的1519年2月，西班牙人埃尔南·科尔特斯从古巴启航，在墨西哥内陆探索和殖民于阿兹特克文明。不到两年，阿兹特克的统治者蒙特祖马就死了，其首都特诺奇蒂兰被攻占，科尔特斯为西班牙占领了阿兹特克帝国。西班牙的武器和战术发挥了作用，但大部分的破坏是由欧洲疾病的流行造成的。

在帮助西班牙人征服古巴后，科尔特斯被派往大陆探险。当他的小舰队登陆时，他命令将他的船只凿沉，以消除任何撤退的可能性，同时表明了他的决心。

科尔特斯和他的500名士兵随后进入墨西哥内陆。这一地区是阿兹特克文明的发源地，当时约有1600万人口。通过征服和贡品制度，阿兹特克人在特斯科科湖建立了一个伟大的岛屿城市特诺奇蒂兰，有着大约20.8万平方千米的面积。

科尔特斯发现这里的人们对统治者普遍不满，于是与许多当地人结成联盟。尽管当地人数众多，但科尔特斯只是和一支小部队向特诺奇蒂兰进军。蒙特祖马在那里盛情接待了他们，但作为“回报”，科尔特斯俘虏了蒙特祖马。

科尔特斯花了两年时间，终于在1521年8月征服了阿兹特克首都。有趣的是，他在这场战斗中的盟友，是他和他的手下无意中从欧洲带来的细菌。

虽然科尔特斯是一位富有经验的领袖，但他和他的军队——约1000名西班牙人，再加上一些土著盟友，如果没有帮助，是不可能征服一座拥有20万人口的城市的。他之所以能够成功，是因为天花疫情。当时，天花疫情从墨西哥海岸向内陆传播，并于1520年摧毁了人口稠密的特诺奇蒂兰市，使该城市的人口在一年内减少了40%。

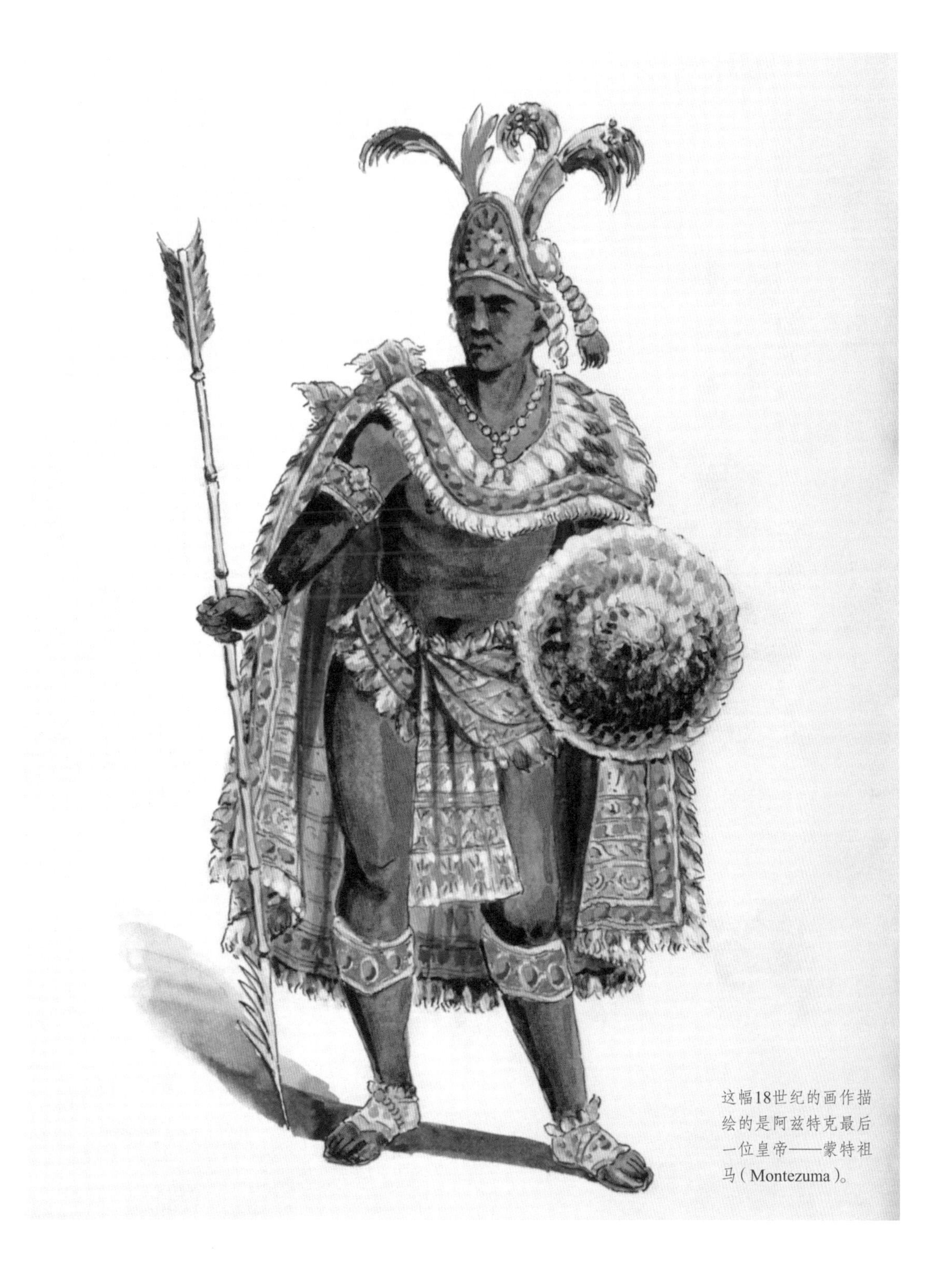

这幅18世纪的画作描绘的是阿兹特克最后一位皇帝——蒙特祖马（Montezuma）。

特诺奇蒂兰的地图。

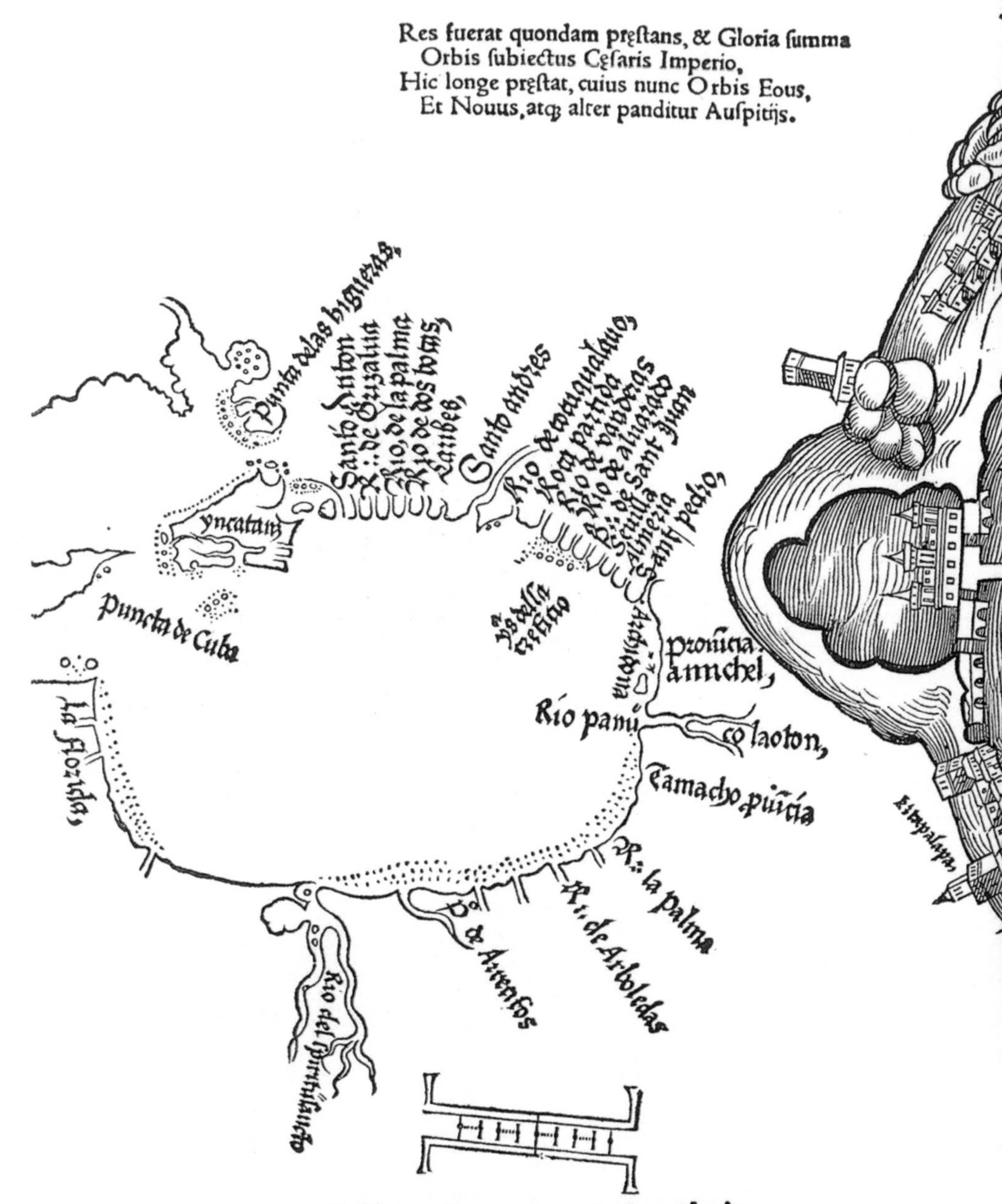

Res fuerat quondam prẹstans, & Gloria summa
Orbis subiectus Cẹsaris Imperio,
Hic longe prẹstat, cuius nunc Orbis Eous,
Et Nouus, atq; alter panditur Auspitijs.
Puncta de Cuba
Quilibet punctus magnus continet leucas duode
cim cũ dimidia, ita q duo magni puncti continent
viginti quinq; leucas, Cõtinet autẽ leuca quatuor
Italica miliaria, ita q omnes puncti qui hic cõspi
ciuntur continent centum leucas.

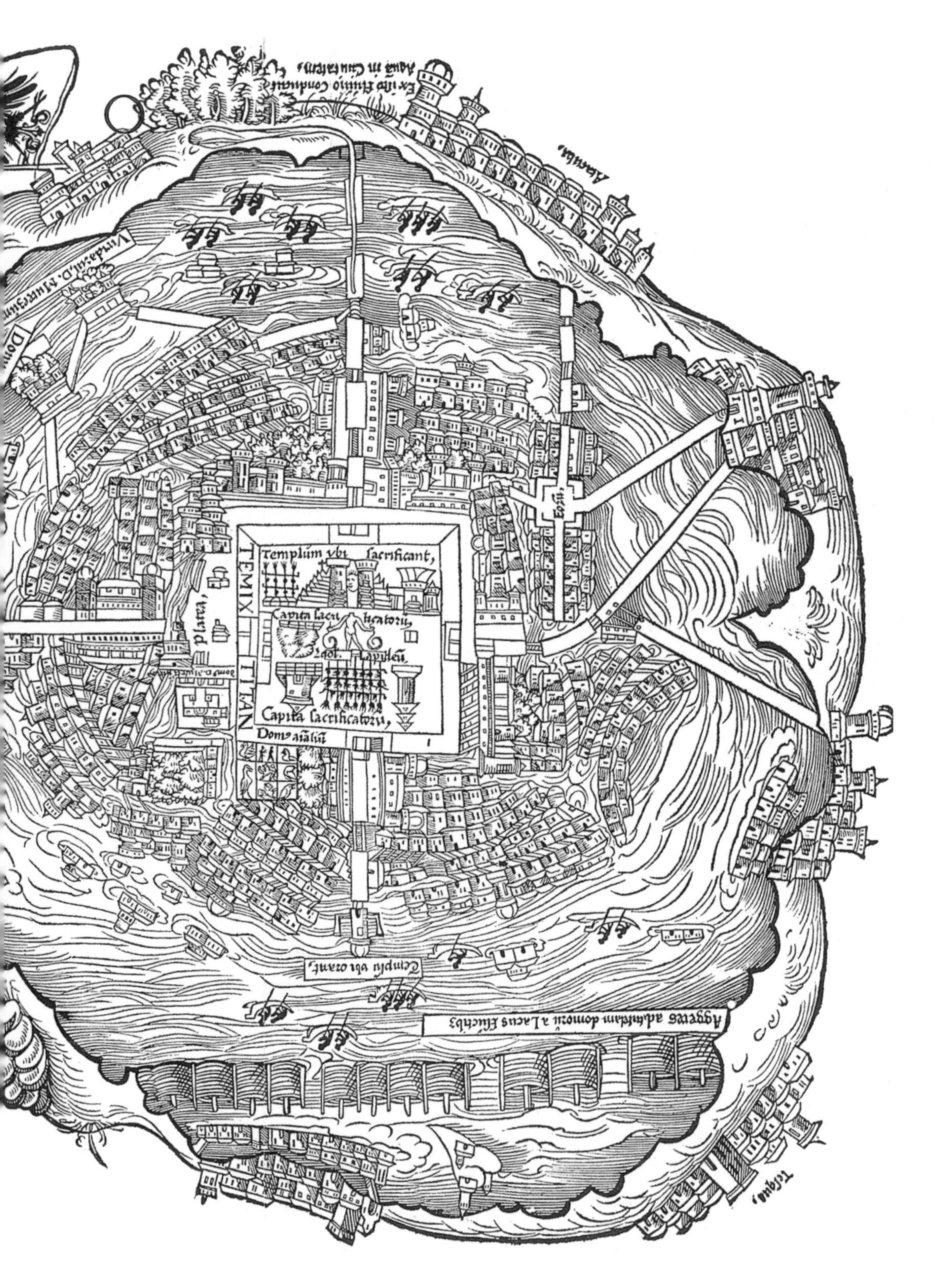

Templum vbi sacrificant,
TEMIXTITAN
Platea,
Capita sacrificatoru,

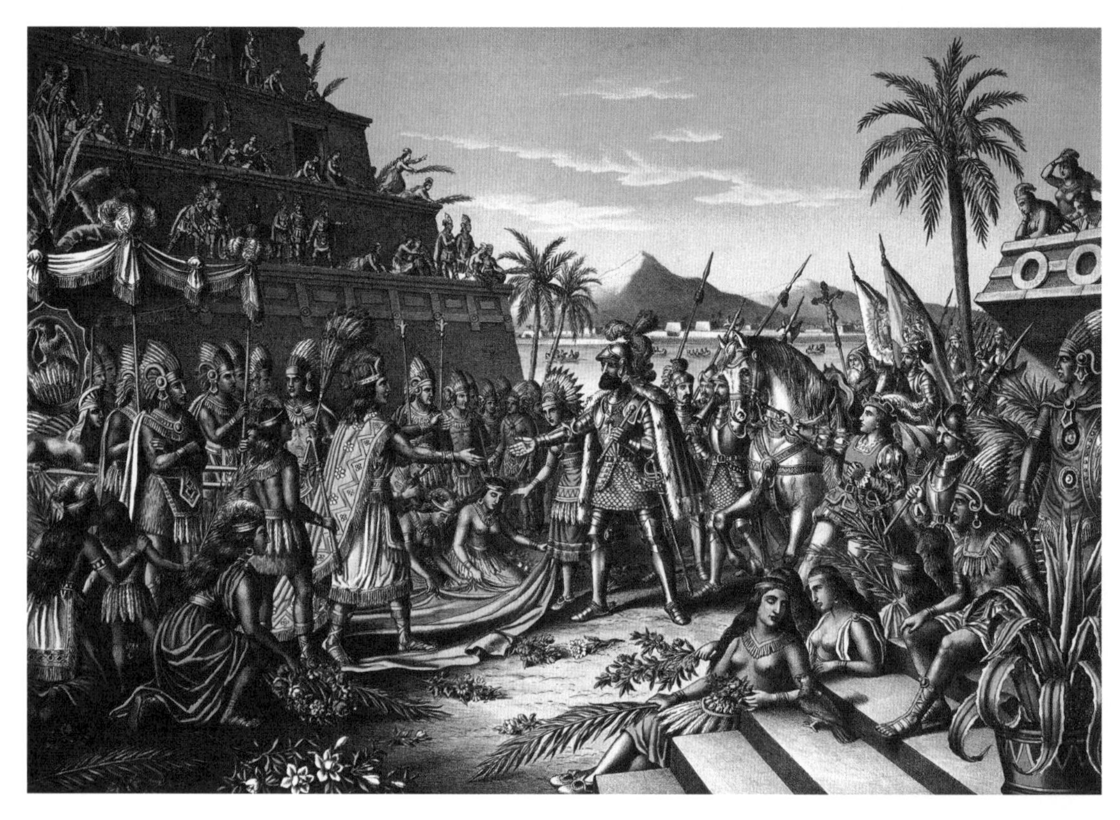

1 | 2

天花是如何改变世界的

天花是由一种吸入性病毒导致的，可引起发烧、呕吐和皮疹，之后很快就会在身体上形成充满液体的水泡。这些水泡结痂后会留下疤痕。天花的致死率约为1/3，另外还有1/3感染天花的病例通常会失明。

最早被记录的天花在古埃及发作。几千年来，它一直在人类中流行，并于11世纪宗教战争期间传入欧洲。当欧洲人开始探索和殖民世界其他地区时，天花也随之传播到世界各地。

美洲的土著人，包括阿兹特克人，特别容易感染天花，因为他们从未接触过这种病毒，因此没有天然的免疫力。而且，当时并无有效的抗病毒治疗方法。

1 一幅19世纪的石版画，描绘了1519年蒙特祖马和科尔特斯的首次会面。

2 阿兹特克人很快就死于欧洲传入的天花，因为他们对天花没有免疫力。

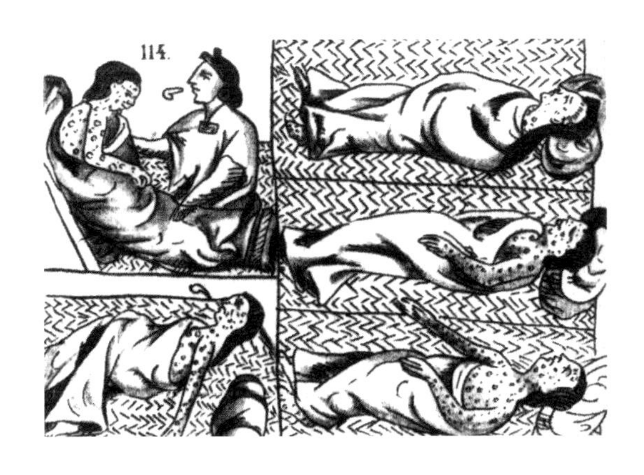

一名感染过天花的人回忆起这场流行病时说："瘟疫持续了70天，袭击了城市的每一个角落，夺去了大量同胞的生命。我们的脸上、乳房上、肚子上都长了脓疮，从头到脚都长满了令人痛苦的疮。"一位陪同科尔特斯的方济各会修士这样描述：

由于印第安人不知道如何治疗这种疾病，他们像臭虫一样成群结队地死去。在许多地方，房子里的人死了，因为不可能埋葬大量的死人，人们就拆毁了他们的房屋，使他们的房子成为他们的坟墓。

天花在以下几个方面对阿兹特克人造成了伤害。首先，它直接导致了许多人感染，特别是婴幼儿感染者的死亡。许多成年人因为感染天花而失去了正常生活的能力，他们大多因为照顾生病的亲戚或邻居导致自己也受到了感染。看到疾病肆虐，阿兹特克人丧失了抵抗西班牙人的意志。加之由于疾病，人们不能再照料他们的庄稼，这又导致了大范围的饥荒，从而进一步削弱了幸存者的免疫系统。

更多的受害者

当然，阿兹特克人并不是唯一遭受欧洲天花传入的土著人。除了北美的土著居民，玛雅文明和印加文明也几乎被天花摧毁。而其他欧洲疾病，如麻疹和流行性腮腺炎，也给新大陆造成了巨大的损失，使一些土著人口数量减少了90%甚至更多。调查表明，沙门氏菌（沙门氏菌在今天的宠物饲养者中依旧存在）等各种传染源可能导致了更多的流行病。

天花使人丧失能力并导致大量死亡的"能力"使其成为生物战的一种具有吸引力的制剂。在18世纪，英国人试图用天花来感染美洲原住民。一位司令官写道："我们从天花医院给了他们两条毯子和一张手帕。我希望它能达到预期的效果。"第二次世界大战期间，英国、美国、日本和苏联的研究小组都在研究生产天花生物武器的可能性。

令人高兴的是，全球的疫苗接种工作取得了成功。最后一例天花病人出现于1978年：当时一名摄影师死于天花，这使得一位研究天花的科学家引咎自杀。

世界历史上许多伟大的战争，包括科尔特斯与阿兹特克帝国的冲突，与疾病的肆虐相比，武器、战术和战略的影响就显得很小了。那些以为可以通过投资军备来确保自身安全的国家应该研究历史，因为一次又一次事态的发展已经被疾病的暴发彻底改变了。在那些小到肉眼都看不见的微生物面前，即使再强大的战争机器也会失效。

10 首次看见微生物：列文虎克

“微生物”这个词来自两个希腊词根，分别是“小”和“生命”。在人类历史的大部分时间里，人们都没有把传染病追溯到微生物身上，因为没有人知道还有肉眼看不见的微小生命的存在。水上的无色薄膜、食物和死生物的腐烂，以及与之相关的恶臭都表明可能有一股腐朽的力量在起作用，但它们的来源仍然是个谜。

早期的显微镜

显微镜的发明和发展是我们理解传染病的重要一章，如果没有显微镜，就没有微生物学。遗憾的是，没有人知道是谁发明了显微镜。古希腊人讨论过水滴的放大功能，中世纪的眼镜制造商也意识到镜片的放大功能。17世纪初，荷兰和意大利进入了镜头制造的快速创新时期。

大约在1610年，伽利略（1564—1642）意识到他的望远镜可以对准陆地上的物体，用它来放大昆虫。大约10年后，他一直在使用一种复合显微镜，这种显微镜使用两组透镜来获得更高的放大率。到了16世纪20年代中期，与伽利略分享这一创新的同事们从希腊语中发明了“显微镜”一词，意思是“观察小东西”。

“微生物学之父”

从生物学的角度来看，早期最重要的显微镜学家应该是安东尼·列文虎克（Antonie van Leeuwenhoek，1632—1723），一位被称为“微生物学之父”的荷兰布商。1632年，列文虎克出生于代尔夫特，与画家维米尔同时代，他对于镜头下的微观世界产生了兴趣。因此，他发明了一种可以制造微小的高质量玻璃球的技术，这种玻璃球比当时的镜片质量还要好。

列文虎克制造了数百个透镜和几十个单透镜显微镜，其中九个今天仍然存

1 | 2
3

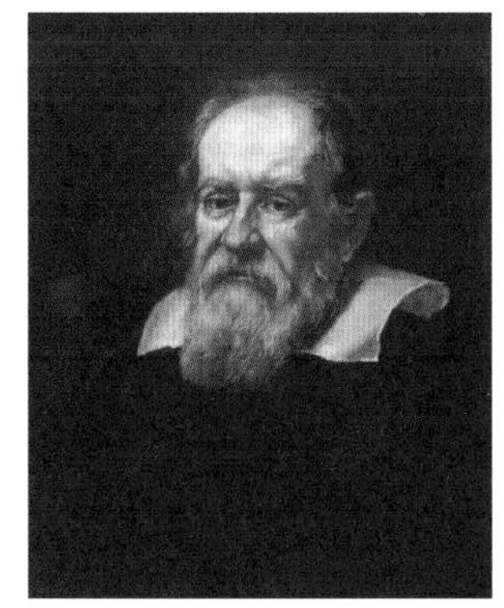

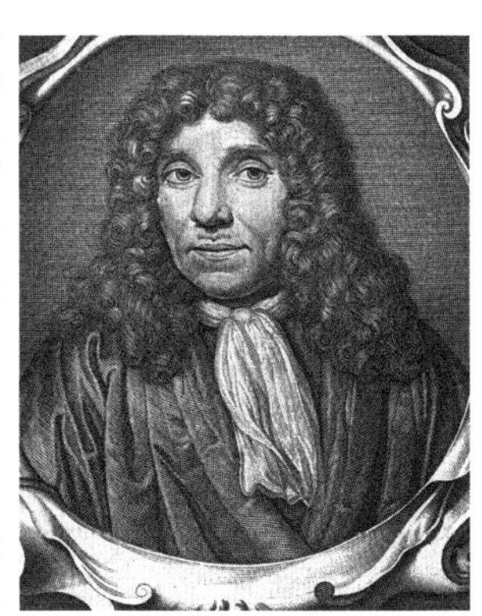

1 伽利略用镜片观察远处的物体。
2 列文虎克用镜片观察非常小的物体。
3 罗伯特·胡克的微缩照片中的一些引人注目的图片。

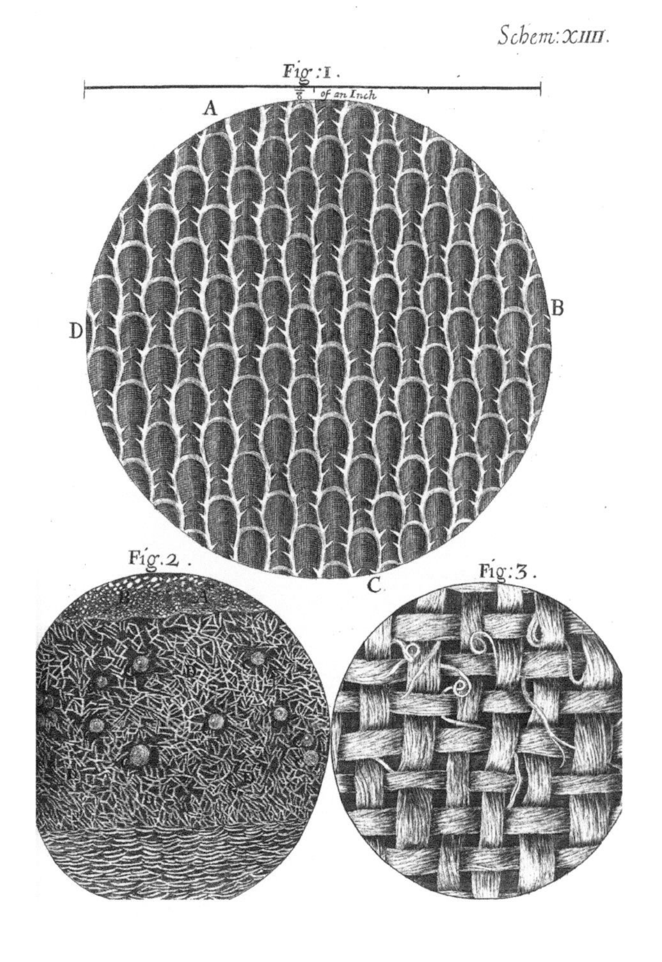

在。他制造的最好的显微镜可以把物体放大300倍，有些人猜测他的其他设备可能功能更强大。而列文虎克本人对他的显微镜制造技术的某些方面保密。值得注意的是，他和当时的其他显微镜学家一样，用自然光来照射标本。

列文虎克认为自己是一个没有受过科学训练的工匠和商人，他最初对分享他在显微镜领域的早期工作持保留态度。但当他的研究引起伦敦皇家学会的注意后，他开始用信件描述他的发现。列文虎克是第一个报告单细胞生物存在的人，但这个说法最初遭到伦敦皇家学会成员的怀疑。

虽然“细胞”一词是由与列文虎克同时代的英国人罗伯特·胡克（1635—1703）发明的，但列文虎克被公认为是第一个将众多生物实体形象化的人。

这些生物包括精子和细菌，他将其称为“微小动物”，意思是很小的动物。他可能是第一个采用香料藏红花染色标本来提高（微生物在显微镜下）视觉效果的人。

以下是列文虎克在1676年的一封信中对自己的发现的描述：

我现在清楚地看到，这些都是小鳗鱼或蠕虫……蜷缩在一起蠕动，就像你用肉眼看到一整桶非常小的鳗鱼和水，鳗鱼成群结队地移动；整个水域似乎与众多的动物一起活着。对我来说，这是我在自然界中所发现的最奇妙的迹象之一，我必须说，就我而言，在我看来，没有比这更令人愉快的景象了：那就是在一滴水里有成千上万的生物，它们都在蠕动，但每种生物都有自己的运动轨迹或方式。

卓越人生

列文虎克活了91岁。回顾他一生中所取得的成就，以及促使他这样做的原因，他写道：

我很长一段时间的工作并不是为了得到我现在所受到的赞扬，而主要是出于对知识的渴求。我发现，我比多数其他人对知识的渴求更强烈。因此，每当我发现什么了不起的事情时，我都认为我有责任把我的发现写在纸上，好让所有聪明的人都知道。

重大的遗产

尽管列文虎克敏锐地意识到自己缺乏科学资格，他还是成了著名的自然哲学家，如同胡克（Hooke）、罗伯特·博伊尔（1627—1691，第一位现代化学家）和克里斯托弗·雷恩（1632—1723，著名建筑师，设计了伦敦圣保罗大教堂）一样，成为皇家学会的正式成员，尽管他从未参加过会议。今天，阿姆斯特丹的一家癌症医院以他的名字命名，并设置奖章及演讲活动来纪念他。

> “列文虎克是第一个报告单细胞生物存在的人，但这个说法最初遭到伦敦皇家学会成员的怀疑。”

电子显微镜

自列文虎克发明显微镜以来，显微镜得到

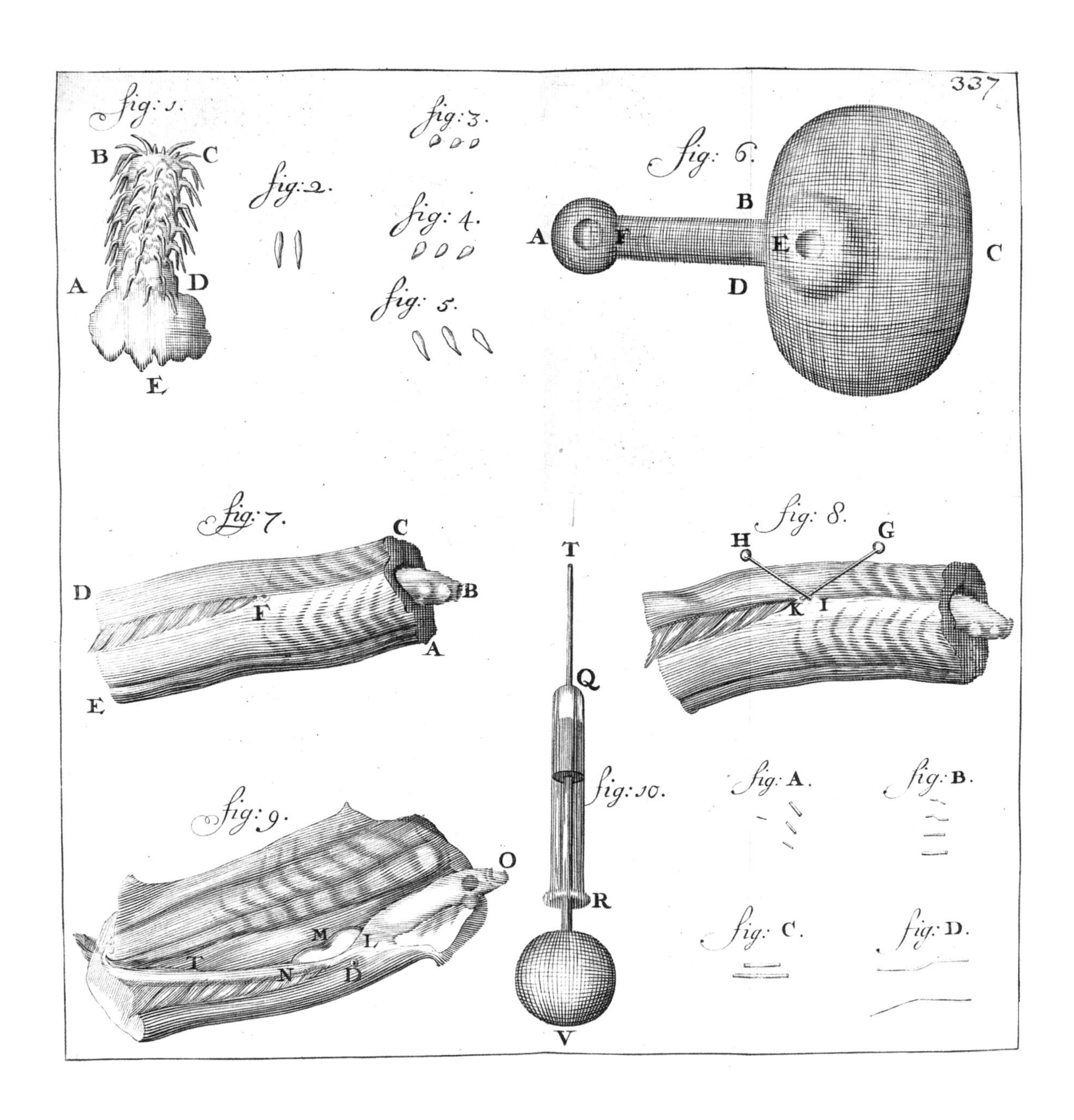

列文虎克对一些细菌的观察。

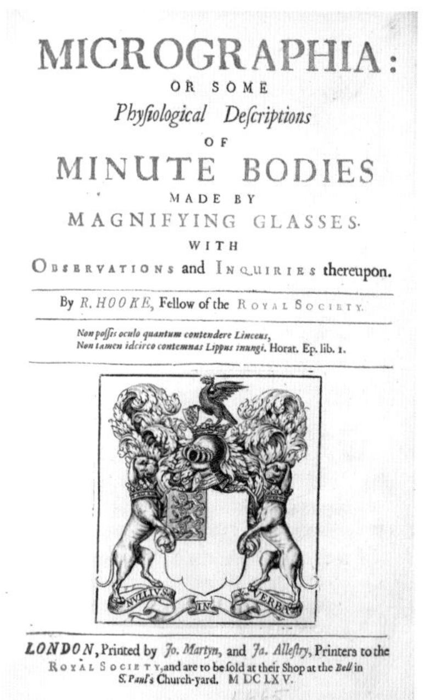

MICROGRAPHIA:
OR SOME
Physiological Descriptions
OF
MINUTE BODIES
MADE BY
MAGNIFYING GLASSES.
WITH
OBSERVATIONS and INQUIRIES thereupon.

By *R. HOOKE*, Fellow of the ROYAL SOCIETY.

Non possis oculo quantum contendere Linceus,
Non tamen idcirco contemnas Lippus inungi. Horat. Ep. lib. 1.

LONDON, Printed by *Jo. Martyn*, and *Ja. Allestry*, Printers to the ROYAL SOCIETY, and are to be sold at their Shop at the *Bell* in S. *Paul's* Church-yard. M DC LXV.

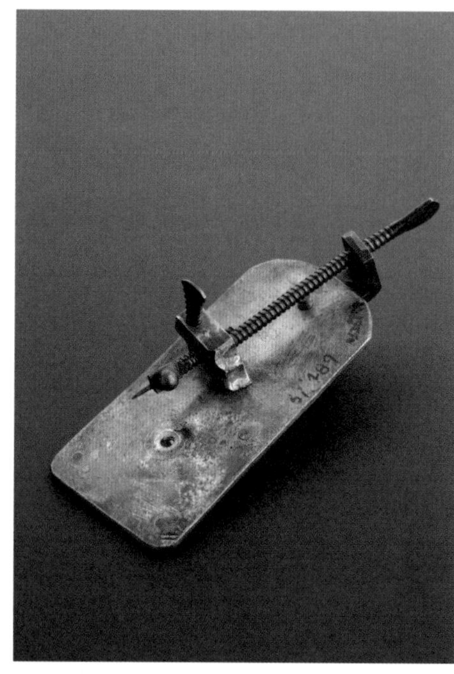

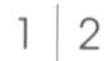

1 罗伯特·胡克的显微图片可能是最著名的显微镜作品。

2 列文虎克使用的仪器之一。

了快速的发展和改善，直至光学显微镜的出现，使其功能达到极限。光学显微镜基于波长范围为400 ~ 700纳米的可见光，这使得它可以将样本放大500 ~ 1500倍。在20世纪，电子显微镜出现了。因为电子的波长约为1纳米，所以可以获得更高的放大倍数，其放大范围为1.6 ~ 100万倍。

电子显微镜虽然比光学显微镜强大得多，但也有缺点，如电子显微镜只能观察死去的生物体和组织。但是电子显微镜可以观察到更小结构的精确图像，如细胞内的微小细胞器。特别值得一提的是，在微生物学中，电子显微镜还具有观察大多数病毒的能力。

今天，显微镜在科学，特别是微生物学中继续发挥着至关重要的作用。当我们能够看到某些东西的时候，我们就知道了它们。显微镜的发明和改进使我们能够看到和了解一个先前未知的充满活力的世界。一旦我们了解到微生物的存在，就有可能研究它们在健康和疾病中的作用。

11 天花的接种

"尽管他在巴巴多斯的经历并不愉快，但这给华盛顿留下了一份伟大的礼物：对天花的免疫力。"

华盛顿和天花

乔治·华盛顿（1732—1799）在对抗英国的独立战争期间担任美军司令，他也是美国第一任总统，他的经历对疫苗接种的历史及其在世界历史中的作用提供了重要的启示。华盛顿出生在一个富裕的家庭，有五个兄弟姐妹和三个同父异母的兄弟姐妹（他父亲与前妻的孩子）。在三个同父异母的兄弟姐妹中，其中一个是比他大12岁的哥哥劳伦斯，后者继承了现在被称为弗农山的遗产。

劳伦斯饱受结核病的折磨，医生告诉他，迁往气候温暖的地方居住有益于他的病情。当时，19岁的华盛顿一直受益于这位同父异母哥哥（劳伦斯）的教导，于是同意陪哥哥去加勒比海的巴巴多斯，这是他唯一一次去美洲大陆以外的地方。在那里，华盛顿出现了高烧和严重头痛的症状。他染上了天花。

当时，华盛顿的病情被认为是轻症，但仍导致他在家里待了25天，直至康复一周后，他回到了弗吉尼亚。而劳伦斯则乘船前往百慕大，希望在那里能有更好的运气。然而他的病一直没什么起色，不到一年就去世了。劳伦斯的妻子和小女儿成为遗产继承人，但两人都只

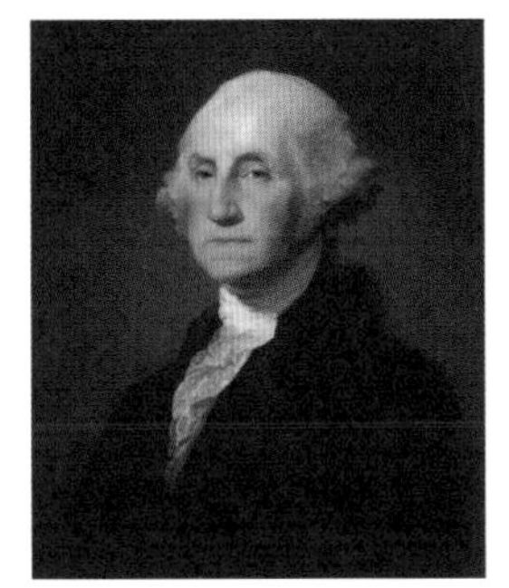
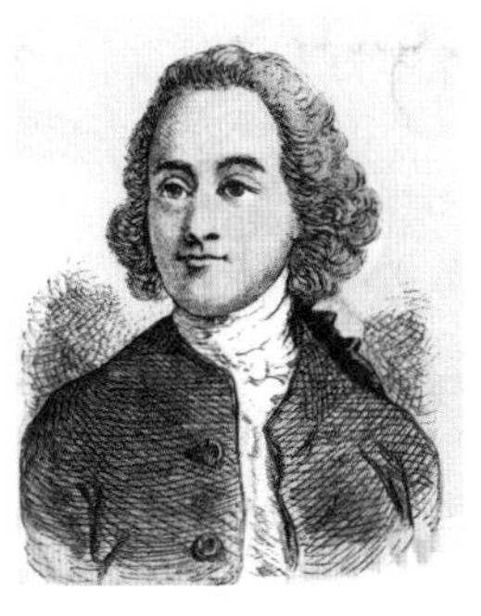

1 乔治·华盛顿获得了对天花的早期免疫力。
2 华盛顿同父异母的兄弟劳伦斯也患有结核病。

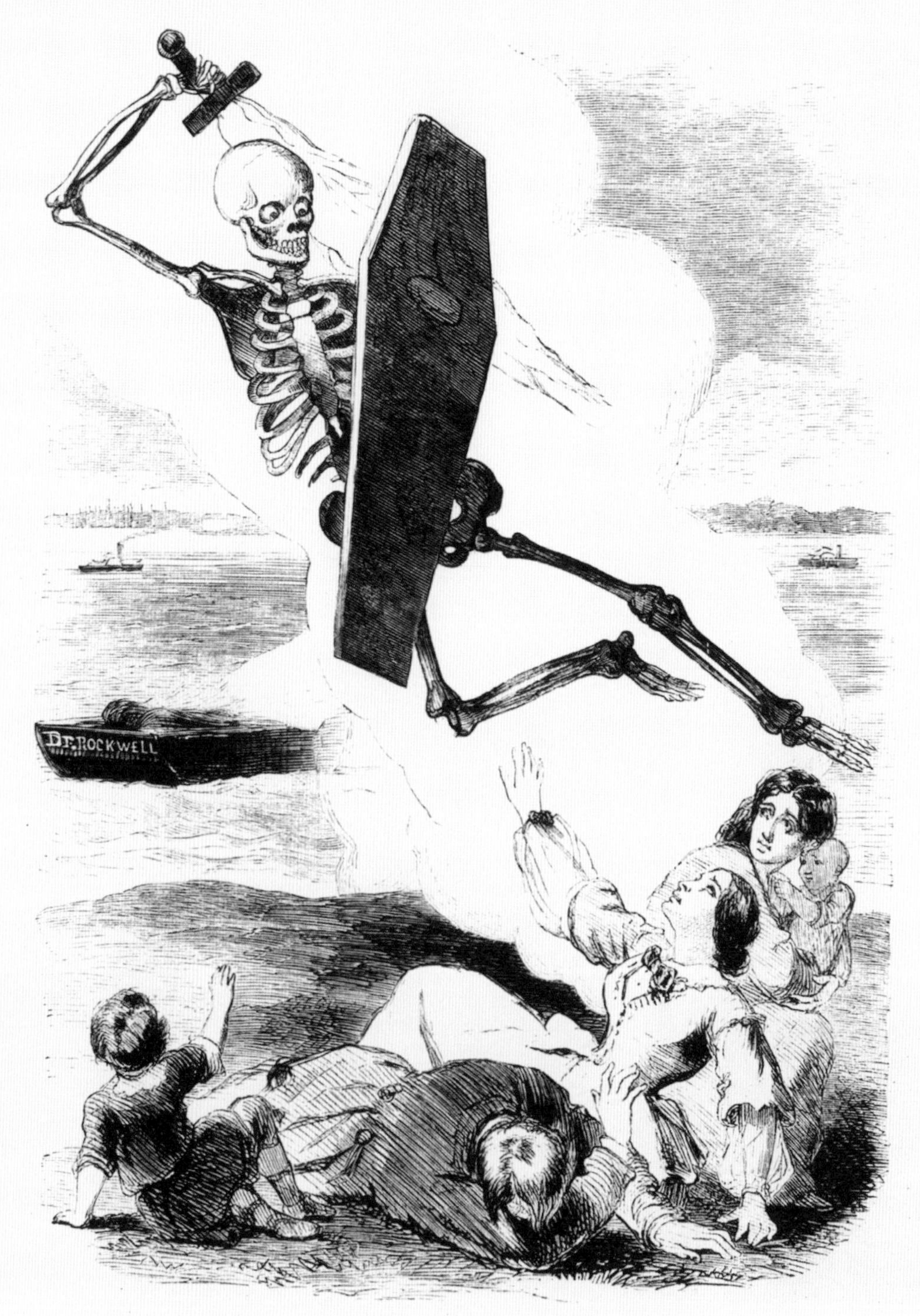

THE QUARANTINE QUESTION.

DEATH, RISING FROM THE IRON SCOW, AND SCATTERING PESTILENCE AMONG THE PEOPLE.

在劳伦斯去世后活了两年，因此后来由华盛顿继承了弗农山。尽管他在巴巴多斯的经历并不愉快，但这给华盛顿留下了一份伟大的礼物：对天花的免疫力。

独立战争

几年后，当华盛顿在独立战争中指挥军队时，这一礼物（对天花的免疫力）被证明是无价的。天花的流行对居住地偏远且广泛分散的人的影响相对较小，而波士顿和费城等城市则出现了大量病例。随着美国军队开始大量集结，拥挤的人群为疫情的暴发创造了有利条件。而已经感染过这种疾病的欧洲军队已经免疫了。

1775年秋天，波士顿暴发了天花疫情。有人怀疑是英国人把感染者送到城市，从而导致了这种流行病的暴发。为了防止疾病的传播，华盛顿在当年6月接手了大陆军队的指挥权，并下令禁止任何逃离英国占领区的人进入美军营地。

华盛顿写信给一位朋友说："如果我们能使军营和周围的地区摆脱天花，那将是一个奇迹。"

1776年，当英国人离开波士顿后，华盛顿派出了从天花感染中幸存下来并因此获得免疫的士兵占领了波士顿。华盛顿知道这种疾病比任何作战计划或战术对战争结果的影响都要大。同时，他十分笃信天花接种，并且他为自己位于弗吉尼亚州的庄园里的奴隶接种天花，并将其作为一种常规做法。

天花接种

天花接种的方法是刮下一例轻症天花患者的痘痂，然后敷在从未患过天花者的皮肤

1 | 2

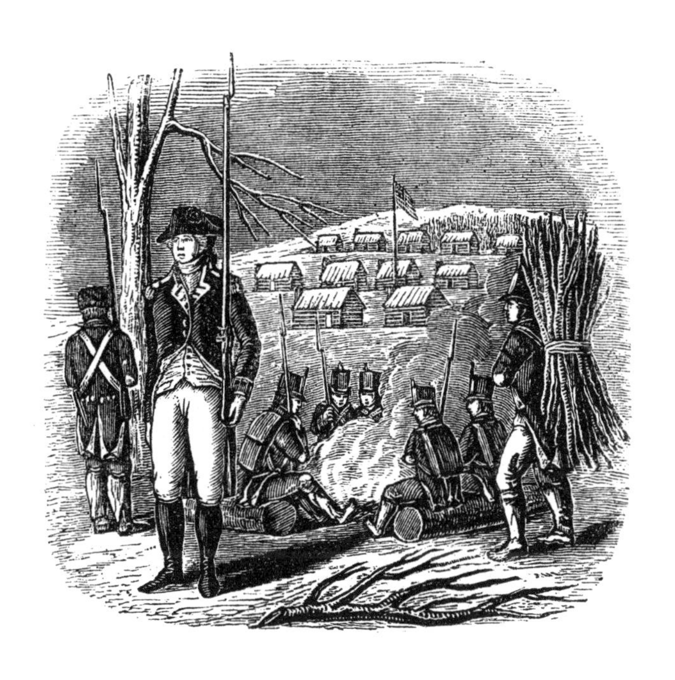

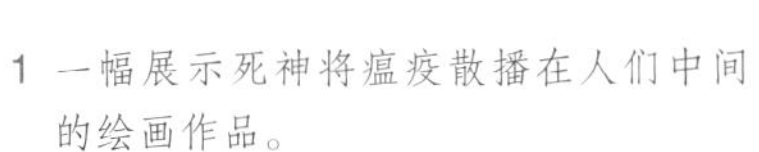

1 一幅展示死神将瘟疫散播在人们中间的绘画作品。

2 华盛顿所在的大陆军队位于新泽西州的冬季营地。

上的小口处。这种做法通常会导致被接种者出现病情轻微的天花感染。这个过程被称为痘疮接种，痘疮是天花的另一个名字。爱德华·詹纳的牛痘接种技术被称为疫苗接种。后来，疫苗接种成为免疫的同义词。

尽管华盛顿相信天花接种的好处，但在1776年5月，他还是下令禁止军队进行接种。因为他知道战争将在夏天重新开始，而他无法承受大量军队因天花接种而丧失战斗力。但他也知道，最终他还是要采取行动保护自己的军队免受天花的侵袭，因为灾难性的天花疫情暴发可能会毁灭他的军队，并阻碍美国的建立。

然而，在目睹了天花像野火一样在营地传播之后，华盛顿不得不采取了积极的隔离措施。感染了天花的士兵与那些患有疟疾和白喉等其他疾病的人一起，从营地中撤离，并远远地安置在隔离医院里。在不知不觉中，华盛顿正在为新世界的公共卫生倡议打下基础。

一段时间以来，华盛顿向大陆会议保证，他会"对这个最危险的敌人保持高度警惕"。1777年1月，华盛顿命令医生给所有以前没有感染过病毒的士兵和新兵进行天花接种。他写道："（这件事情）不仅必要，而且必须采取这样的措施，因为如果天花以自然的方式感染军队，并以其通常的毒性肆虐，那我们遭遇的后果将比敌人的剑更可怕。"

虽然这些战争故事通常是从军事战略角度和战斗结果角度来讲述的，但这一决定（指天花接种）在革命力量最终胜利中所起的作用很可能与华盛顿在军事上所取得的任何一次常规军事行动一样重要。毕竟，大陆军中大约90%的士兵死亡不是由于在战斗中受伤，而是由于传染病。

这是世界历史上第一次大规模的军事接种计划。华盛顿明白他所冒的风险，并煞费苦心地确保，不仅是该计划本身，而且所有与之有关的信息都是高度保密的。预防接种方案不仅能保证现役部队的免疫，而且有助于减轻新兵的恐惧，因为他们听说已经服役的士兵中天花的发病率很高。

1775—1782年，一场天花在殖民地肆虐，并迅速蔓延到北美大陆。许多寻求摆脱束缚的美国原住民和奴隶在英国军队服役，其中天花病死率很高。美洲土著部落由于之前没有接触过这种疾病，受到的打击尤其严重，一些地区的人口数量减少了三分之一。

其他的美国领导人也面临着接种疫苗的决定。后来的美国总统继任者约翰·亚当斯选择在相对较早的时间（1764年）执行这一程序。他向妻子阿比盖尔描述了这个过程：

> 医生拿着手术刀，用刀尖把接种者的皮肤切开四分之一英寸，然后让血流出来，沿着切口埋了一根四分之一英寸长的线……不要从我写过的任何东西中得出结论：我认为接种疫苗是一件很轻松的事情——对自然界中任何有味道的东西进行长期彻底的禁欲、两次长时间的严重呕吐及三个星期的严格禁闭，在我看来，这不可能是一件小事。

有的美国总统做出了不同的选择。

例如，1736年，可能是所有美国总统中最有造诣的本杰明·富兰克林（Benjamin Franklin）选择放弃为儿子弗朗西斯接种天花疫苗，这一决定令他终生遗憾，他写道：

1736年，我失去了一个儿子。他是一个4岁的男孩，因为感染了天花，而以“常见的方式”死亡。我经历了很长一段时间的懊悔，至今仍然后悔没有给他进行天花接种。我这样说，是为了提醒那些忽略了这一操作的父母。他们的假设是，如果一个孩子死于手术（天花接种的操作），他们永远不会原谅自己。而我的经历表明，不接种天花也可能出现一样的遗憾。因此，应该选择更安全的做法。

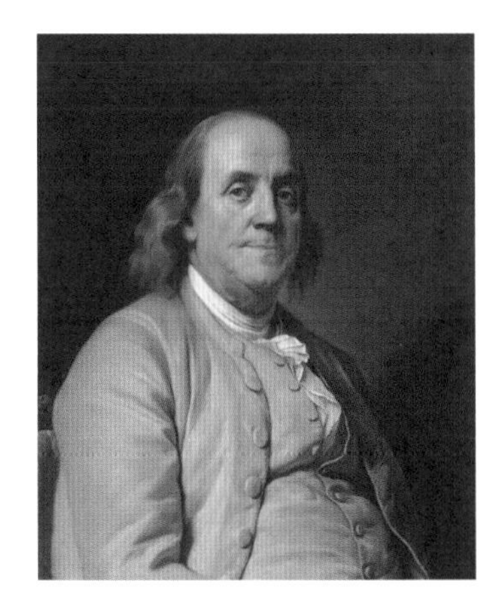

1 本杰明·富兰克林曾拒绝给他儿子接种天花疫苗。

2 从1858年起，纽约的检疫医院成为移民传染病的第一道关卡。

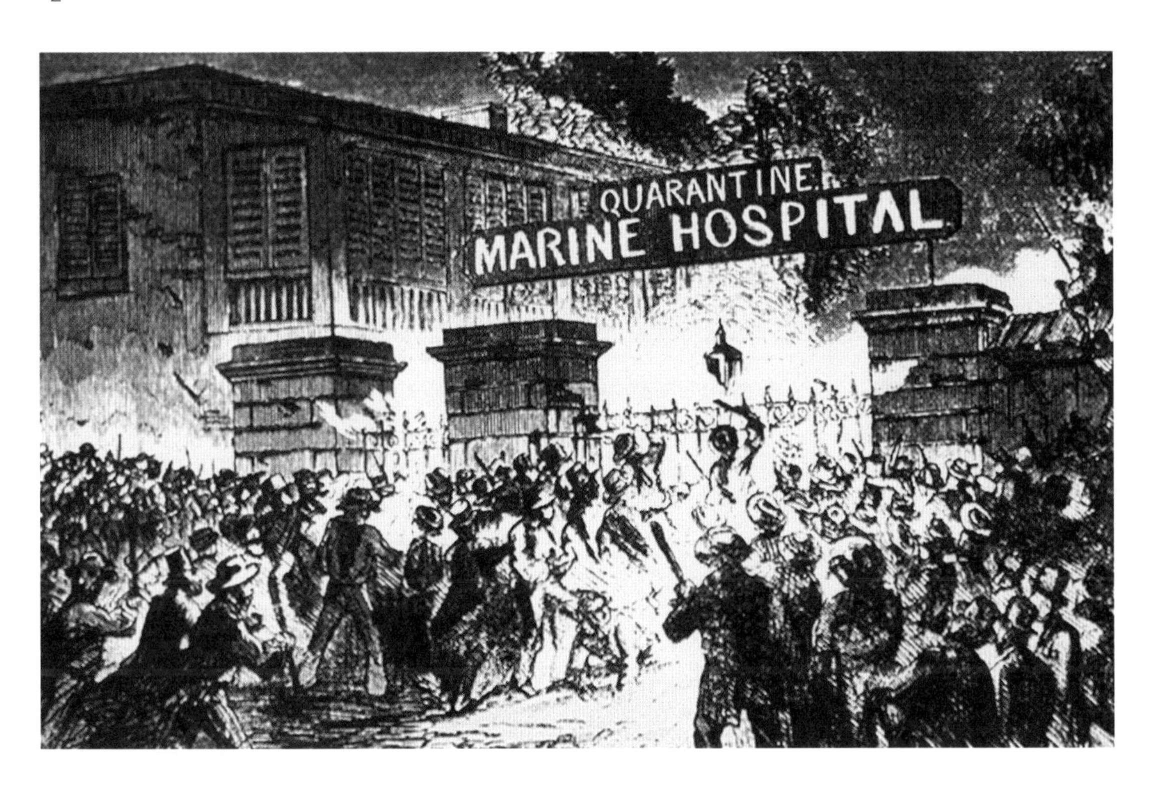

12 瘟疫时代的英雄医生：本杰明·拉什

本杰明·拉什（1746—1813）可能是美国历史上最伟大的医生和公务员。他至今仍是普林斯顿大学历史上最年轻的毕业生，美国第一本化学教科书的作者，《独立宣言》最年轻的签署者之一，美国铸币厂的司库，“美国精神病学之父”，狄金森学院的创始人，以及芝加哥拉什医学院的同名者。拉什还是约翰·亚当斯和托马斯·杰斐逊的和解者，他对美国历史上最致命的流行病之一，即1793年肆虐美国首都的黄热病的防治做出的贡献最值得关注。

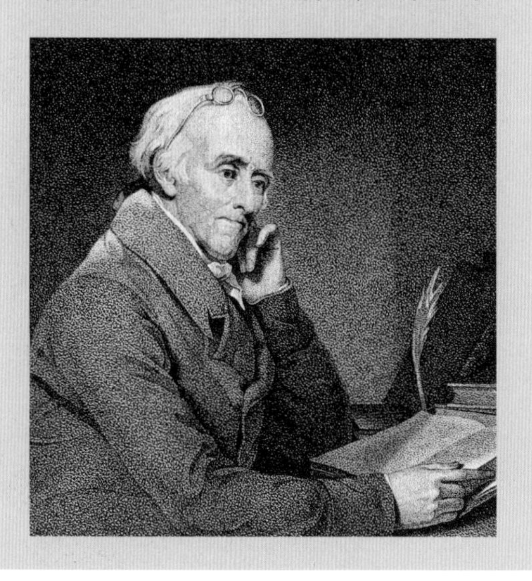

本杰明·拉什博士：背景与贡献

拉什出生在费城的一个小镇，在七个孩子中排名第四。他5岁时父亲便去世了。拉什14岁时从现在的普林斯顿大学毕业，然后在爱丁堡大学学习医学。在欧洲之行期间，他掌握了多种语言。1769年回国后，他创办了自己的医疗机构，并在现在的宾夕法尼亚大学担任化学教授，且出版了该领域的第一本美国教科书。作为大陆会议的民选代表，拉什是美国独立的坚定支持者，并鼓励托马斯·潘恩撰写影响广泛的小册子《常识》。他签署了《独立宣言》。

美国独立战争期间，拉什曾在大陆军中担任军医局长，推动各种改革，以改善士兵的健康状况。战争结束后，拉什在宾夕法尼亚医院工作，并恢复了他在宾夕法尼亚大学化学教授的职务。当托马斯·杰斐逊委托梅里韦瑟·刘易斯上尉和威廉·克拉克中尉在美国进行史诗般的远征时，他派他们找到拉什，以获取必要的医疗训练和物资。拉什是一个坚定的废奴（废除奴隶制）主义者，他认为黑人在本质上绝不比白人逊色，他在运动中反对死刑，并提倡妇女教育。

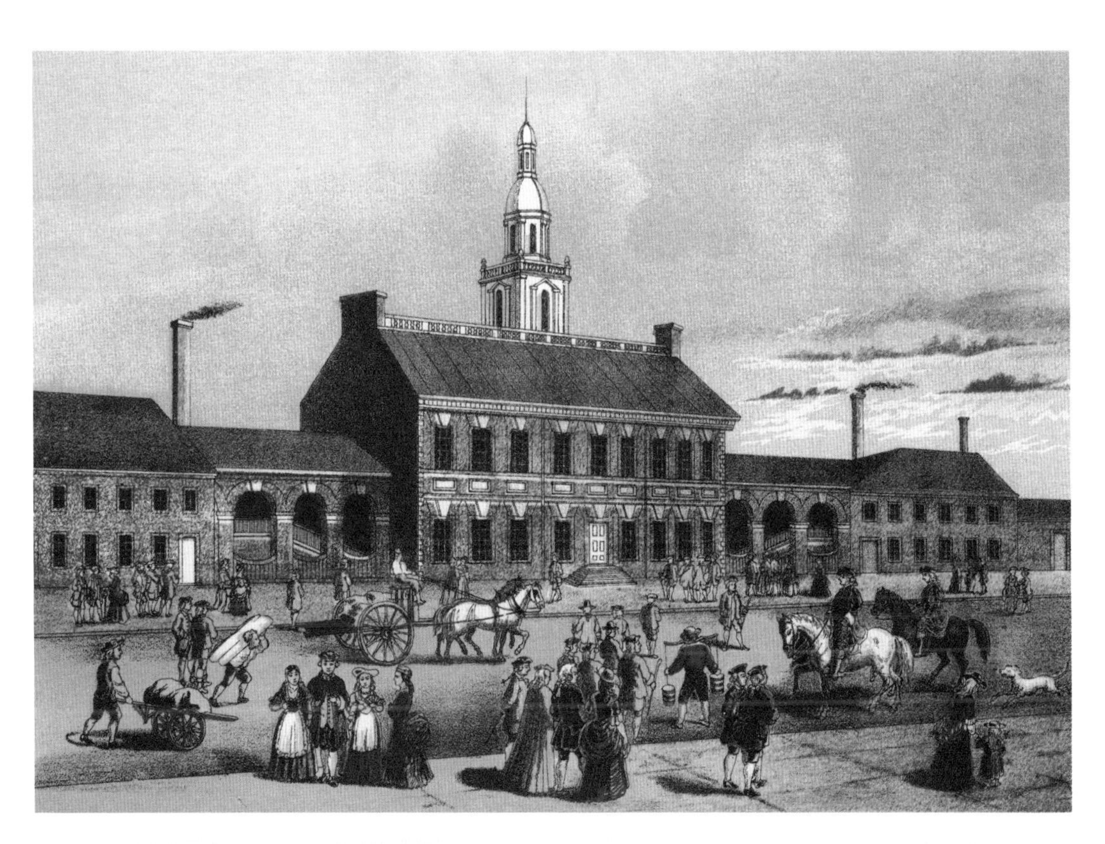

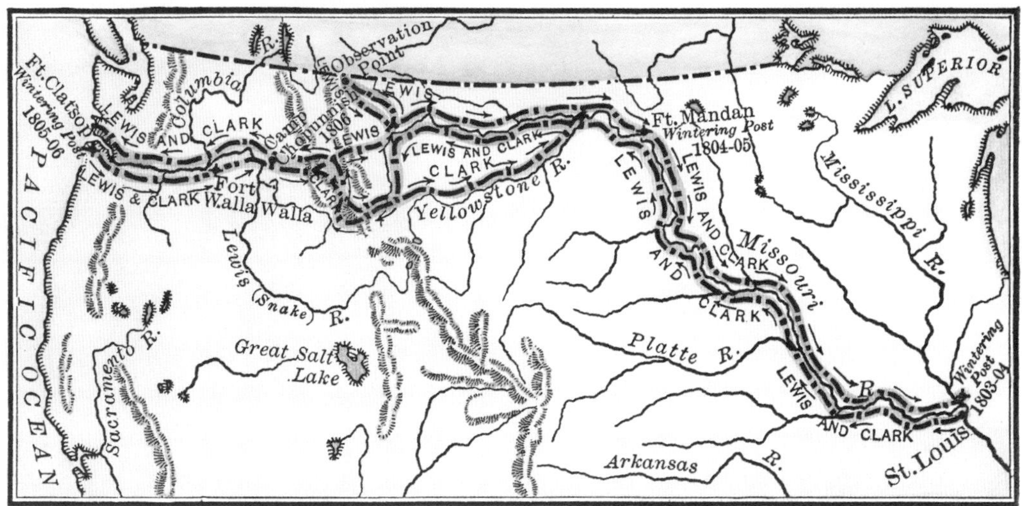

1 本杰明·拉什领导了一场成功的黄热病防治运动。

2 费城独立纪念馆。

3 刘易斯和克拉克远征的路线。

1 2 3

> 每周都有数百人死亡，包括国家领导人在内的数万人选择逃离这座城市。

作为美国历史上最著名的精神卫生改革者之一，拉什在1812年发表了他对精神疾病的医学探索和观察。他强烈反对给精神病患者提供糟糕的关押条件，并呼吁给予这些病人更人道的照顾。他提倡精神病患者参与诸如园艺和清洁之类的活动，同时他也倡导一种概念，即酗酒是一种疾病。医学院的学生为了纪念他，在芝加哥创办了拉什医学院，现在更名为“拉什大学医学中心”。拉什说服了亚当斯和杰斐逊（二者之前不和）恢复通信。

黄热病

黄热病是由受感染蚊子叮咬传播的RNA病毒引起的。经过几天的潜伏期后，大多数患者会出现轻微的症状，包括发烧、头痛和厌食，一般可在不到一周的时间内恢复。但大约15%的患者会进入第二阶段，表现出反复发烧和黄疸（这种疾病也因此而得名），还有口、鼻、眼出血和血性腹泻。在这些病人中，死亡率可能高达50%。那些存活下来的人一般都会完全康复，而且会得到一个附加的好处，即对这种疾病的终身免疫。

当雌性蚊子吞食受感染的人类或灵长类动物的血液时，病毒开始在它们胃肠道的上皮细胞中复制。病毒在蚊子的唾液腺中定居下来后，等下次蚊子叮咬时，就开始了传播。因为蚊子在温暖的月份更活跃，所以黄热病的暴发往往发生在夏天。一旦病毒进入人体的血液，它就开始在淋巴器官中繁殖，并通过淋巴器官感染肝脏细胞。死亡病例往往由于免疫反应太强，从而产生了免疫反应升级的恶性循环所致。这种强免疫反应被称为“细胞因子风暴”。

北美历史上有二十多次明显的黄热病暴发，除了费城，还有佐治亚州萨凡纳市、路易斯安那州新奥尔良市和弗吉尼亚州诺福克市等。这种疾病给巴拿马运河的建设者带来了特殊的历史意义。由于黄热病，法国修建巴拿马运河以失败告终，并最终导致超过22000人死亡。商业失败引发了法国的金融动荡。美国最终成功地完成了运河建设，这主要归因于他们认识到蚊子在疾病传播中的作用，然后成功地进行了根除工作。

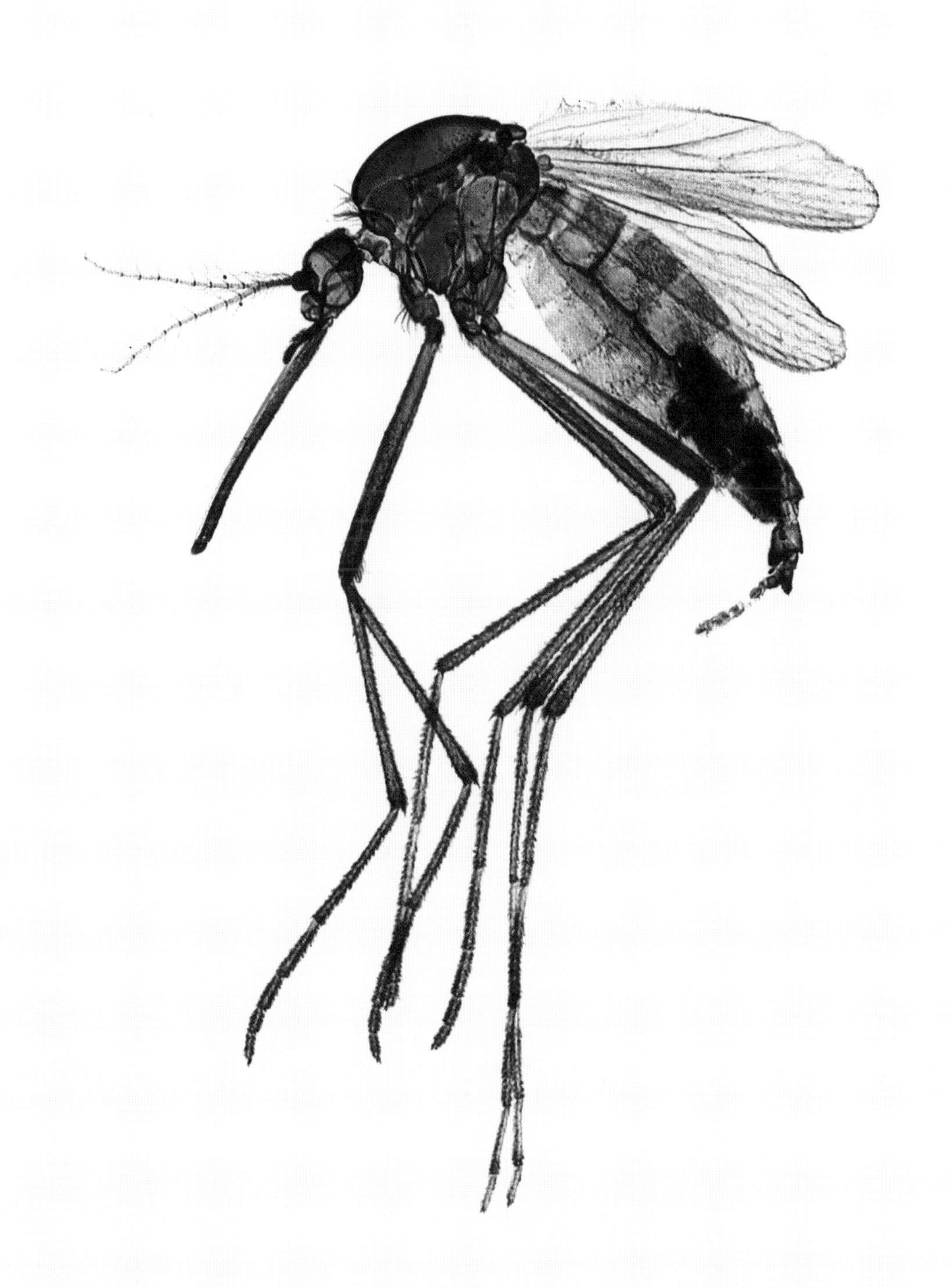

携带黄热病病毒的蚊子也能传播其他多种感染性病原体。

拉什和黄热病

1793年瘟疫暴发时，费城是美国最大的城市，有5万人口。它是当时美国的首都，疾病的暴发促使人们将首都迁往后来的华盛顿特区。疫情始于8月，最开始有两名移民死亡。经历过1762年那次黄热病暴发的拉什意识到了正在发生的事情，并立即提醒官员们“高度传染性和致命的黄热病”正卷土重来。市民们被警告应避免可能导致黄热病的习惯，如过度劳累；城市的街道也被打扫得干干净净。

随着8月的过去，包括积极参与抗击黄热病的医生在内的大量人员死亡，导致越来越多的人焦躁不安，并最终发生了恐慌。每周有数百人死亡，包括国家领导人在内的数万人选择逃离这座城市。塞缪尔・布雷克是一位刚到这座城市的商人，他描述了当时的情景：

在家里，父母、孩子和家庭佣人常常在没有帮助的情况下因生病而死去。有钱人很快就逃走了；无所畏惧或漠不关心的人自己选择留下或是逃离；而穷人则因为无法逃离而留了下来。因此，居民人数减少了一半，但疾病的恶性作用却增加了。今天健康的人也许第二天就被埋葬了。病人在发烧后会出现一阵发狂，从床上一丝不挂地跑到街上，有的直接跑到河里淹死了。黄热病的最后阶段往往是精神错乱。

许多医生离开了这座城市，但拉什留了下来。包括拉什在内，没有人听说过病毒，且所有人都不知道蚊子在疾病传播中的作用。尽管如此，拉什的一些想法还是有助于遏制这种疾病的。他认为这种传染病可能是由恶臭气体引起的，因此他推进了消灭这些气体的工作。例如，他敦促将腐烂的食物从附近的码头上清扫干净，将污水进行处理，并鼓励采用更为卫生的方法。拉什坚持要清理城市，他认为这样后代就不会遭受同样的痛苦经历。

体液理论的信徒

作为一个坚定的体液理论家，拉什自然地用放血（静脉切开术）和净化来治疗黄热病。他还严重依赖于他为刘易斯和克拉克提供的一种含汞化合物。他在描述治疗方法时，写道：

我发现放血是有用的，不仅对脉搏充盈和快速者如此，对脉搏缓慢和紧张者亦如此。我曾四次发生急性出血，效果都是非常好的。我大胆地认为在目前使用手术刀是必要的，正如在这种阴险而凶猛的疾病中使用水银和日晒一样必要。

拉什认识到了他所用治疗方法的局限性，但就像2020年新冠病毒刚刚开始大流行时，有的医生给病人开了未经证实的羟基氯喹[①]一样，拉什认为最好是做点什么，而不是什么都不做。于是，他践行了他所宣扬的放血理论。几年后，当他奄奄一息时，他仍坚持给自己放血。

① 编者注：羟基氯喹可用于治疗疟疾。

一个有原则的人

也许，在1793年黄热病流行期间，拉什最大的贡献就是他所竖立的道德榜样。在许多人逃离城市的时候，拉什选择留下来，并说："我决心坚持我的原则、我的做法和治疗病人到最后一刻。"拉什没有动摇他的决心，尽管他招募的三名学徒和他的妹妹均死于这种病。后来，拉什自己也病倒了，有一段时间甚至病得不能出门。尽管他每天要看多达100个病人，但他仍旧坚持给妻子写信，讲述他正在做的工作，并为他的"可怜的病人"祈祷。

作为一名拥有丰富政治经验和对机构（医院）改善人类生活的力量深信不疑的医生，拉什自然而然地寻求让现有医院参与救助，并在创建新医院方面发挥了突出作用。每天他都要从城外的家里通勤到为应对这种疾病而修建的新医院，并在那里担任主任医师。他认为黑人不易感染这种疾病，于是组织了一批黑人妇女担任护士。他还告诉妻子，他的大多数病人都由"非洲兄弟"照顾。然而，遗憾的是，拉什错了，黑人对该病并没有更高的免疫力。

1 拉什用于治疗精神疾病的镇定椅。

2 黄热病影响了巴拿马运河的建造进程。

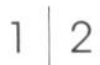

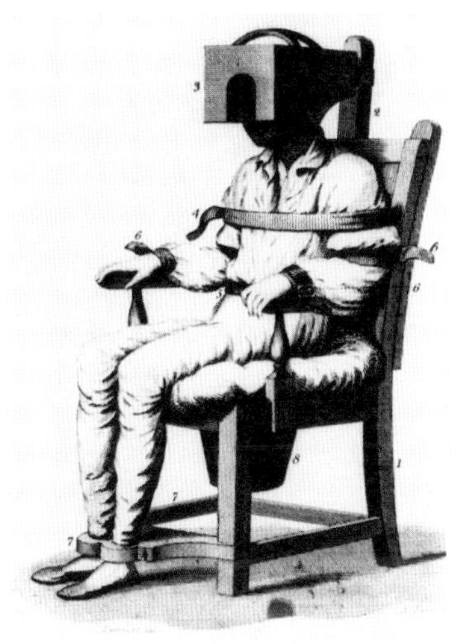

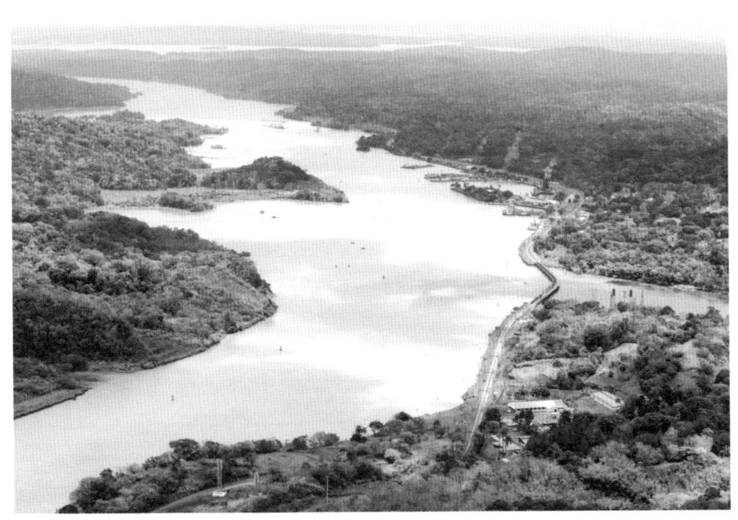

尽管静脉切开术（放血）和基于汞的药物可能对恢复病人的健康起不了什么作用，甚至可能加速了一些病人的死亡，但拉什本人还是被誉为英雄，这是因为当许多人放弃救助时，拉什选择和病人与他的城市站在一起。一位法官这样评价拉什："他成了老百姓的宠儿，他人道的毅力和努力将使他受到应有的尊敬。"拉什关于卫生设施的建议起了作用，阻碍了其他传染病的广泛传播。

拉什对1793年黄热病流行的做法及建议，对卫生专业人员在面对危机和灾难时的抉择来说是一个榜样。首先，医生是为病人服务的，尽管这样做有时会带来个人风险。其次，通过保持冷静和忠诚于自己的使命，医生可以成为他人的榜样，帮助他们找到内心的勇气，打消他们放弃的冲动。最后，拉什深刻理解了良好的机构、组织在应对灾难挑战方面可以发挥重要作用。作为一个职业目标和奉献精神的典范，拉什从自己和周围的人身上召唤出了最好的精神力量。

"也许，在1793年黄热病流行期间，拉什最大的贡献就是他所竖立的道德榜样。在许多人逃离城市的时候，拉什选择留下来。"

13 爱德华·詹纳和“小混蛋”

爱德华·詹纳（Edward Jenner，1749—1823）被普遍认为是引入减少传染病传播最成功的方法之一，即疫苗接种的第一人。爱德华·詹纳用牛痘感染了莎拉·内尔姆斯，试图找到一种疫苗。事实上，正如我们所看到的那样，一项协调一致的全球疫苗接种方案使人类摆脱了曾经最可怕的祸害之一——天花，天花曾夺去欧洲国家约10%的人口的生命。

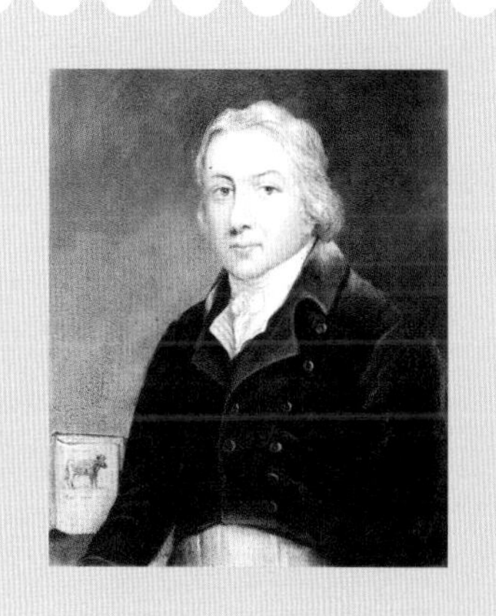

第一次接种疫苗

詹纳并不是第一个意识到有目的地接种（植入）非免疫个体可以导致一种更温和的疾病的人。在接种的过程中，医生将手术刀插入一个天花病人的脓疱里，然后插入没有免疫力者的皮肤下面。这种操作仅会使被接种者的皮肤留下一个局部瘢痕，但能令其避免未来被感染上更严重的具有传染性的天花。

这种方法后来被称为天花接种。在玛丽·蒙塔古夫人（1689—1762）的倡导下，天花接种传入西欧。她和时任英国大使的丈夫一起旅行至土耳其，她在那里听说了接种天花疫苗的消息。蒙塔古夫人曾经非常美丽，但因为天花而毁容，而且她的哥哥也死于天花。

她决心尽一切努力预防这种疾病。当他们还在土耳其的时候，她给儿子接种了天花疫苗。后来一家人回到英国，她也让女儿接受了天花接种。在对囚犯、孤

英格兰天花死亡情况（1800年）

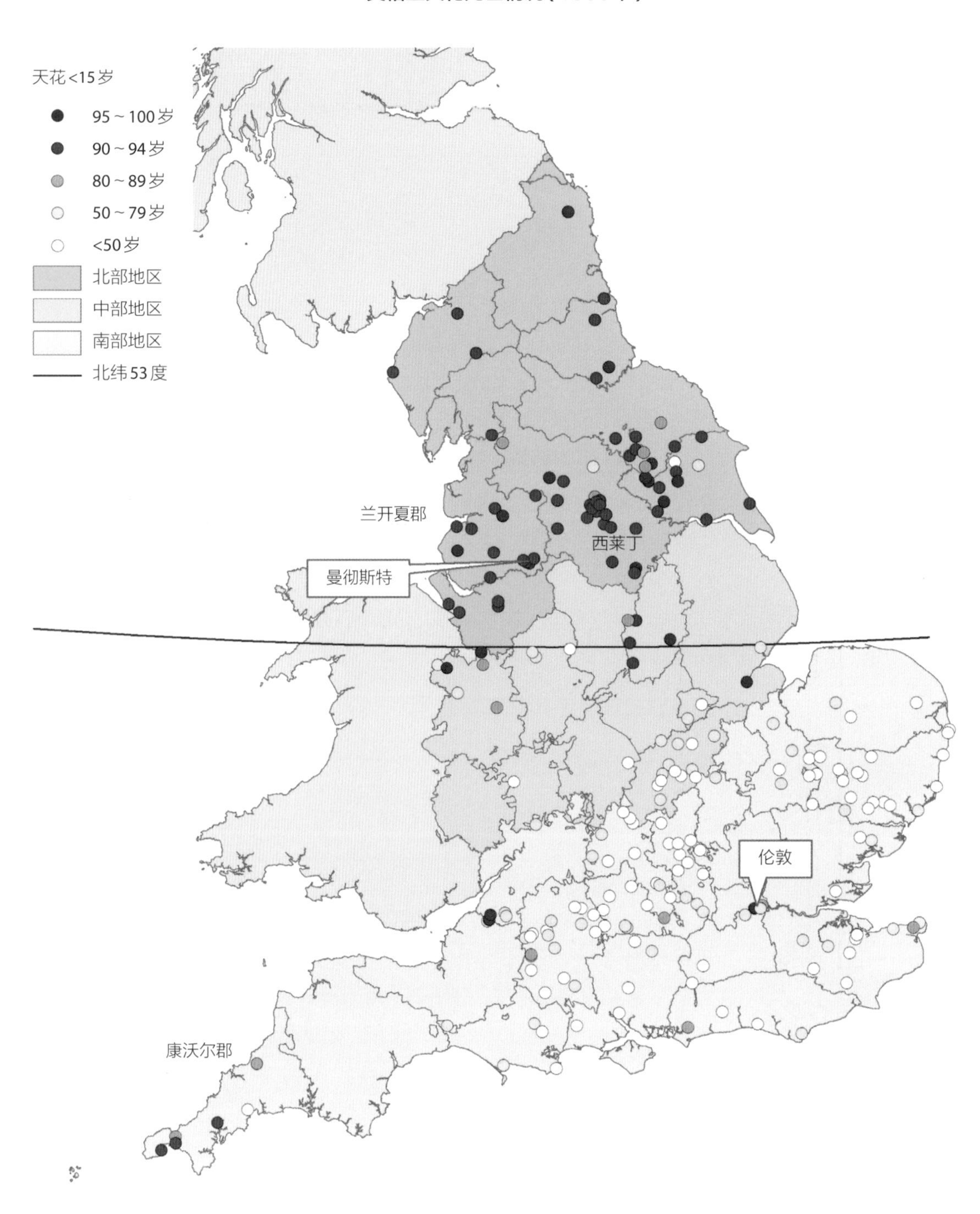

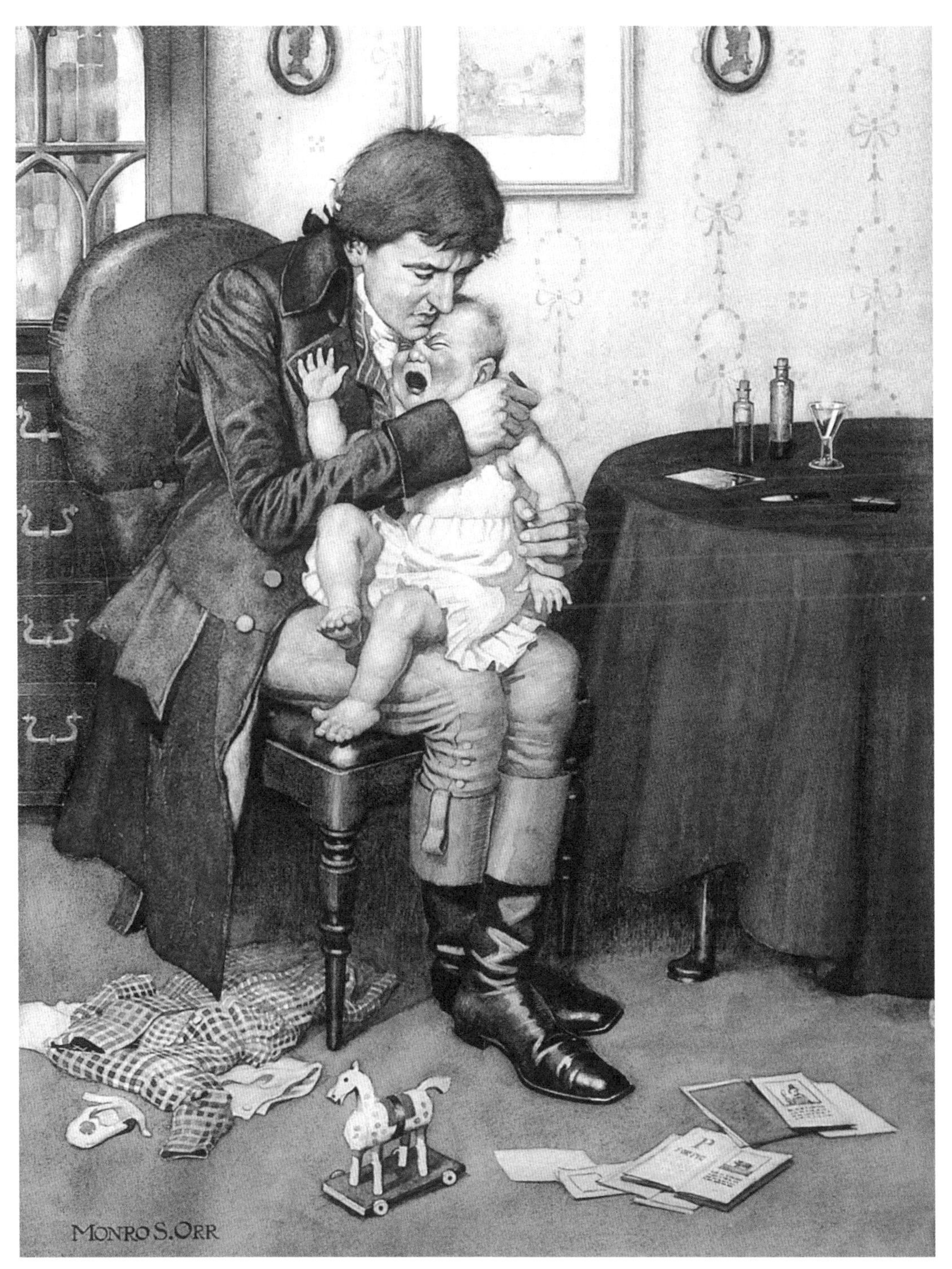

爱德华·詹纳进行天花接种。

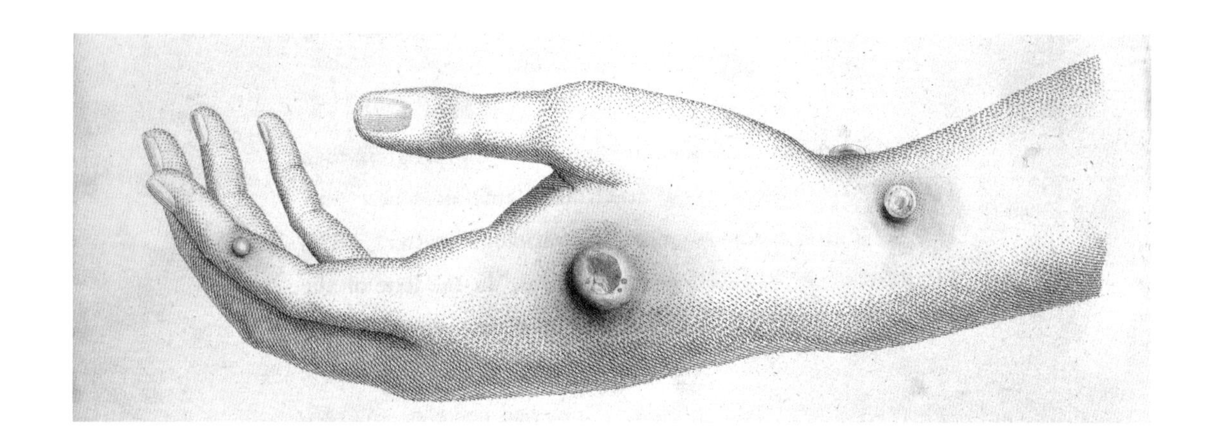

儿，以及两名王室成员进行疫苗接种后，这一操作得到了广泛接受。

天花接种很快就流行起来了。据估计，与感染一次天花相比，天花接种引起的死亡风险只有前者的十分之一，这对于大多数人来说，是一个值得冒的风险。事实证明，确实有2%～3%的患者因接种天花而死亡。

免疫的原则

詹纳在家里的九个孩子中排行第八，小时候曾接受过天花接种。他在5岁时成了孤儿，和哥哥住在一起。14岁时，他在一个乡村医生那里当学徒。在这段时间里，他听到一个奶牛场的女工说她永远不会感染天花，因为她已经感染过牛痘了。

詹纳在21岁时完成学徒生涯后来到伦敦，在那里他与外科界最著名的人物之一约翰·亨特（1728—1793）共事。三年后，詹纳回到农村，在那里成为一名成功的医生，建立了当地的医学会。在发表了一篇关于杜鹃鸟的研究报告后，詹

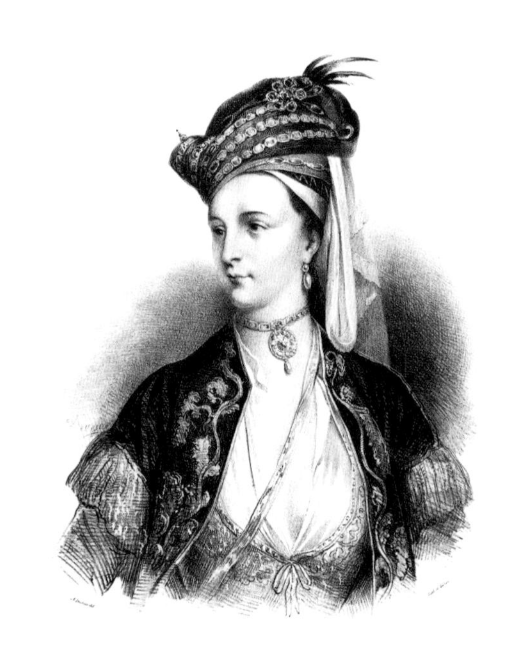

1 挤奶女工长了牛瘟的手。

2 天花接种的部分过程由玛丽·蒙塔古夫人传至西方。

> 他从一名感染牛痘的挤奶女工手上的脓疱中刮下一些物质，然后接种到男孩的两只胳膊上。

纳于1788年当选为皇家学会会员。

詹纳回想起奶牛场女工声称牛痘使她对天花产生了免疫力，他推测，来自牛痘患者脓疱的物质可能会使人产生对天花的免疫力。他不是第一个有这种想法的医生，但他是第一个将这种想法进行严格检验的医生。

顾名思义，牛痘是一种发生在牛身上的疾病，也可以传染给人类，最常见的受感染者是经常挤奶的人。事实上，这种疾病在啮齿动物中非常常见。它是由牛痘病毒引起的，但牛痘病毒与天花病毒非常相似，这也解释了交叉免疫的发展。

1796年，詹纳在他园丁的儿子身上检验了他的假设。他从一名感染牛痘的挤奶女工手上的脓疱上刮下一些物质，然后接种到男孩的两只胳膊上。詹纳描述了这个过程：

> 为了更准确地观察感染的发展过程，我选择了一个大约8岁的健康男孩，为他进行牛痘接种。我首先从一个挤奶女工手上的一处脓疱上取下来一些物质，并于1796年5月14日，通过两个浅表切口将这些物质植入男孩的手臂，其深度尚未穿透皮肤，每一个切口的长度大约半英寸。第七天，男孩抱怨自己腋窝不舒服；到了第九天，他有点发冷，食欲不振，还有点头痛。整整一天他都感觉不舒服，整夜都有些不安，但第二天就完全好了。

经过近两个月的等待，詹纳决定测试接种的效果。于是他故意给男孩接种天花。

为了确定这个男孩在经历了牛痘病毒对人体系统的轻微影响后是否能免于感染天花，詹纳于1796年7月1日从天花病人的脓疱处取下了含有天花病毒的物质。他把刀轻轻刺进男孩的双臂并做了小切口，将含有天花病毒的物质小心地植入，但小男孩没有发病。几个月后，他又给小男孩接种了含有天花病毒的物质，但小男孩的身体没有受到明显的影响。

让詹纳的贡献与其他人大不相同的是，在给病人接种牛痘疫苗后，他继续故意给他们接种天花，从而证明牛痘确实使他们对这种可怕的疾病（天花）产生了免疫力。此外，詹纳还

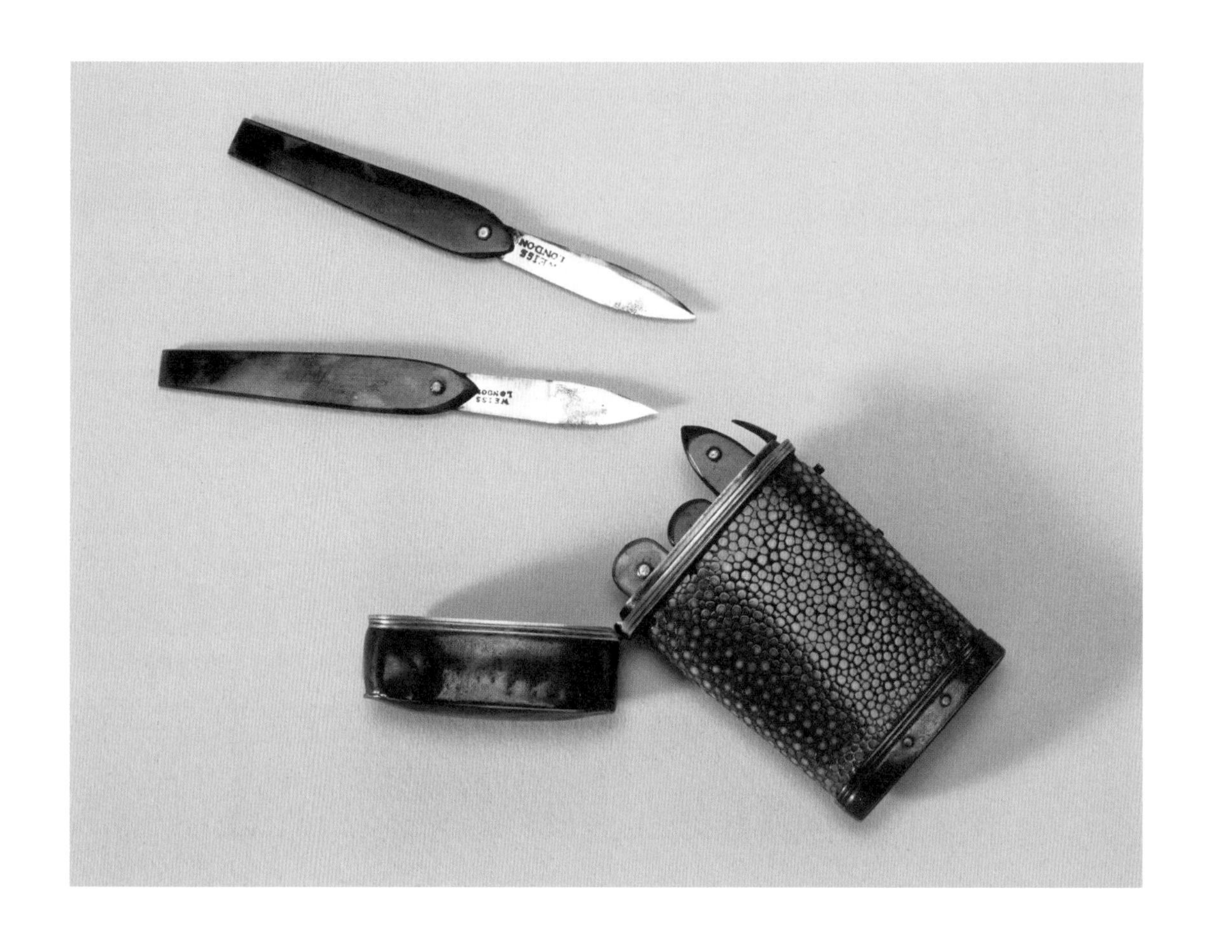

在其他几十个人身上重复了这个试验。

拒绝和承认

他向皇家学会报告了自己的研究结果，但是，皇家学会却不同意发表他的发现，因此在1798年，詹纳自己发表了这些结果。后来，詹纳继续进行他的研究，并在未来几年发表了多篇论文。他报告说，他已经把牛痘的材料寄给了其他医生，他们能够复制他的结果。詹纳所做的贡献迅速传开。

1802年，议会给予詹纳1万英镑的奖金；1807年又奖励他2万英镑。1821年，詹纳被任命为国王的医生。1840年，议会禁止了个人进行接

1 | 2

种天花的行为，取而代之的是，牛痘疫苗接种成为英国的官方政策。

詹纳的“成果”通过随后对天花疫苗的研发而得以延续，这使得世界卫生组织在1979年宣布天花是一种已被根除的疾病。值得注意的是，“疫苗”这个词源于拉丁语vacca，意思是奶牛。因此，这个词本身就代表了对詹纳及其天花研究工作的永久纪念。

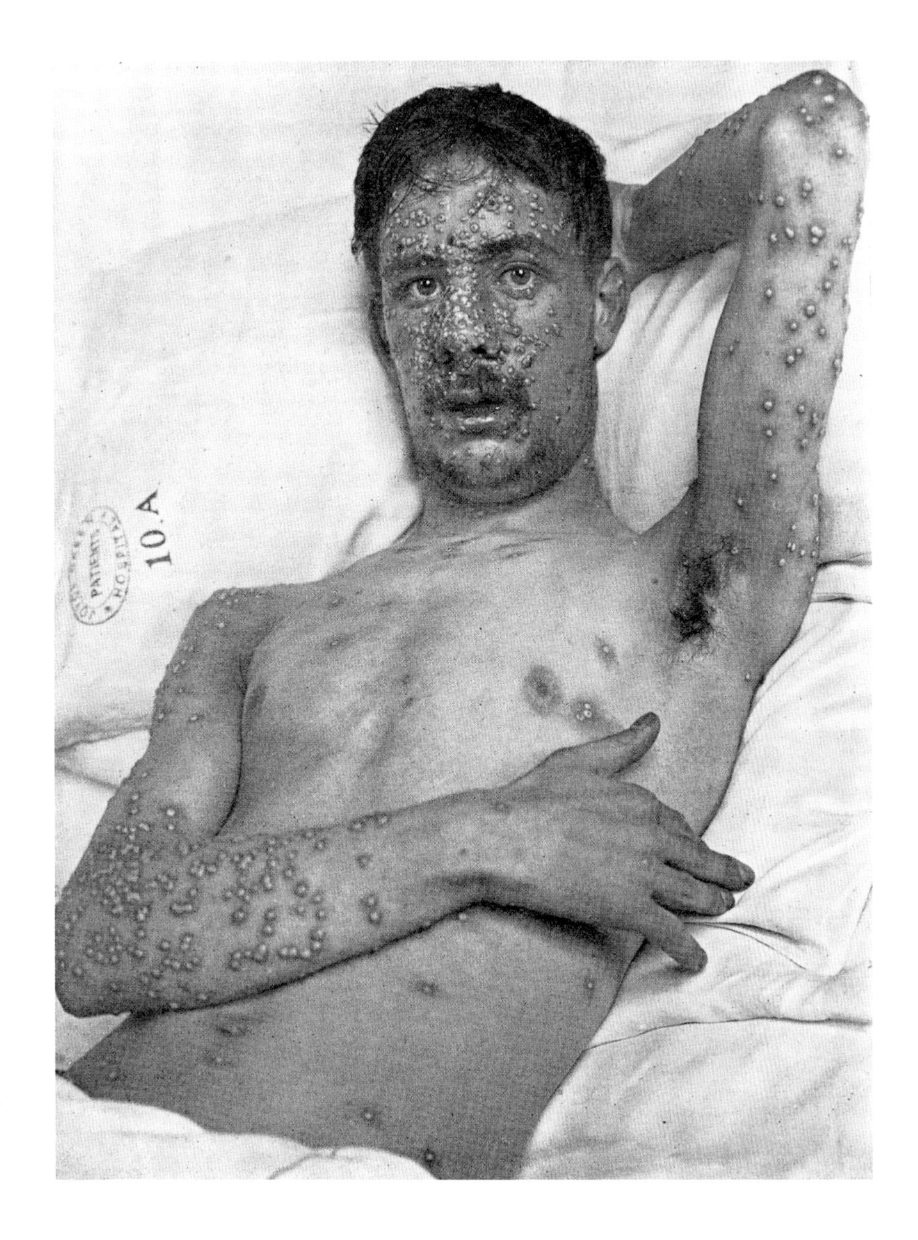

1 爱德华·詹纳的手术刀。
2 一个患了天花的人。

14 结核病：顽固的杀手

18世纪初，医生们强烈怀疑结核病具有传染性。到了19世纪的西欧，结核病造成大约25%的人死亡。也正是在这段时间里，“结核病”这个词才被引入，并开始慢慢取代该病以前的名字“肺痨”。

在18世纪和19世纪，工业革命促进了结核病的增加，因为工业革命导致了更高的人口密度，以及拥挤和通风不良的工作和居住条件，营养不良和卫生标准也不好。与该病广泛相关的面色苍白症状使它拥有了另一个名字，即“白色瘟疫”，与黑死病形成鲜明对比。

4500年前的埃及木乃伊中就出现了结核病感染的迹象，比如脊柱波特病。此后不久，对结核病可识别症状和体征的书面描述也随之出现。到了公元2世纪，盖伦已经将一系列症状（包括发烧、盗汗、咳嗽和痰中带血）总结出来了。

今天，结核病感染了地球上约四分之一的人口，每年导致大约150万人死亡，这使其成为单一感染性病原体造成的头号死因。95%以上的死亡发生在发展中国家，如非洲的部分国家。

结核病的来源

结核病的致病菌是结核分枝杆菌，1882年罗伯特·科赫证明它是该病的病原体。这种微生物通常在被感染者咳嗽、打喷嚏或吐痰时通过空气传播，然后被未受感染者吸入。大约90%的病例表现为肺部感染，但身体的其他部位，如大脑和骨骼也可能受到感染。

分枝杆菌是不寻常的病原体。它们的分裂较为缓慢，通常需要几个小时，而不是几分钟。分枝杆菌的外层含有比其他细菌高得多的脂质含量，可以包裹和破坏细菌的巨噬细胞，使其不能消化分枝杆菌，这意味着分枝杆菌可以在这些巨噬细胞中繁殖并最终杀死巨

1 | 2
3

1 结核病是一种高度传染性疾病。
2/3 在疫苗生产出来之前，医院别无选择，只能把病人关在隔离病房里，进行他们能做的治疗。

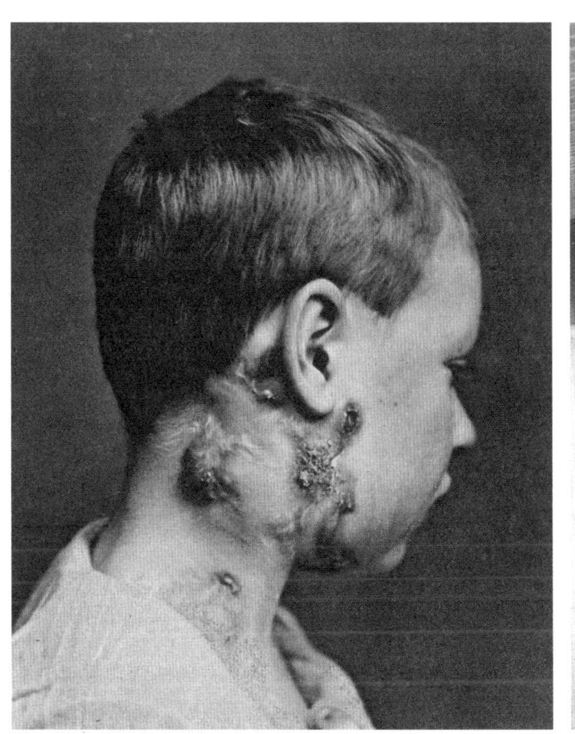

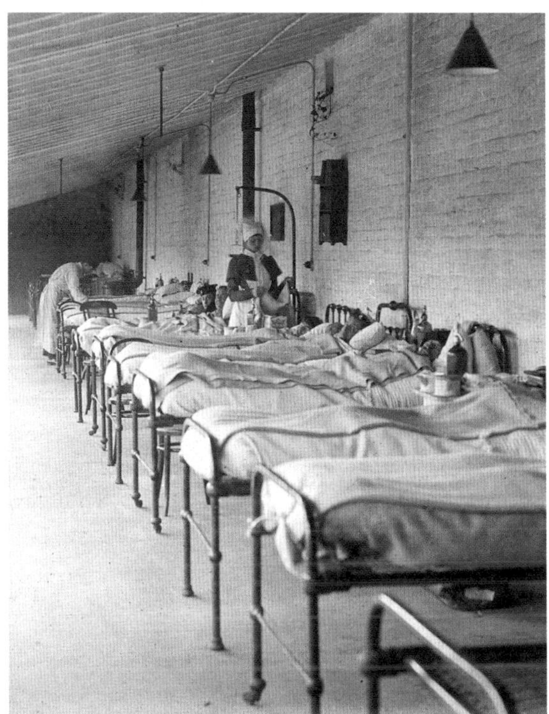

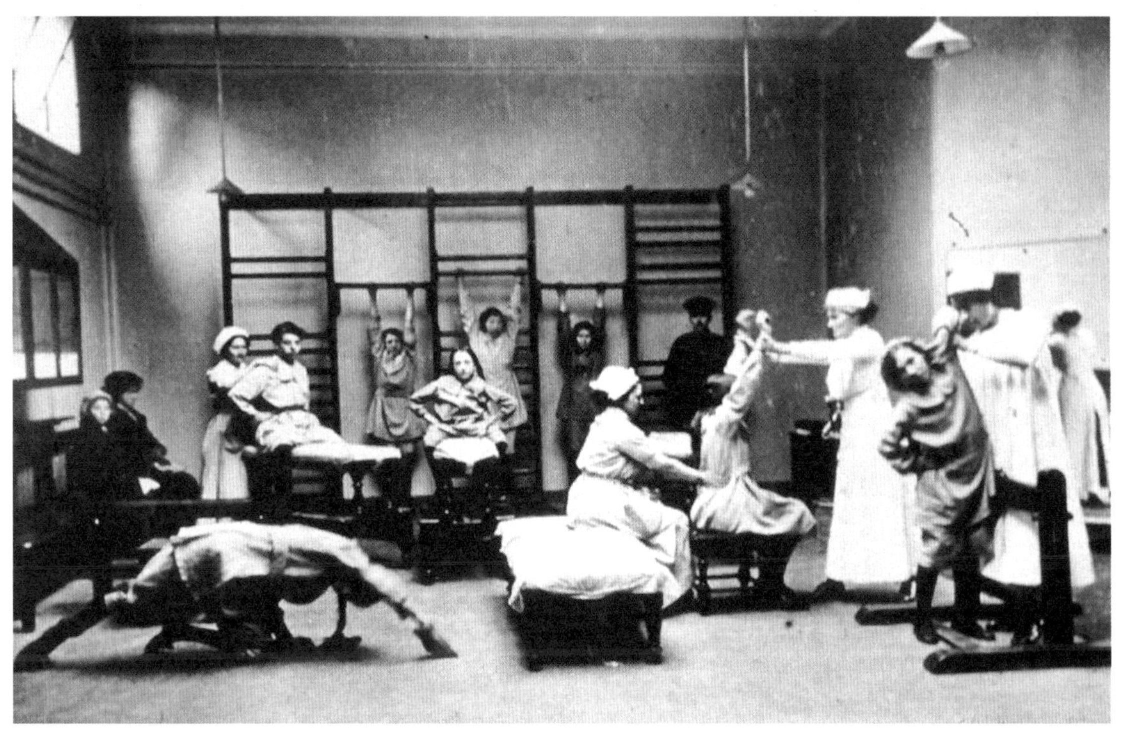

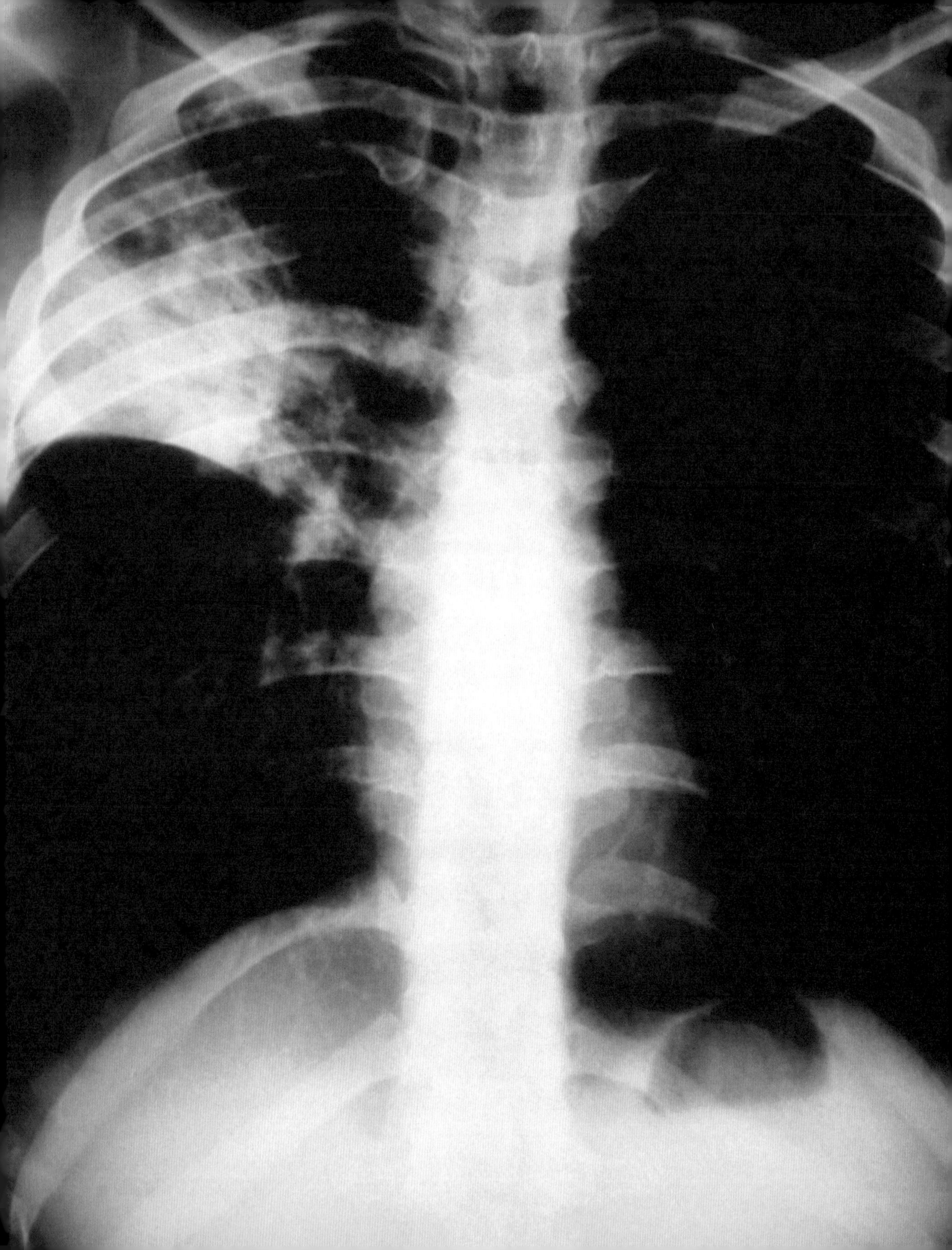

1 | 2

1 胸片显示结核病病人的右肺上叶存在异常的片状阴影。
2 一张警告传染风险的公共宣传海报。

TUBERCULOSIS
DON'T KISS ME!
YOUR KISS OF AFFECTION
THE GERM OF INFECTION
TOWN OF HEMPSTEAD, W.H.RUNCIE MD. HEALTH OFFICER
WPA FEDERAL ART PROJECT DISTRICT 4

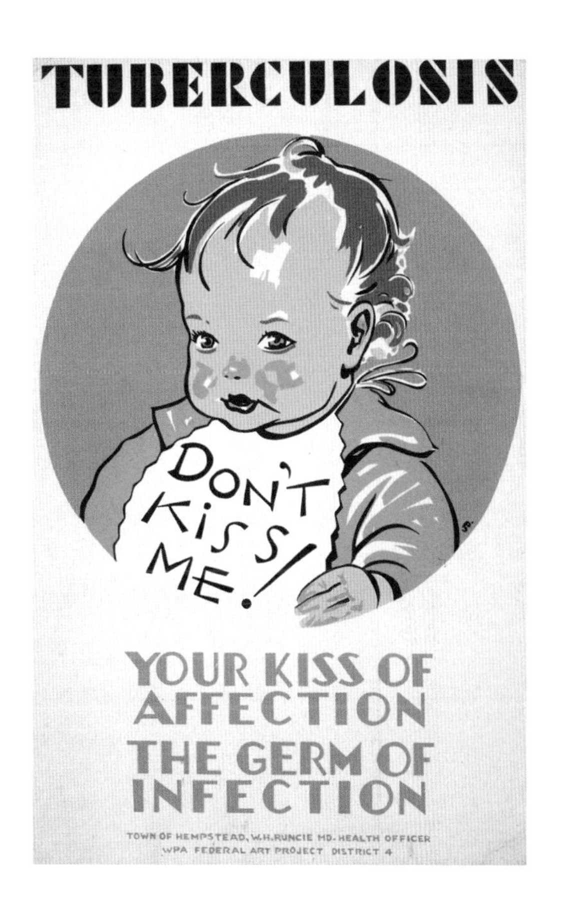

噬细胞。

由于感染通常局限于肺部，患者会出现胸痛和咳痰的症状。随着时间的推移，其肺部会出现瘢痕。除了呼吸系统症状，病人还可能出现发烧、疲劳、食欲不振和体重减轻等症状。后者有助于解释为何使用“肺痨”这个词来命名该病，就好像病人在被消耗一样。

预防、诊断和治疗

令人欣慰的是，大约90%感染结核病的患者只会出现潜在感染。这意味着，尽管他们体内存在着结核分枝杆菌，但却不会引起任何症状，也不存在将疾病传染给他人的风险。然而，如果这类患者的免疫系统减弱，结核分枝杆菌就可能会被重新激活，从而引起症状，并使个体具有传染性。

当病人的痰、其他体液或组织中培养出结核分枝杆菌时，就可以做出活动性肺结核的诊断。这种诊断方法的一个主要缺点是：由于结核分枝杆菌分裂得太慢，可能需要数周才能获得阳性结果。因此，病人通常需要在确诊前就开始接受治疗。

“这种微生物通常在被感染者咳嗽、打喷嚏或吐痰时通过空气传播，然后被未受感染者吸入。”

在世界上的许多地方，卡介苗被用来预防结核病。虽然达不到100% 有效，但它可以将感染的概率降低至20% 左右，并防止半数以上患者的潜伏性疾病变成活动性结核。然而，卡介苗也使结核菌素皮肤试验呈阳性，这使得它主要在发展中国家使用。

只有约10% 的潜伏性结核病患者会发展为活动性结核病，这种再活化现象通常发生在最初感染的数年至数十年后。然而，如果病人的免疫系统受损，例如在人类免疫缺陷病毒——艾滋病病毒中，结核杆菌重新活化的风险会显著增加。在感染艾滋病病毒的病人中，结核杆菌的活化率高达每年10% 左右，且死亡率也相对较高。

结核病治疗的目的是从受感染的病人身上消灭这种病原体，防止病人因感染而死亡，并降低结核杆菌向其他人传播的概率。虽然，结核病的标准药物在治疗的前两个月已杀死了大部分的病原体，但其缓慢的生长速度和在巨噬细胞中存在的特点，可以保护一些病原体存活更长的时间。因此，结核病的治疗通常需要持续六个月。

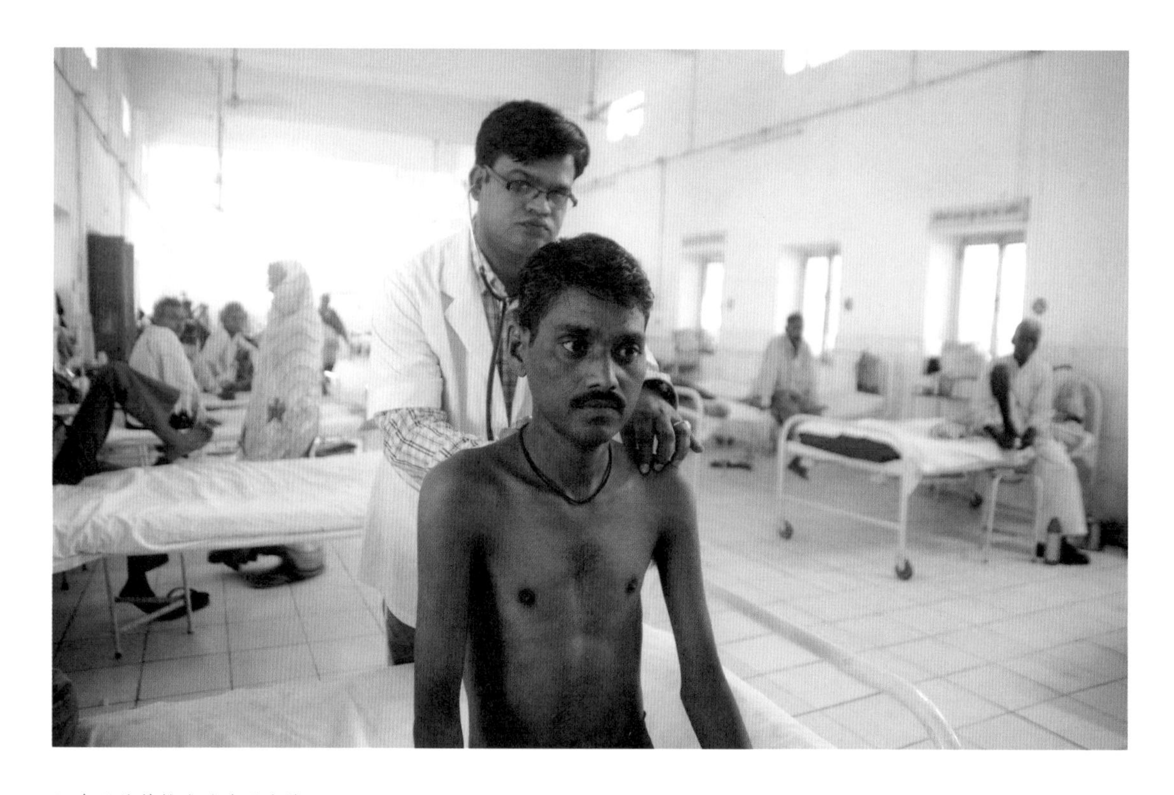

1 今天的结核病治疗更有效。
2 巨噬细胞（右）和结核杆菌（左）。
3 由于疫苗的作用，结核病得到了更好的控制，但近年来病例开始上升。

1 | 2
  | 3

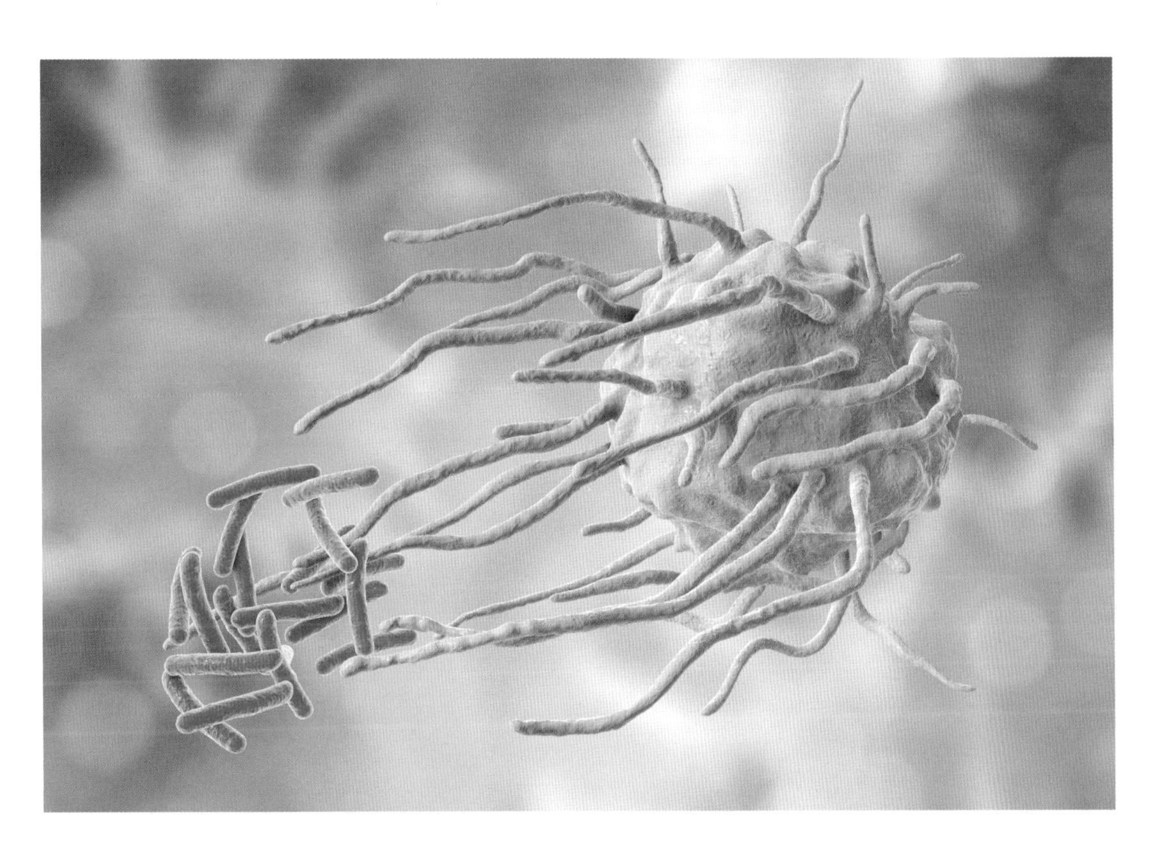

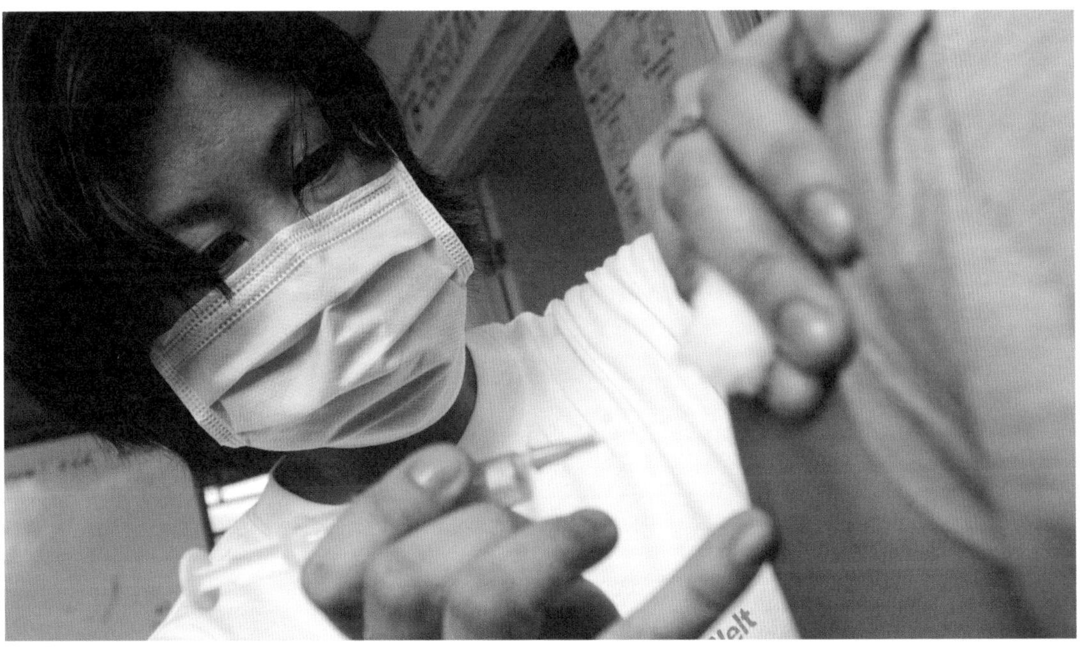

如果没有杀死所有的结核杆菌，则感染可能会复发，导致病人再次患上结核病，并具有传染性。要根除这种结核杆菌，需要多种药物以不同的方式攻击它，从而降低其产生抗药性的可能性。

一个典型的治疗方案包括四种药物：异烟肼、利福平、吡嗪酰胺和乙胺丁醇。

事实上，在治疗过程中，很难实施有效的、彻底的抗结核治疗。一方面，在所有症状缓解之后，病人仍需要长期服用多种药物。另一方面，这种疾病在世界上的贫困地区最为常见，对这些地区的病人来说，后续回访是个难点。比如医生通常难以监测患者服用药物，以确保他们服药的方式是正确的。

遗憾的是，世界上的许多地方已经出现对多种药物耐药的芽孢杆菌菌株，其产生的部分原因是治疗不完全或不充分。治疗这种耐药菌的感染需要使用更昂贵的药物。而更严重的是，一些已经被分离出来的分枝杆菌菌株甚至对目前使用的所有药物都具有耐药性。

虽然药物治疗至关重要，但在20世纪有效的抗结核药物问世之前，许多国家因结核病引起的感染率和死亡率仍出现了迅速下降，究其原因，关键因素是营养的提高、生活条件和卫生条件的改善，从而增强了人体的抵抗力，减少了病原体的传播。

15 结核病：一个诗意的病例

通过抽象地研究一种疾病，从它的典型症状和体征、临床过程、病因、诊断和治疗等方面了解它是可能的。但是，当医学生开始学习医学时，他们不仅从教科书和期刊文章中学习，还从临床实践中学习，换句话说，从他们治疗的特定病人中学习。

备受尊敬的美国医生威廉·奥斯勒爵士有句名言：学生的学习从病人开始，在病人身上继续，最后仍在病人那里结束他的学习。这同样适用于传染病史的研究，即我们可以通过研究疾病本身学到很多东西，但我们也需要熟悉病人的故事。

因此，我们来谈谈一个特定病人的故事，他与拜伦勋爵（1788—1824）和珀西·雪莱（1792—1822）齐名，是伟大的浪漫主义诗人之一，通常被认为是所有英国诗人中最受爱戴的人之一，在某些评价中仅次于莎士比亚。这位诗人就是约翰·济慈（1795—1821）。

济慈作为一个天才诗人更为引人注目，因为他除了完成医学训练（他能够为自己诊断出最终使他致命的疾病），他所

1 | 2

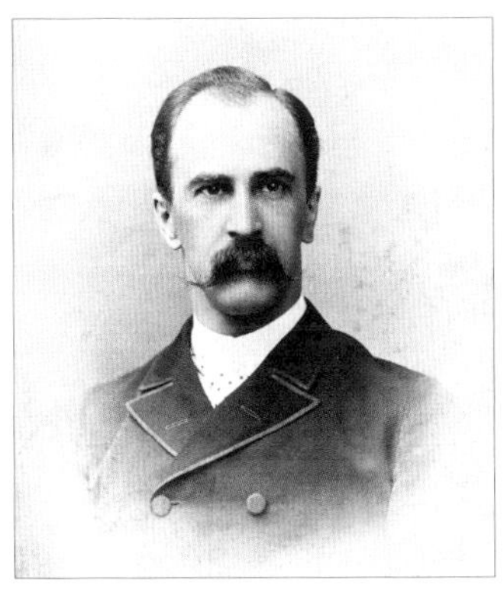

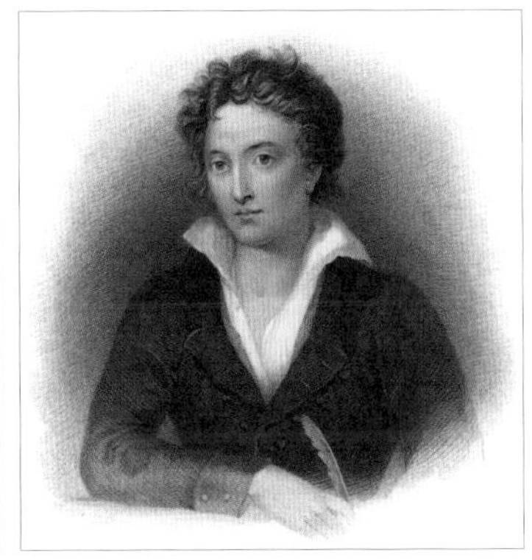

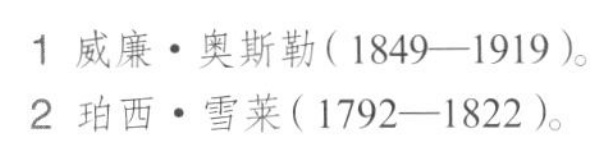

1 威廉·奥斯勒（1849—1919）。
2 珀西·雪莱（1792—1822）。

有的诗歌几乎都在短短的四年时间里创作完成。济慈后来因结核病去世，年仅25岁。

原生家庭与感情

济慈出生在伦敦，他父亲是一个旅店老板，在他小时候就去世了。14岁时，济慈的母亲死于结核病。济慈于1815年在盖伊医院学习医学，一年后完成学业，但毕业后的他却打算成为一名诗人，而不是外科医生。

济慈一向热爱文学，于1816年年底出版了他的第一卷诗集。他结交了许多著名的文学人物，其中一些人孜孜不倦地宣传他的作品。济慈和他的弟弟乔治照顾他们患有结核病的哥哥汤姆。1818年，济慈开始徒步旅行，乔治则移民到美国。汤姆于当年年底去世。

在哥哥去世后，济慈搬进了一个朋友的住所，开始了一段非凡的创作时期：创作了《夜莺颂》和《希腊古瓮颂》，后者以令人难忘的诗句结尾："美即是真，真即是美，这是你们在地球上所知道的一切，也是你们需要知道的。"

1818年年底，济慈遇到了与妈妈同住在离他家不远处的芬妮·布朗，两人很快相爱了。济慈给芬妮·布朗写了许多信，他们甚至还计划结婚，然而此时的他，职业和经济前景都不确定，这使得他的恋情没有实质性进展。

消耗性艺术家

也许是因为曾照顾患结核病的母亲和哥哥，济慈自己也开始出现结核病的迹象。当时，"结核病"这个名词还没有被创造出来，这种疾病通常被称为"痨病"，即希腊语中的"消耗"一词。这是一种消耗性疾病，常伴有发热、咳嗽，有时还会咯血。

一位朋友描述了1820年的一个晚上，济慈刚回到家里：

> 他是在晚上11点到家的，当时的状态看起来像是喝醉了。因为我知道他不可能喝醉酒，所以应该是更可怕的情况。我急忙问："怎么了？你发烧了？"

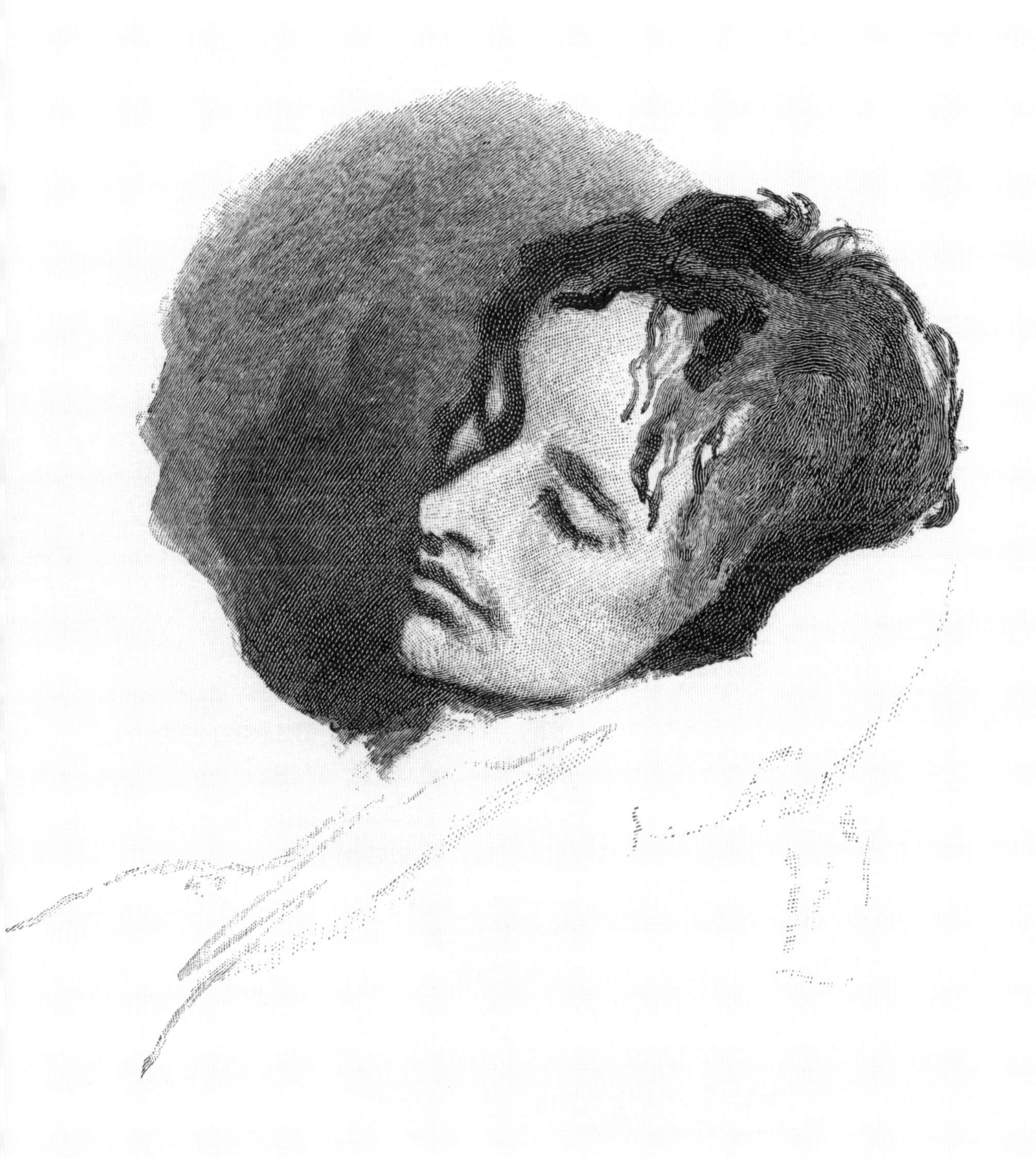

约翰·济慈（1795—1821）。

“是的，是的，”他回答说，“的确有点发烧。”

我以我力所能及的及时补救措施紧随其后。他跳上床时，我走进了他的房间。当他钻进冰冷的被子时，头还没枕在枕头上，就轻轻地咳嗽了一下，我听到他说：“那是我嘴里的血。”

我走向他，他正在检查床单上的一滴血。

“把蜡烛拿来，布朗，让我看看这血。”他认真地看了一眼血迹，再抬起头来看我的脸，带着一种我永远无法忘记的平静表情，说：“我知道那血的颜色，那是动脉血。我不能被这种颜色欺骗，那一滴血就是我的死亡信号，我肯定要死了。”

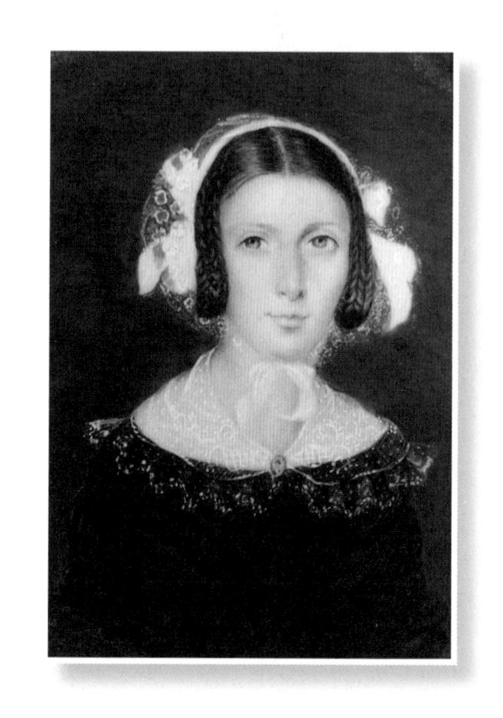

济慈在给芬妮的信中有许多关于他病情的叙述。1820年年初，他写道：

就我的健康而言，我不会欺骗你。据我所知，这是事实。我被关在房里三个星期，身体还未痊愈，这证明了我的身体有些问题，它要么最终战胜疾病，要么被疾病打败。

同年夏末，他对自己未来的评估变得相当黯淡：

我对你报以微笑的野蛮世界感到恶心，我只看到未来的荆棘，我看不到任何休息的希望。我希望你能给我的内心注入一点人性的自信。我不能召集任何人，这个世界对我来说太残酷了。我很高兴有这样一个坟墓——我相信在我到达那里之前我永远不会休息。

他的医生建议他，唯一的希望是去一个气候不一样的地方居住。于是，1820年9月，济慈和他的朋友约瑟夫·塞文乘船前往意大利，定居在罗马。在那里，一位当地的医生运用古老的体液理论，开展了一套放血和大

1 | 2

1 芬妮·布朗（1800—1865）。
2 济慈的死亡面具。济慈已逐渐被视为一个典型的消耗性诗人。

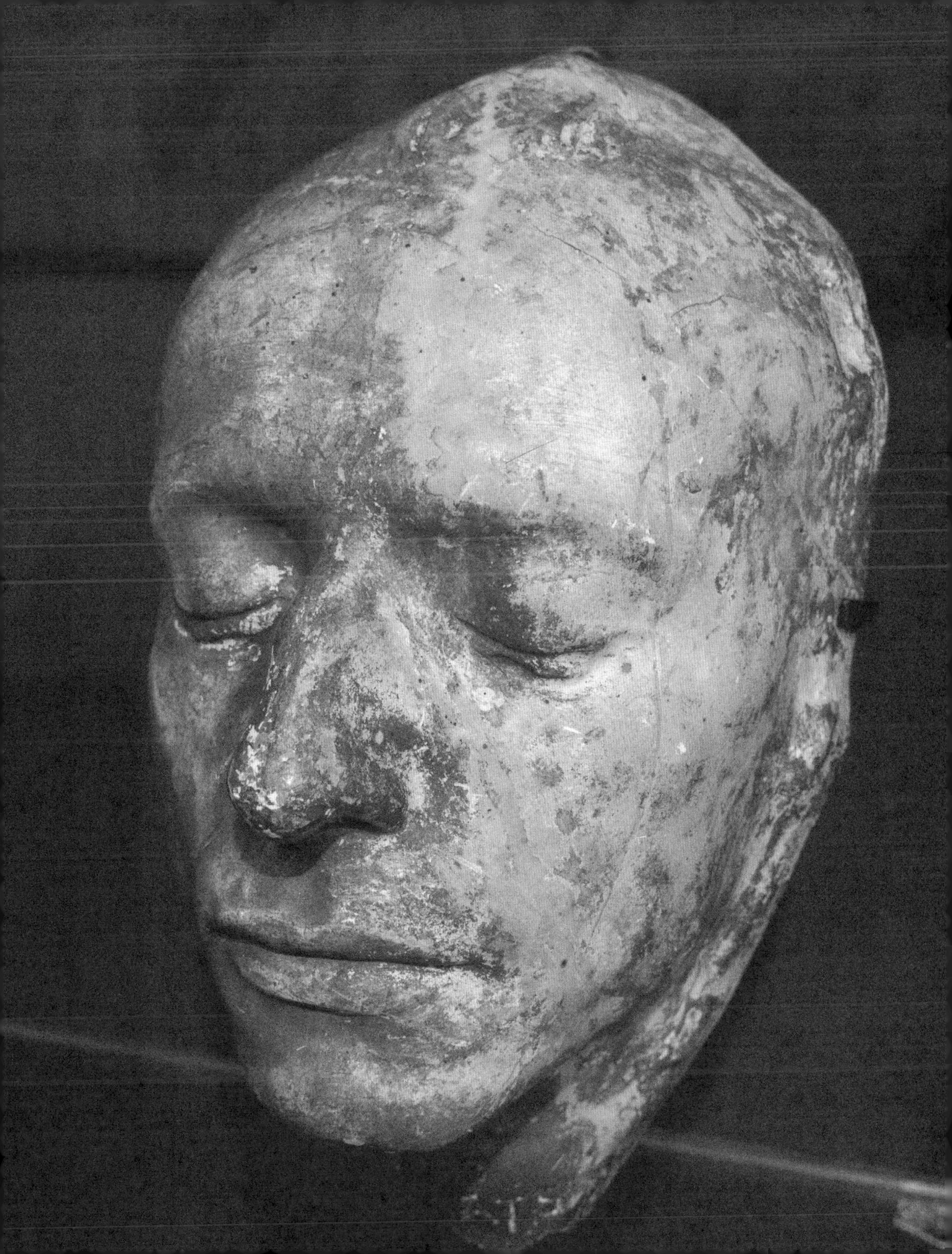

幅度减少饮食的疗法，意在缓解他的发烧。但是，济慈的病情持续恶化。

一直照顾济慈的塞文对济慈的身体日渐衰弱感到绝望，他写道：

我一点也不觉得我承担了多么痛苦和危险的任务，因为我只想到济慈美丽的心灵和我对他的依恋。在沉重的命运下，他仍然保持沉默和顺从。三个星期以来，我从未离开过他。除了书信，我没有什么方法可以打破这种可怕的孤独。日复一日，夜以继夜，我在奄奄一息的可怜的朋友身边。我的精神、智力和健康都在崩溃。我找不到人和我一起改变，没有人来帮我。所有人都离开了，但即使他们没有离开，济慈也不会没有我。

死亡和遗产

济慈于1821年2月23日去世。他被埋葬在罗马的新教墓园，就在著名的西班牙大台阶附近。根据他的遗愿，墓碑上写着这样的话："此地长眠者，声名水上书。"（Here lies one whose name was writ in water.）济慈死后七周，雪莱写了《阿多尼斯》，以悼念他的朋友：

你最后的、最可爱的希望已成泡影；
他是一朵鲜花，花瓣还没有张开便受到寒气，没有结实而丧了命；
百合被摧折了——风暴也归于平静。[①]

济慈死了，他害怕自己的生命一无所获。在1819年9月写给芬妮的一封信中，他写道："如果我死了，我对自己说，我没有留下不朽的作品——没有什么能让我的朋友为想起我而感到骄傲——但我热爱一切事物中的美的原则。如果我有时间，我会让自己被记住的。"至少在这一点上，济慈错了，尽管结核病夺去了他年轻的生命，但他的诗歌和文学著作之美至今仍闪耀着光芒。

① 出自查良铮翻译版本。

16 约翰·斯诺：流行病学的创始人

约翰·斯诺（1813—1858）出生于一个工人家庭，在九个孩子中排行老大，从小生活贫困。很小的时候，斯诺就表现出了数学天赋，14岁就开始了医学见习。他于1838年考入皇家外科学院，1850年考入皇家内科学院，同年成为伦敦流行病学学会的创始会员。

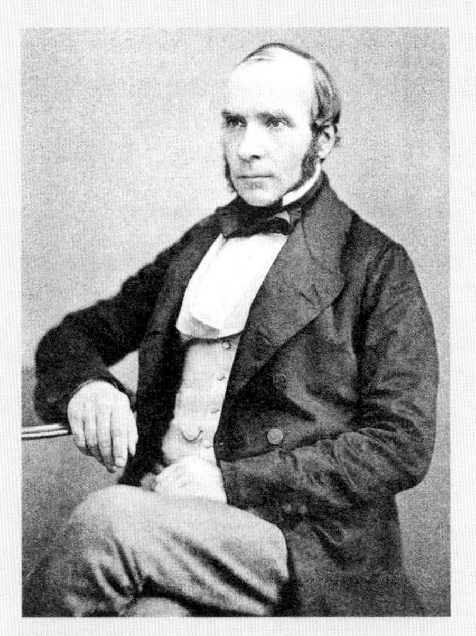

约翰·斯诺。

产科学

作为一名产科医生，斯诺开创了乙醚和氯仿作为吸入性麻醉剂的研究，设计了能够控制和安全使用的麻醉剂。他在这一领域的工作受到高度评价，以至于维多利亚女王选择在麻醉剂的帮助下生下最后两个孩子，并由斯诺亲自实施麻醉。这是一种为麻醉剂在分娩和外科操作中广泛应用的有影响力的隐性背书，并有助于建立麻醉学这一学科。

流行病学

斯诺还建立了流行病学这一学科，这要归功于他对伦敦苏豪区霍乱暴发的艰苦调查和分析。他提出对水和废物处理系统进行公共卫生改革，这大大降低了传染病的发病率。

“流行病学”（epidemiology）这个术语是指对流行病进行的研究，源于希腊词根epi-，意为“数量大的”和-demos，代表“人”。今天，流行病学是研究疾病在人、地、时之间的分布的，包括确定疾病的危险因素和原因。

CHOLERA
AND
WATER.

BOARD OF WORKS
FOR THE LIMEHOUSE DISTRICT,
Comprising Limehouse, Ratcliff, Shadwell, and Wapping.

The INHABITANTS of the District within which CHOLERA IS PREVAILING, are earnestly advised

NOT TO DRINK ANY WATER
WHICH HAS NOT
PREVIOUSLY BEEN BOILED.

Fresh Water ought to be Boiled every Morning for the day's use, and what remains of it ought to be thrown away at night. The Water ought not to stand where any kind of dirt can get into it, and great care ought to be given to see that Water Butts and Cisterns are free from dirt.

BY ORDER,

THOS. W. RATCLIFF,
CLERK OF THE BOARD.

Board Offices, White Horse Street,
1st August, 1866.

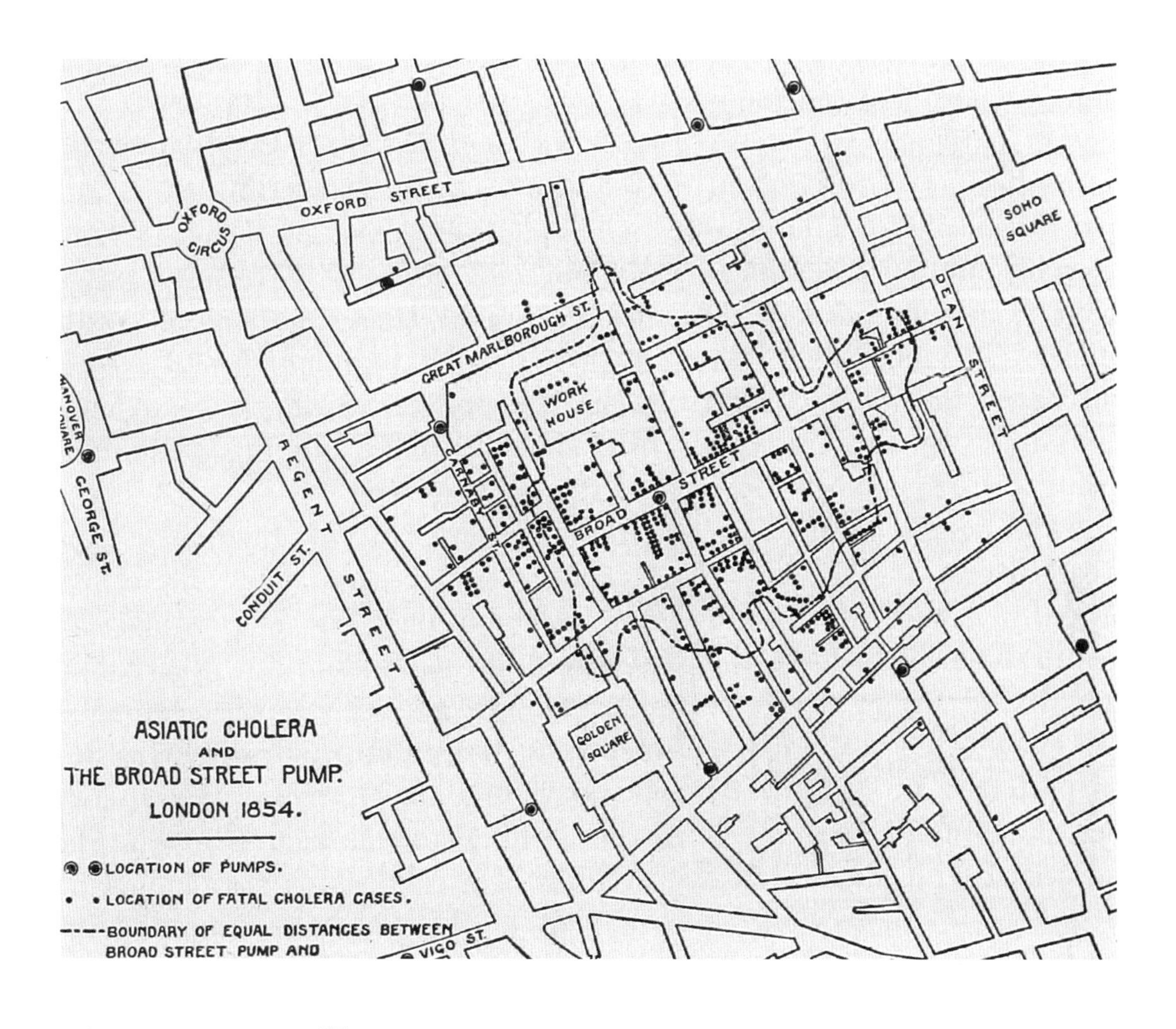

1 | 2

1 关于饮用水污染的公共卫生公告。
2 斯诺为霍乱受害者的住所画的地图。

斯诺与霍乱的斗争

在当医学学徒期间，斯诺遇到了他人生中的第一次霍乱疫情，这是一种肠道细菌性疾病，以大量水样腹泻为特征，可因脱水而迅速发展至死亡。它是经粪口途径，并通过水或食物传播的。

追踪和减轻风险

今天，斯诺最为人所知的是他对1854年苏豪区暴发的霍乱的调查。当时，家庭自来水和厕所还很少见，大多数人都从公用抽水泵里获得饮

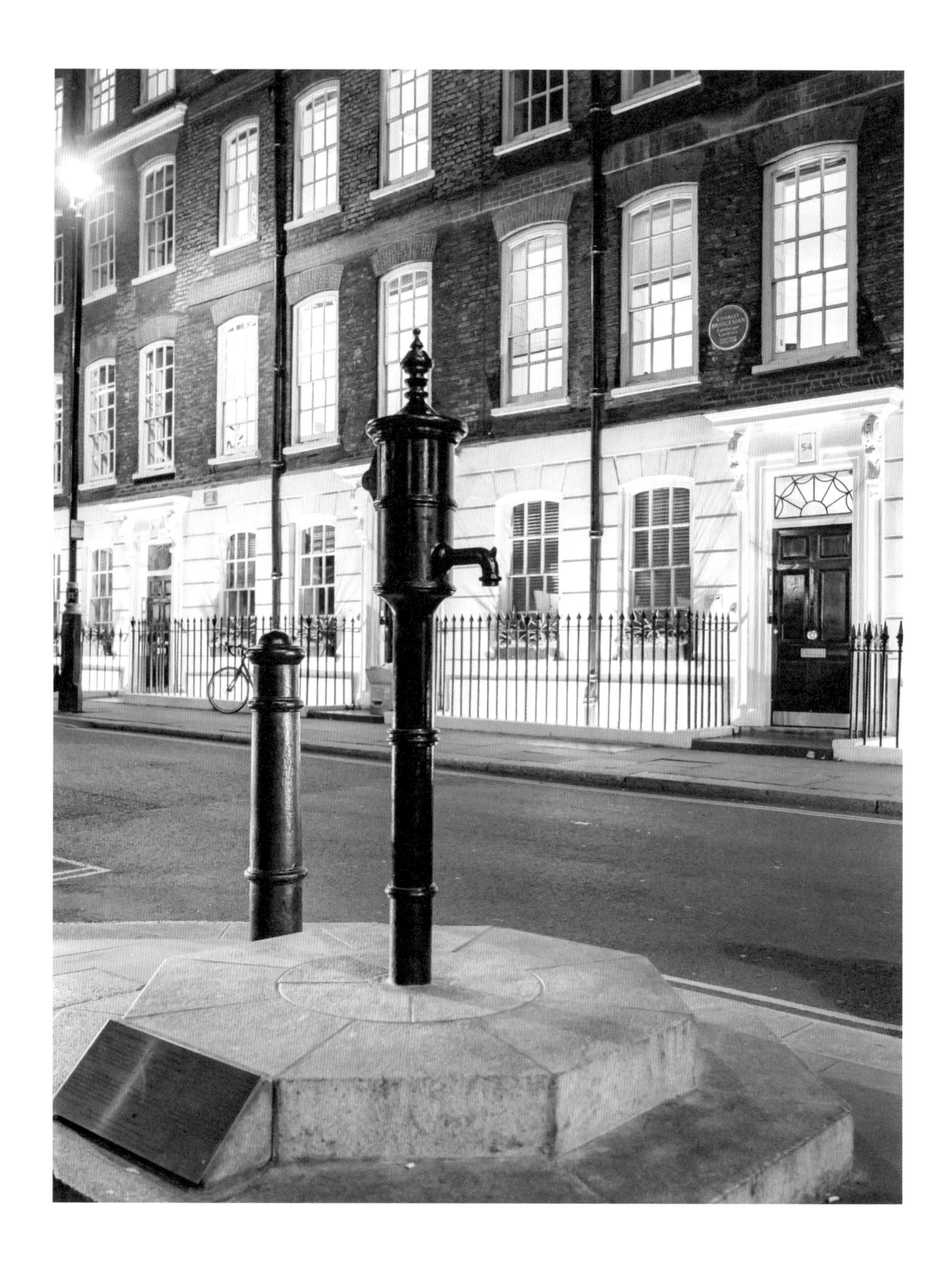
CHARLES
BRIDGEMAN
54

用水，用于做饭、洗澡和洗衣服。此外，污水经常被倾倒在街道上，再流进称为污水坑的露天深坑或是泰晤士河。当局认为霍乱是由吸入恶臭气体引起的。

斯诺确信霍乱是由受污染的水导致的，苏豪区疫情为验证他的假设提供了机会。斯诺在描述他对疫情的反应时写道：

> 在剑桥街与布罗德街交界处250码的范围内，10天内发生了500起因霍乱致死的病例。当了解了这次暴发的情况和程度后，我怀疑布罗德街上人们经常使用的公用抽水泵中的水受到了污染。

斯诺几乎竭尽全力地致力于确定每一位霍乱受害者的住所。他的方法虽然简单，但具有革命性。在该地区的街道地图上，他为每个霍乱病例的住所都画了一个点。结果很快就清楚了，这些霍乱病例确实聚集在布罗德街道的公用抽水泵周围。他甚至指出，在抽水泵附近发现的另一组病例也可能与该抽水泵有关。他写道：

> 只有10个死亡病例的房子离另一条街道的公用抽水泵更近。在其中的5个病例中，他们总是去布罗德街的抽水泵，因为他们喜欢使用距离更近的抽水泵。在另外3个病例中，死者是在布罗德街抽水泵附近上学的孩子。

斯诺继续深入他的研究。他调查了未感染霍乱者的水源，发现他们从不同的抽水泵或自己的水井中取水。简言之，霍乱的发病率与从布罗德街的抽水泵取水之间似乎有着非常明显的正相关关系，而那些从其他渠道取水的人患上霍乱的可能性则要小得多。

斯诺把他的发现告诉了当地的教区官员，并进行了解释。就在第二天，官员们让人把布罗德街抽水泵的手柄取下，使其无法运转。在接下来的几天和几周里，霍乱的新发病例开始减少，那些因害怕感染霍乱而离开该地区的居民很快开始返回。斯诺的干预建议非常成功，尽管他无法确定污染源。

一个布罗德街公用抽水泵的复制品。

几年后，调查人员发现，布罗德街抽水泵安装在一个离旧粪坑只有几英尺远的地方，这个粪坑已经开始向水中泄漏粪便。因为街道被拓宽了，掩盖了粪坑的所有痕迹，因此，抽水泵靠近粪坑的事实被忽视了。因而斯诺没能从这个可大大加强他论点的信息中获益。

后续

尽管斯诺的努力看来是成功的，但官员们拒绝相信他对霍乱暴发的解释。也许他们发现粪口传播的概念实在是太令人讨厌了；再或者他们不愿意考虑花钱改善饮用水供应系统和承担污水处理所需的成本。这需要其他研究人员的工作，如罗伯特·科赫，他最终说服了各权力机构进行必要的投资。

今天的霍乱

尽管斯诺为霍乱的控制做出了贡献，霍乱仍然是当今世界一些地区的主要公共卫生问题。据估计，全球每年有数百万人感染这种疾病，导致多达10万人死亡。毫不意外的是，贫困地区的感染率和死亡率最高。这种病的治疗方法是口服补液疗法，即使用含糖和盐的溶液代替体液。

个人生活、去世和留给世界的遗产

斯诺的个人生活很不寻常。他年轻时就开始吃素，一生大部分时间都不饮酒。他实践了其所宣扬的理念，避免饮用未煮沸的水。他一生未婚。45岁时，因中风而英年早逝。今天，约翰·斯诺协会致力于推广他的理念，为了纪念他，协会成员赞助了一个流行病学的年度Pumphandle（抽水泵把手）系列讲座。

> “斯诺提出对水和废物处理系统进行公共卫生改革，这大大降低了传染病的发病率。”

17 伊格纳兹·塞麦尔维斯：洗手的信徒

伊格纳兹·塞麦尔维斯（1818—1865）是一位匈牙利医生，他证明了通过洗手可以减少因分娩死亡的产妇人数。尽管他的贡献让一些人把他称为“母亲救星”，但他还是遭到了广泛的批评，并早早地、不幸地走到了人生的尽头。

塞麦尔维斯出生于今天布达佩斯的一个富裕的商人家庭，他于1844年获得医学学位，并开始从事产科工作。在维也纳总医院工作期间，他观察到，两个产科诊所中，其中一个的产妇死亡率仅为另一个的40%，而在到达医院之前就完成分娩的妇女的死亡率更低。

产妇的死亡原因是当时被称为“儿童床热”的疾病。今天，我们知道这是由生育或流产后女性生殖道中细菌的生长引起的产褥热。病人出现发高烧的症状，且阴道分泌物异常。然而，在塞麦尔维斯的时代，“细菌”还没有被认为是致病的原因。

为了寻找一个解释，塞麦尔维斯注意到死亡率较低的诊所是由助产士组成的，而死亡率较高的诊所则是由医学院的学生组成的。他考虑了多种可能的解释，例如过度拥挤或气候等，但最终，他得出结论，肯定还有其他原因。最后，他发现一位男性同事死于一种疾病，而这种疾病很像在一次手术中被医学院的学生的手术刀刺伤而死亡的产科病人。

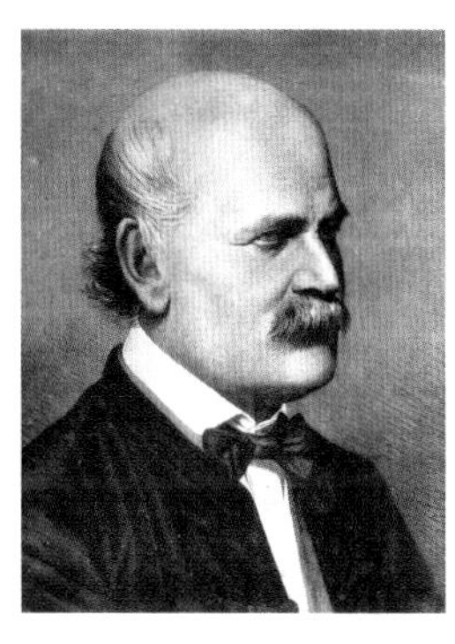

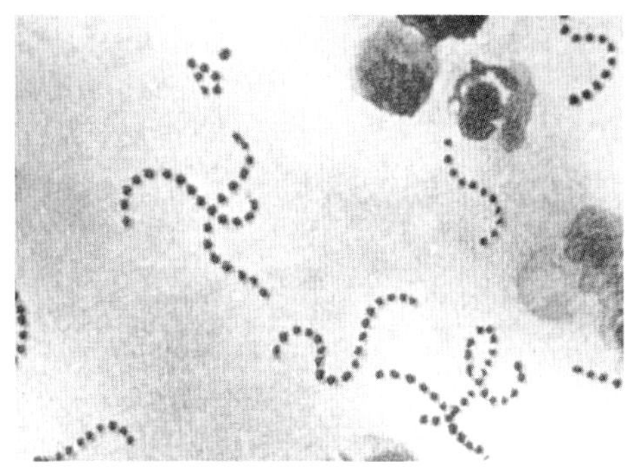

1 伊格纳兹·塞麦尔维斯。
2 链球菌，一种引起“儿童床热”的细菌。

一个有穿刺伤的男人怎么会死于和产科病人一样的疾病？塞麦尔维斯假设：刚做过尸检的学生携带的“尸体污染”可能会被带进产房，而类似的颗粒物导致了同事的死亡。而且，医学院的学生参与了尸检，但助产士没有。

塞麦尔维斯推断，洗手可能会清除“尸体污染”。所以他开始要求医学院学生在为产妇分娩前用氯化石灰溶液洗手。他选择氯是因为其在消除尸检的恶臭方面最有效。令他高兴的是，他的政策将孕产妇死亡率降低到原来水平的10%。

仅仅是洗手就能大大降低死亡率，这让塞麦尔维斯的同事感到荒谬。他们非但没有称赞他是英雄，反而嘲笑他，最终把他开除了。塞麦尔维斯开始在公开信中攻击他们，把反对者描述为杀人犯。他的同事断定他精神错乱，把他送进了精神病院。

可能是由于警卫殴打造成的伤害，塞麦尔维斯的手部发生了感染，两周后死于高烧和虚脱。这是一种现在称为败血症的血液感染，它曾经夺去了众多患者的生命。直到几十年后，疾病的病菌理论才被广泛接受。

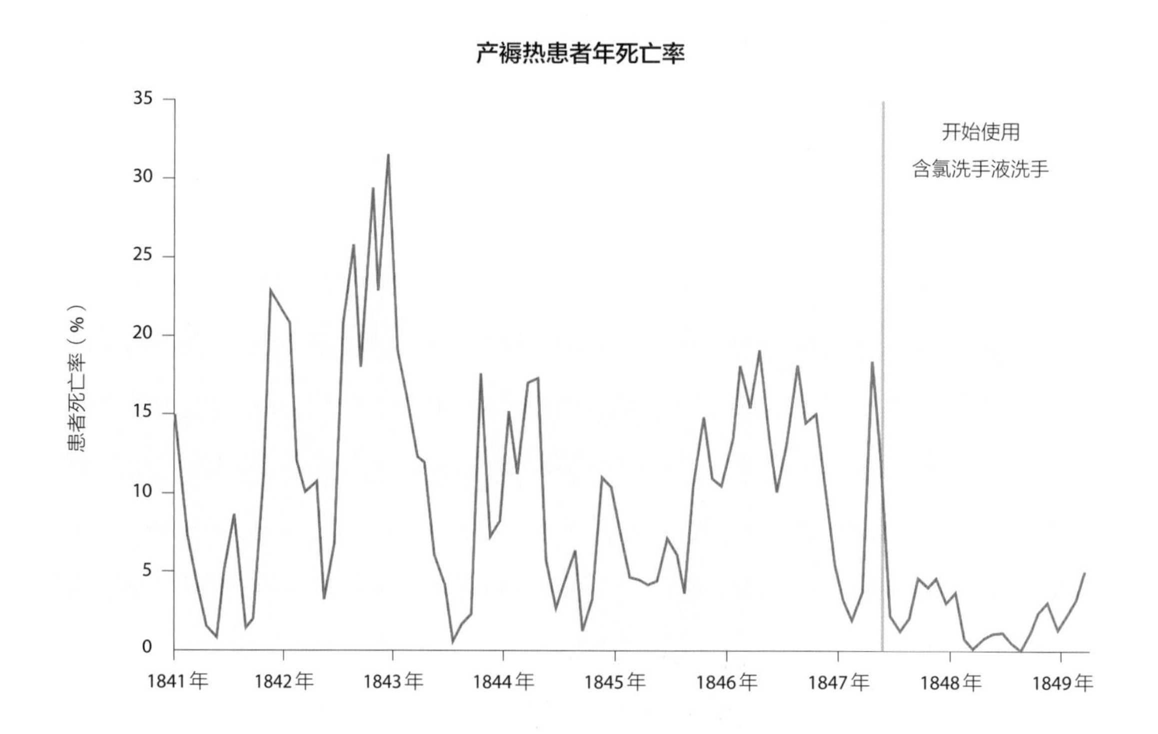

Die Aetiologie, der Begriff

und

die Prophylaxis

des

Kindbettfiebers.

Von

Ignaz Philipp Semmelweis,

Dr. der Medicin und Chirurgie, Magister der Geburtshilfe, o. ö. Professor der theoretischen und practischen Geburtshilfe an der kön. ung. Universität zu Pest etc. etc.

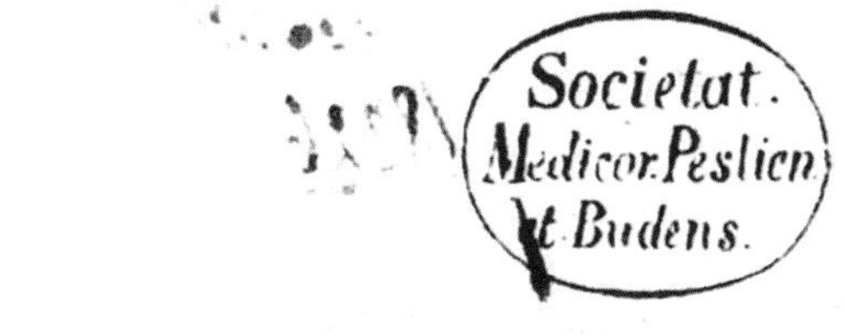

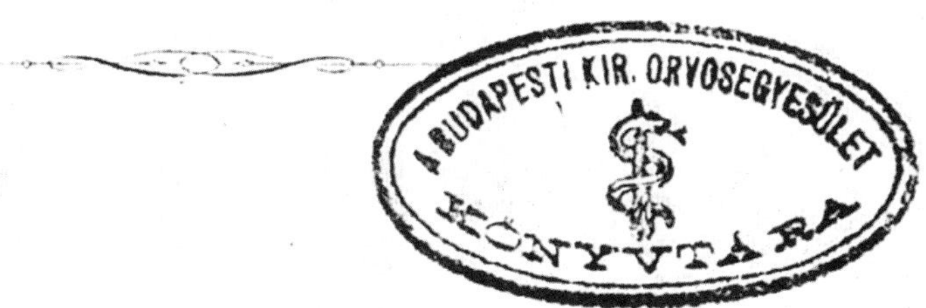

Pest, Wien und Leipzig.

C. A. Hartleben's Verlags-Expedition.

1861.

塞麦尔维斯关于预防“儿童床热”的论文。

18 约瑟夫·李斯特：微生物杀手

约瑟夫·李斯特（1827—1912）是一位英国外科医生，他引入了抗菌作用，即使用现在被称为抗菌剂的化学物质，以降低外科感染的发生率。李斯特发明的这种新技术降低了手术的感染率和死亡率，因此赢得了“现代外科之父”的称号。

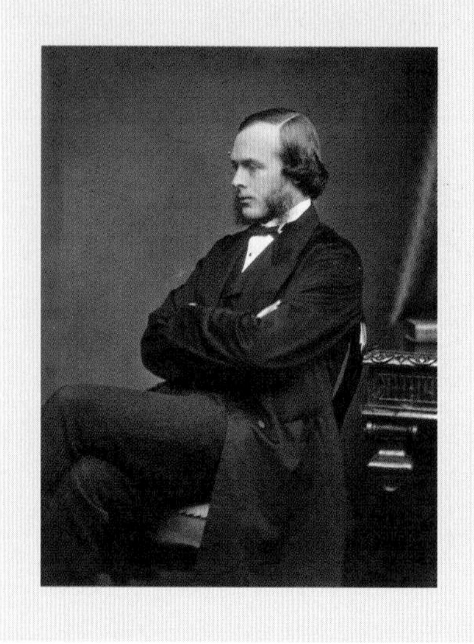

李斯特出生于埃塞克斯。他的父亲是贵格会的葡萄酒商人，曾协助开发了复合显微镜。李斯特在伦敦大学医学院学习医学，然后接受外科训练。他的妻子艾格妮丝是苏格兰的一位著名外科医生的女儿，她也成为他终生的实验室研究伙伴。在格拉斯哥工作时，李斯特读到一篇路易斯·巴斯德的论文，文章认为食品腐败是由微生物的生长造成的。

与微生物做斗争

巴斯德认为化学物质可以用来杀死这些微生物。李斯特同时也意识到有一位科学家发现苯酚（当时称为石炭酸）可以用来防止污水产生臭味。于是李斯特尝试将其喷洒在手术器械和伤口上。当他把石炭酸应用于一个腿部开放性骨折的男孩的腿上时，他发现该男孩一直没有出现感染。他在《柳叶刀》上发表了研究结果，他写道：

考虑到所有的感染都是由大气颗粒的活力引起的，因此，所需要的只是用一些能够杀死这些化脓性细菌的材料来包扎伤口即可，但这种材料的腐蚀性还不能太强。1864年，我对石炭酸在卡莱尔镇污水处理方面的显著效果感到非常震惊，这种很小比例的混合物不仅消除了用垃圾材料灌溉的土地上的所有气味，而且，正如人

早期消毒喷雾器。

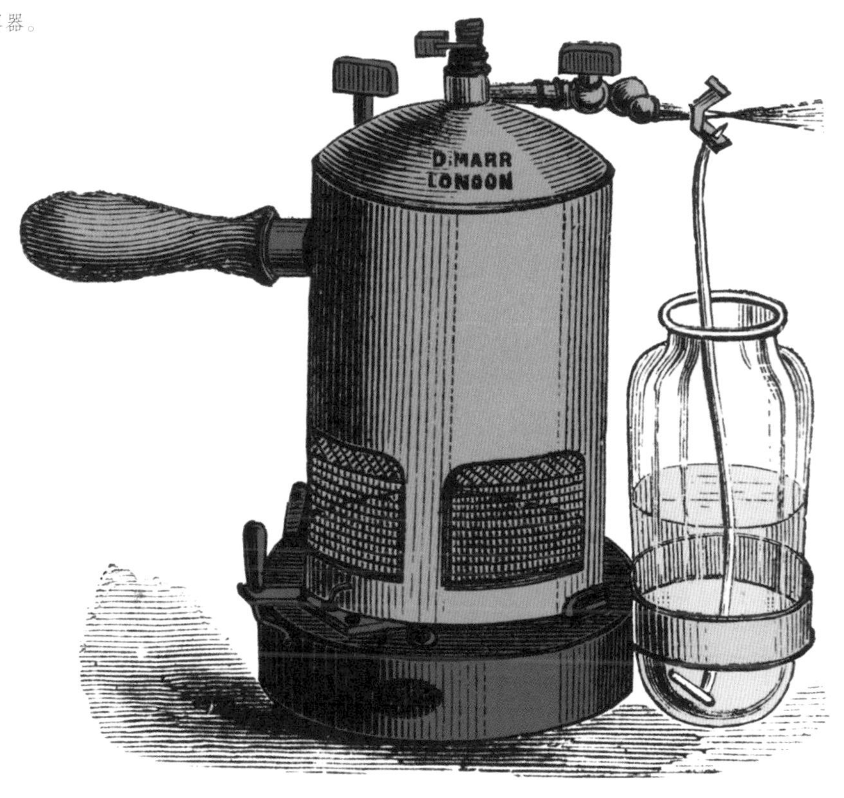

们所说，它同时也消灭了牧场上的牛体内的常见寄生虫。

同塞麦尔维斯一样，李斯特在早期也受到了很多批评。其他同事嘲笑他做手术时戴手套，以及用苯酚溶液清洗双手和器械的做法。这种做法所存在的问题在于苯酚对皮肤、眼睛和肺部有刺激作用。此外，李斯特在宣传个人观点方面不是特别擅长。然而，细菌理论最终得到了认可，李斯特被誉为英雄。

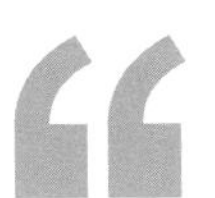

被称为李斯特菌的细菌是因李斯特而得名的，而抗菌漱口水品牌名‘李施德林’也是这么来的。

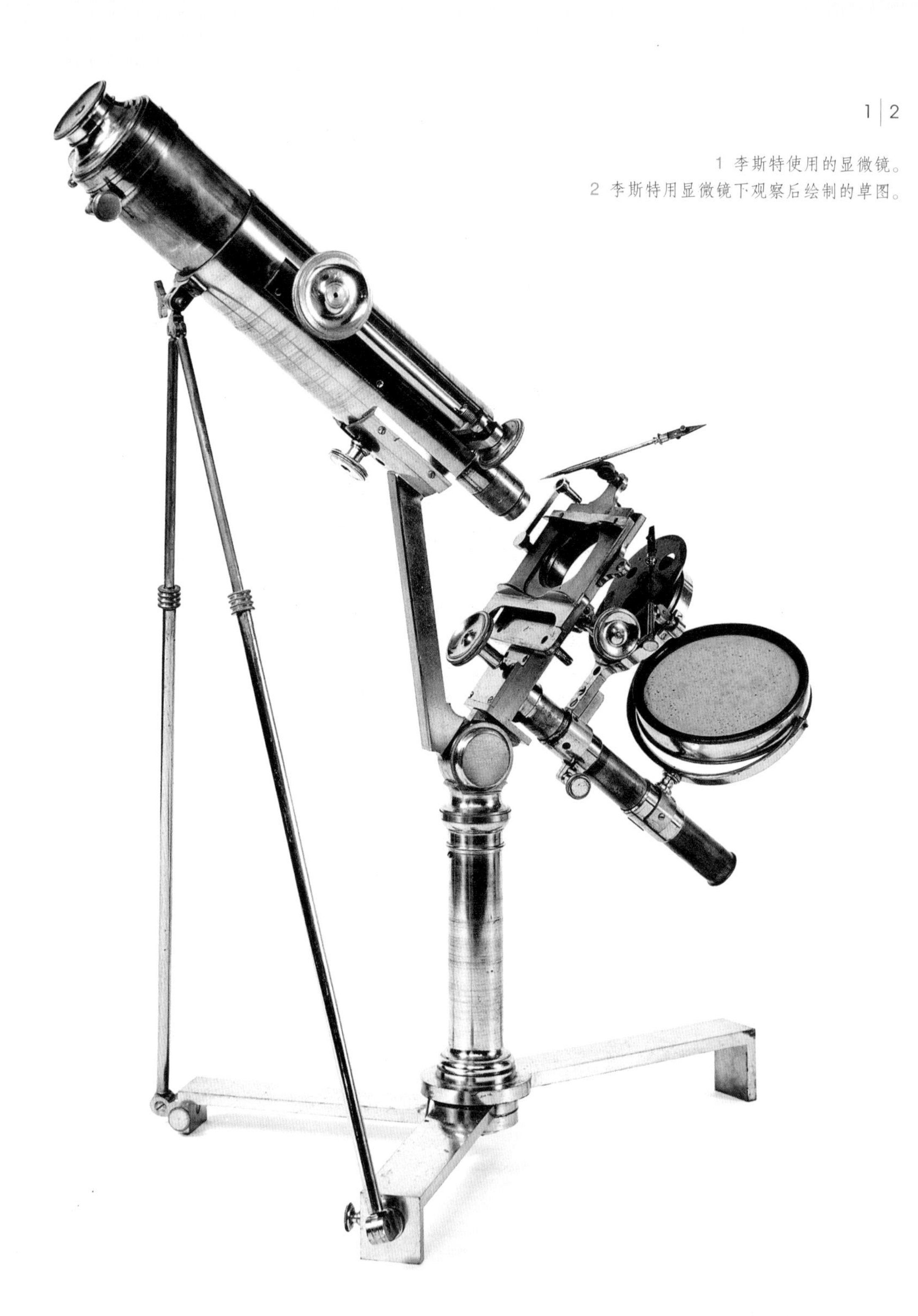

1 | 2

1 李斯特使用的显微镜。
2 李斯特用显微镜下观察后绘制的草图。

Oidium Toruloides

Fructifying Filament

From a glass of stale Pasteur's Solution examined in Water.

15th Aug.	16th Aug.	
7. 25 p.m.	11. 45 a.m.	1. 45 p.m.
a_1	a_2	a_3

0 1 2 3 4 5

Scale in Ten thousandths of an Inch

In fresh Pasteur's Solution, Glass No. 1.

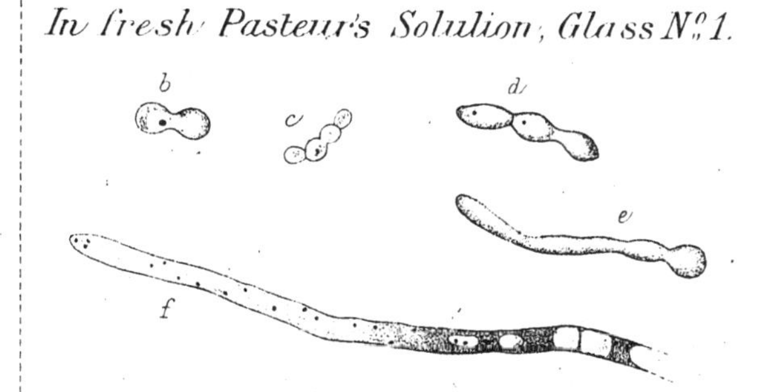

In fresh Pasteur's Solution, Glass No. 2.

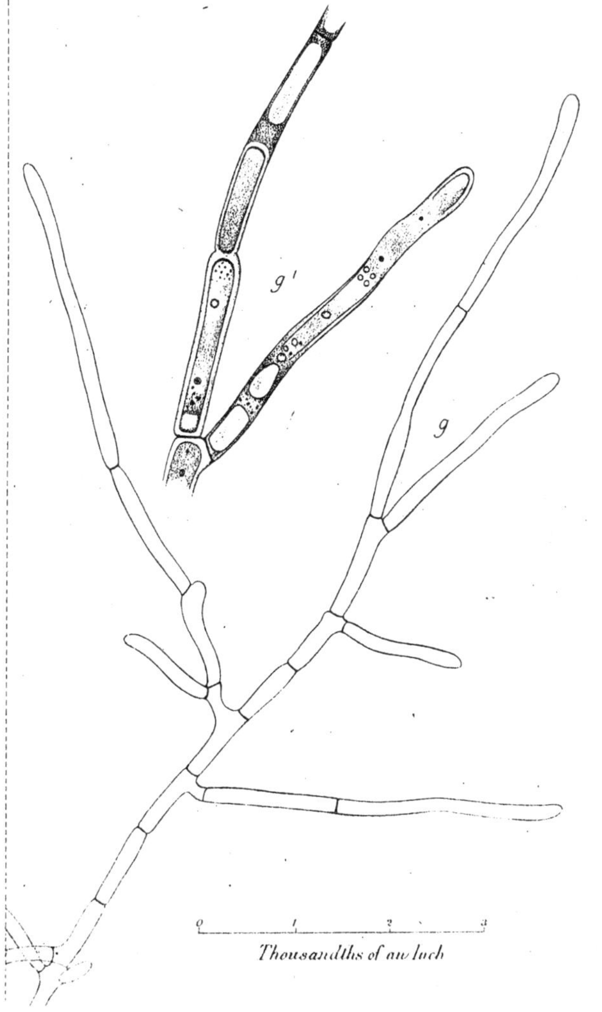

1893年妻子去世后，李斯特从工作岗位上退休，但他依旧在王室担任外科医生多年。1902年，爱德华国王患上阑尾炎，在手术治疗时李斯特也在场，以确保手术是在具有抗菌技术的情况下进行的。国王康复后，将挽救他生命的功劳归于李斯特。

留给世界的遗产

李斯特留给世界的遗产很丰富：他担任皇家学会主席达五年之久；他是仅有的两位拥有公共纪念碑的英国外科医生之一；许多细菌都是以他的名字命名的，这些细菌被称作李斯特菌；1879年，圣路易斯一位化学家研制的杀菌漱口水——李施德林，就是以他的名字命名的；英国皇家外科学院的李斯特勋章最初每三年（现在每五年）颁发一次，被认为是该领域最负盛名的荣誉。

李斯特和他的外科同事们。

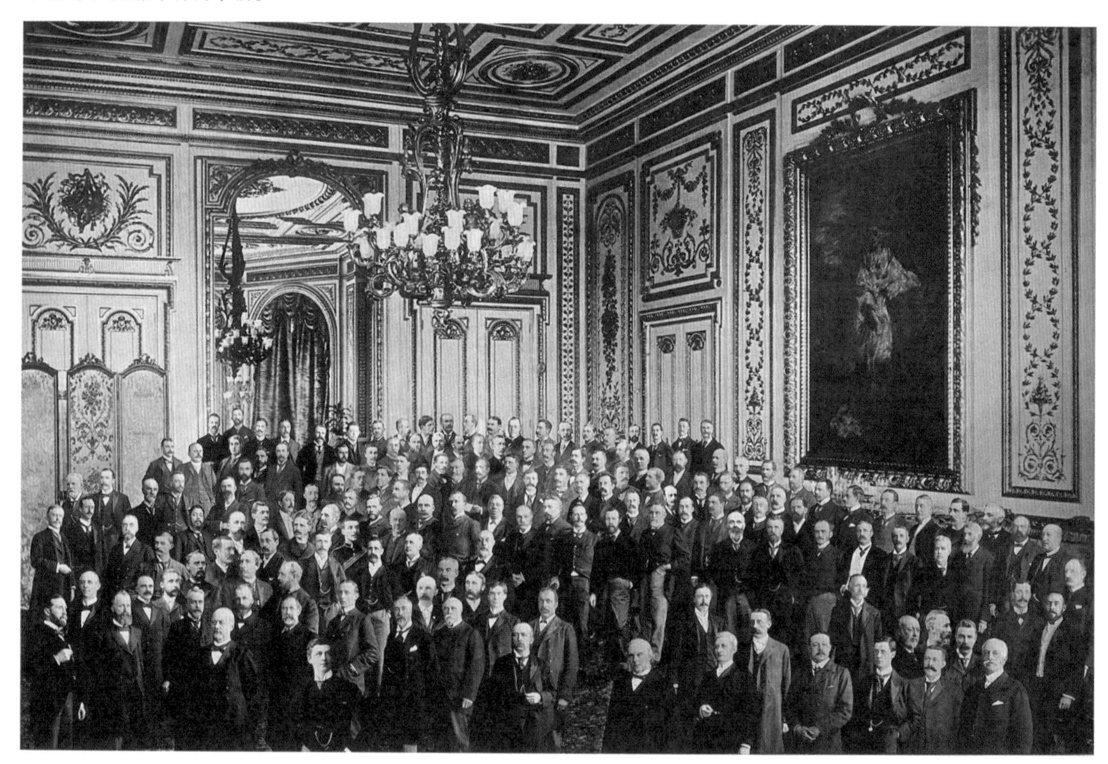

19 提灯女神 佛罗伦萨·南丁格尔

佛罗伦萨·南丁格尔（1820—1910）以多种方式为抗击传染病做出了贡献，包括在克里米亚战争期间改善了营养和卫生条件，引入了科学教育和护理实践，以及使用先进的统计技术来表示传染病的发病率。

南丁格尔出生于英国一个富裕的家庭，她的父母以她出生的意大利城市给她起名为佛罗伦萨。她在家族的庄园中长大，但她认为是神召唤了她，于是决定把自己的一生奉献给他人。尽管家人强烈反对，她还是决心从事护理工作，虽然护理这个职业在当时名声并不被看好。

护理的变革

1854年，佛罗伦萨带领一群护士来到了奥托曼帝国，也就是克里米亚战争的发生地。在那里，她对当时的传染病造成的恶劣卫生条件和高死亡率感到震惊。死于感染的士兵是战伤人数的10倍。南丁格尔着手改善卫生条件，包括改造下水道和宣传洗手的益处。

1 | 2

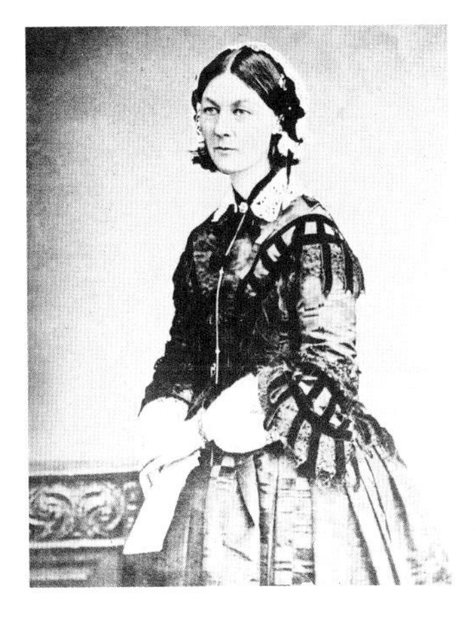

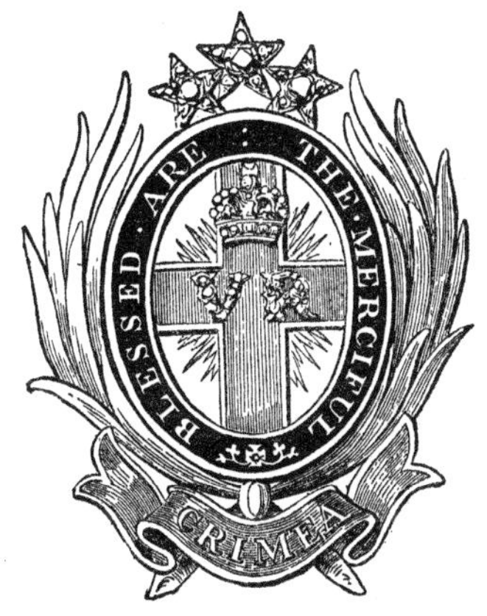

1 佛罗伦萨·南丁格尔。
2 南丁格尔宝石胸针的图样。

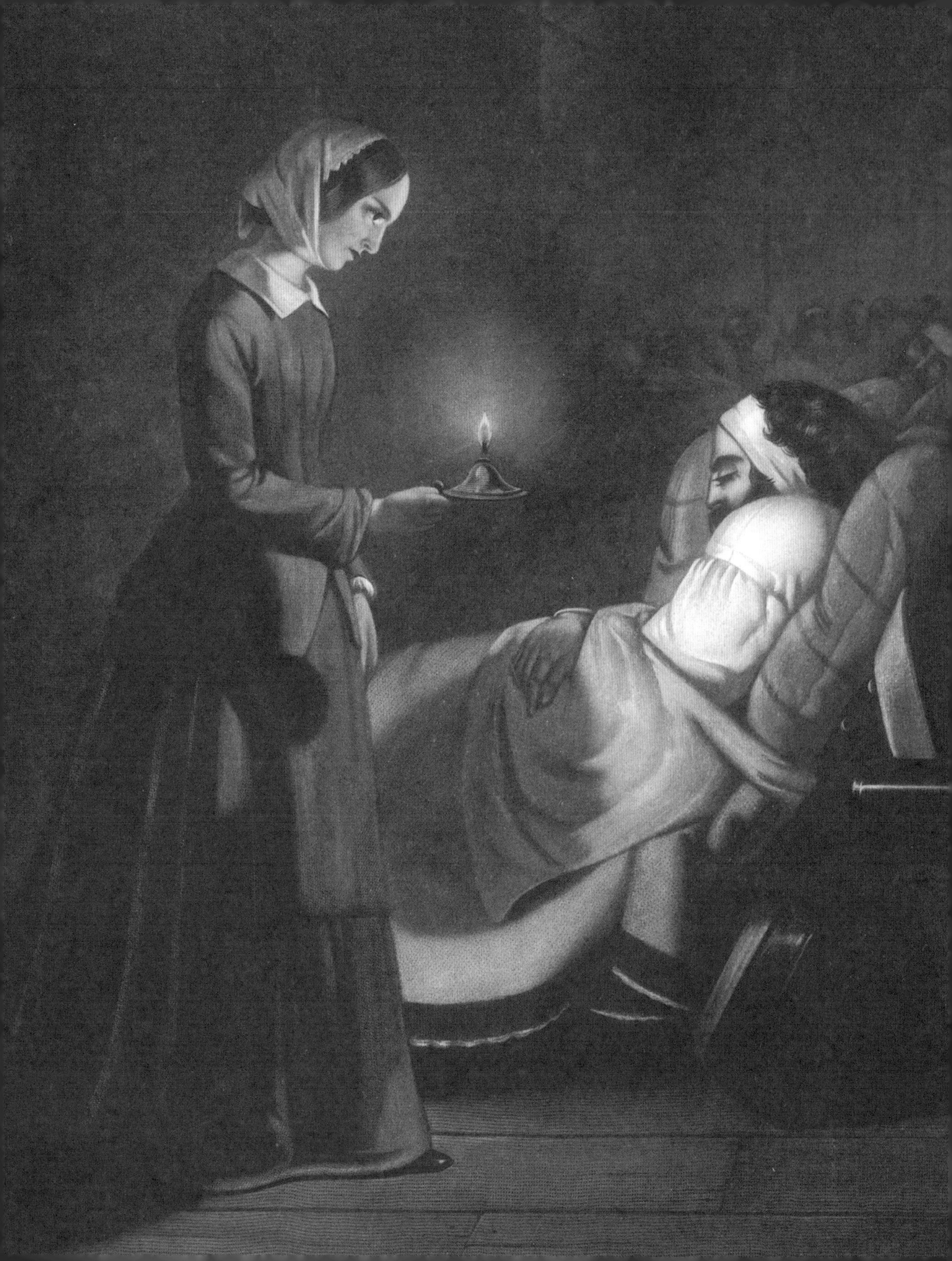

Letter from Miss FLORENCE NIGHTINGALE.

Dec 16/96

10, SOUTH STREET,
PARK LANE W.

Dear Duke of Westminster

Good speed to your noble effort in favour of District Nurses for town & country; and in commemoration of our Queen who cares for all.

We look upon the District Nurse, if she is what she should be, & if we give her the training she should have, as the Great civilizer of the poor, training as well as nursing them out of ill health into good health (Health Missioners), out of drink into self control but all without preaching, without patronizing — as friends in sympathy.

But let them hold the standard high as Nurses.

Pray be sure I will try to help all I can, tho' that be small, here I will with your leave let you know.

Pray believe me
your Grace's faithful
servant

Florence Nightingale

1 佛罗伦萨·南丁格尔夜间巡视。

2 佛罗伦萨·南丁格尔写的一封信，她在信中对护理专业进行了重新定义和推广。

由于南丁格尔习惯在夜间巡视，因此被称为“提灯女神”。她的改革大幅降低了死亡率。1859年，她回到英国，开始撰写关于护理的笔记。1860年，她在圣托马斯医院创办了南丁格尔学校。从那时起，她把自己的一生都奉献给了护理专业的发展和推广。

佛罗伦萨用以下术语解释了护士的角色：

> 我用“护理”这个词来表示对更好状态的需要。一直以来，护理不仅限于安排服药和上药，还应该包括正确使用新鲜空气、光线、温暖、清洁、安静，以及正确选择和管理饮食，所有这些的目的是最大限度地避免消耗病人的生命能量。

1 | 2

南丁格尔不是细菌理论的支持者，但她相信营养、个人卫生、通风和环境卫生设施的改善是必要的。她在数学上很有天赋，在用图形来统计和分析信息方面做出了重大贡献。例如，在克里米亚时，她用直方图（使用不同高度的条形图显示数据）来说明病人死亡率的变化模式。

她把自己对待生活的态度描述为一种进步主义：

> 进步的世界必然将人分为两类：一类是从现有的事物中汲取精华并加以享受的人；另一类是希望得到更好的东西并努力创造它的人。如果没有这两个类型的人，世界会变得很糟糕。他们是进步的必要条件，两者兼而有之。如果没有人对他们所拥有的感到不满，世界将永远不会达到更好的境界。

1 南丁格尔绘制的军队中的死亡原因图表。

2 床边护理。

1 | 2

DIAGRAM OF THE CAUSES OF MORTALITY IN THE ARMY IN THE EAST.

2. APRIL 1855 TO MARCH 1856.

1. APRIL 1854 TO MARCH 1855.

The Areas of the blue, red, & black wedges are each measured from the centre as the common vertex.
The blue wedges measured from the centre of the circle represent area for area the deaths from Preventible or Mitigable Zymotic diseases, the red wedges measured from the centre the deaths from wounds, & the black wedges measured from the centre the deaths from all other causes.
The black line across the red triangle in Novr. 1854 marks the boundary of the deaths from all other causes during the month.
In October 1854, & April 1855, the black area coincides with the red, in January & February 1856, the blue coincides with the black.
The entire areas may be compared by following the blue, the red & the black lines enclosing them.

留给世界的遗产

今天，人们通过多种方式纪念南丁格尔。红十字会授予的南丁格尔奖章是护理界的最高荣誉。在医学院的“希波克拉底誓言”的启发下，护理学生在培训结束时背诵“南丁格尔誓言”。佛罗伦萨·南丁格尔的雕像高耸于伦敦滑铁卢广场之上，她的肖像多年来一直出现在英国的10英镑纸币上。

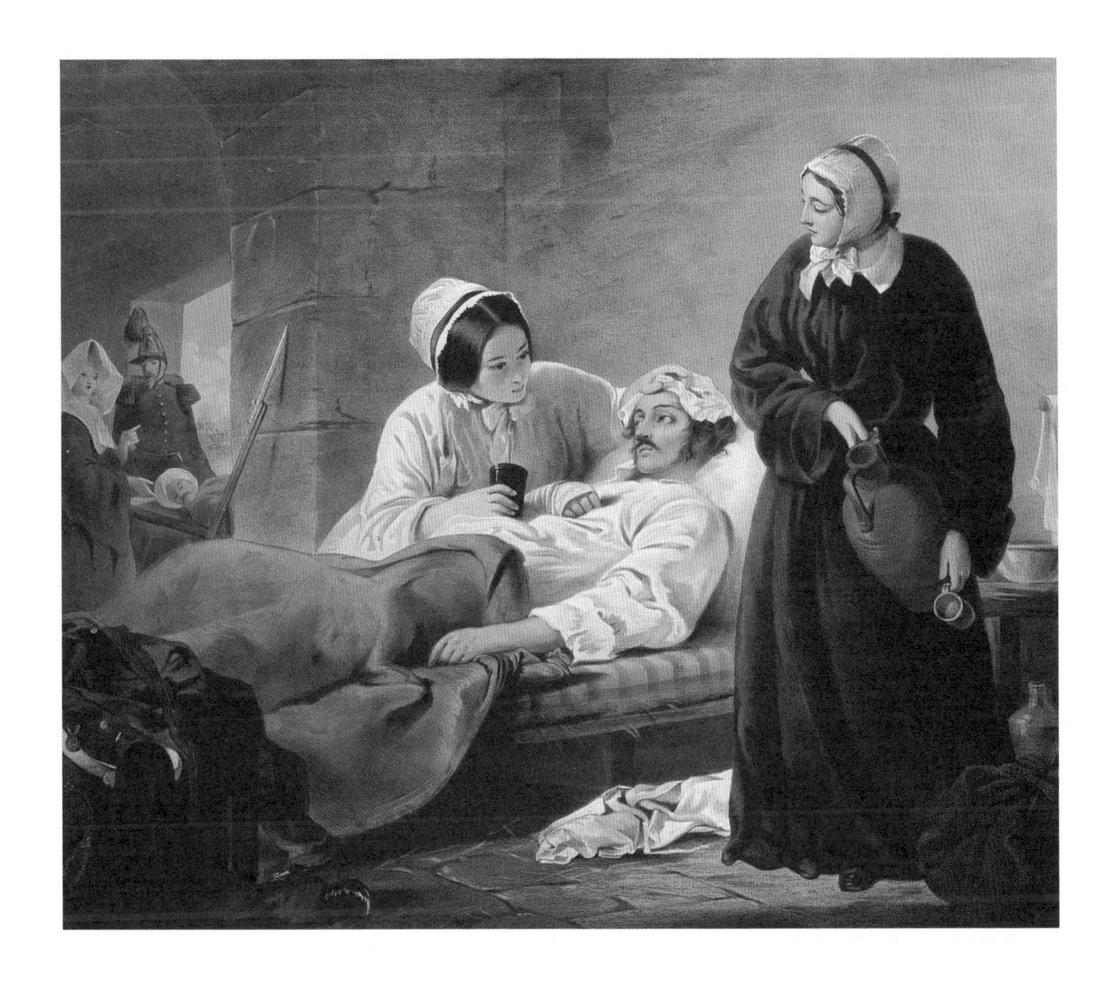

20 巴斯德：杰出的微生物学家

法国化学家和微生物学家路易斯·巴斯德（1822—1895）研制了针对两种可怕疾病的疫苗，即炭疽病疫苗和狂犬病疫苗，但他所取得的成就远不止此：他发现生物分子通常存在于两种镜像结构中；微生物既可作用于啤酒和葡萄酒的酿制，又是多种疾病的罪魁祸首；后来被称为巴氏杀菌法的加热过程可以防止饮品（如葡萄酒和牛奶）中细菌的生长。

巴斯德于1822年出生于一个贫寒的家庭。上学后，他学习哲学、数学和化学，但他一开始在这些方面并不出众。然而，随着时间的推移，他在学校的表现有所改善，并最终获得了化学教授的职位。1857年，他搬到巴黎，于1887年建立了巴斯德研究所，并担任所长。他和妻子玛丽共育有五个孩子，但只有两个活到成年，另外三个死于伤寒。

巴氏杀菌

1857年，巴斯德着手进行研究，以证明酵母是通过将糖转变为酒精来将葡萄汁转化为葡萄酒的。他还证实，葡萄酒、啤酒和牛奶受到微生物污染是导致它们变质的原因。他还发明了巴氏杀菌法来杀死这些微生物，受到这项工作的启发，巴斯德还提出，疾病是由微生物进入人体引起的，这促成了他对抗菌剂的研究成果。

巴斯德通过提高卫生水平来帮助法国酿酒业和乳制品业获得了财富后，丝绸行业也找到他，请他帮忙研究一种关于蚕的疾病。他发明了一种检测技术，以确定这些蛾是否带病；只要这些蛾有带病的迹象，它们

巴斯德在实验室。

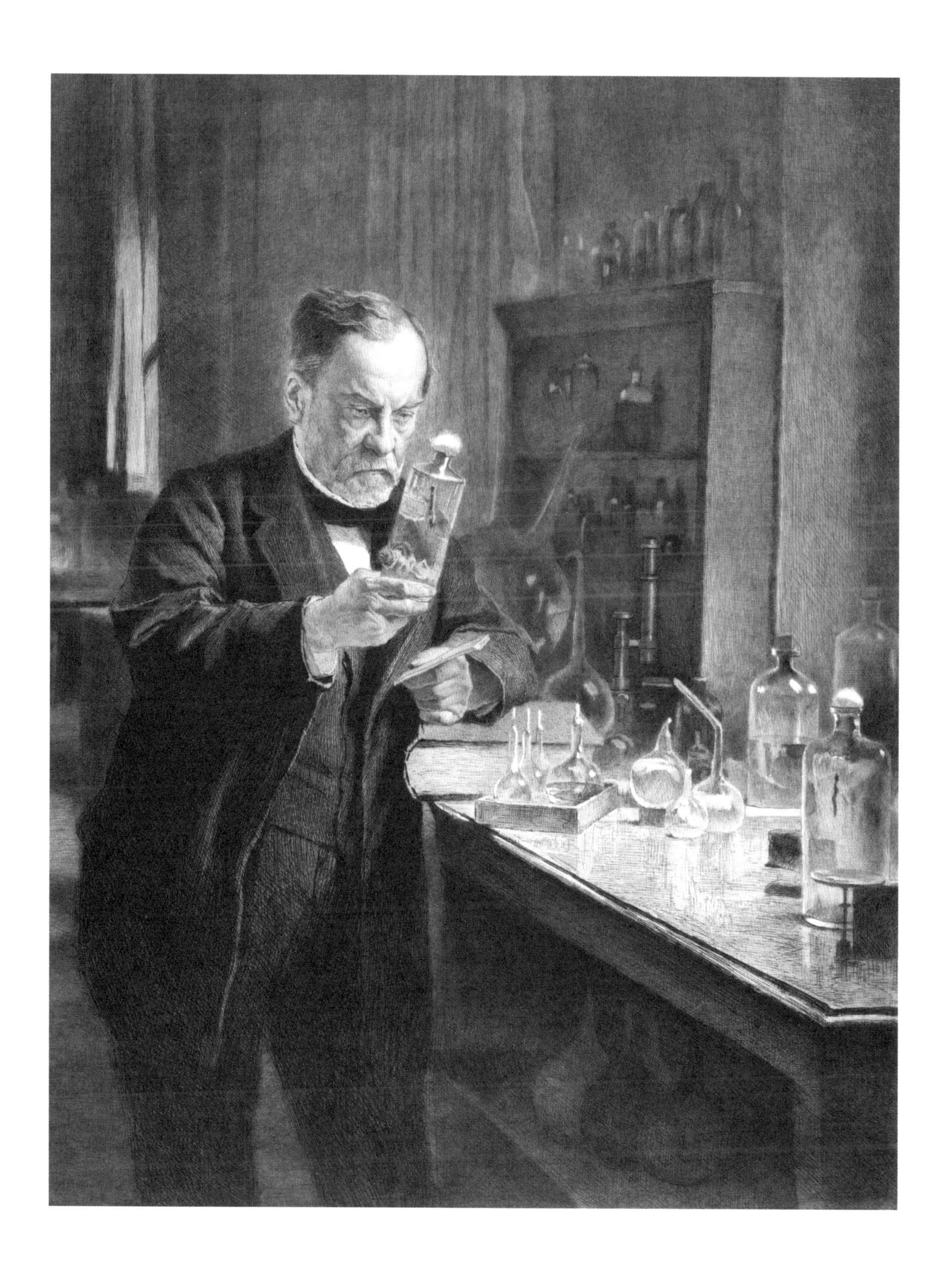

所产的卵就会被丢弃。通过剔除被感染的蛾，养蚕者能够大大减少疾病对蚕的影响。

自然发生学说

巴斯德也参与了关于自然发生学说的争论。他观察到，当葡萄被加热到高温时，其肉汁就不会发酵。这一发现，再加上注射器从葡萄中心提取的肉汁也没有发酵的事实，使他得出结论，葡萄皮上的酵母是导致发酵的原因。但巴斯德的这一观点与其他权威人士的观点相矛盾，后者认为，仅仅暴露在空气中就导致了微生物的出现。

巴斯德指出，液体在烧瓶中煮沸后，就不会发生发酵。他还用天鹅颈烧瓶展示了实验结论：虽然烧瓶的内容物暴露在空气中，但长颈瓶的存在防止了微生物的污染。然后他倾斜烧瓶，将液体暴露在污染的颈部，于是发生了发酵。他总结说，接触空气中的微生物是发酵、肉类变质等必需的。

巴斯德和炭疽

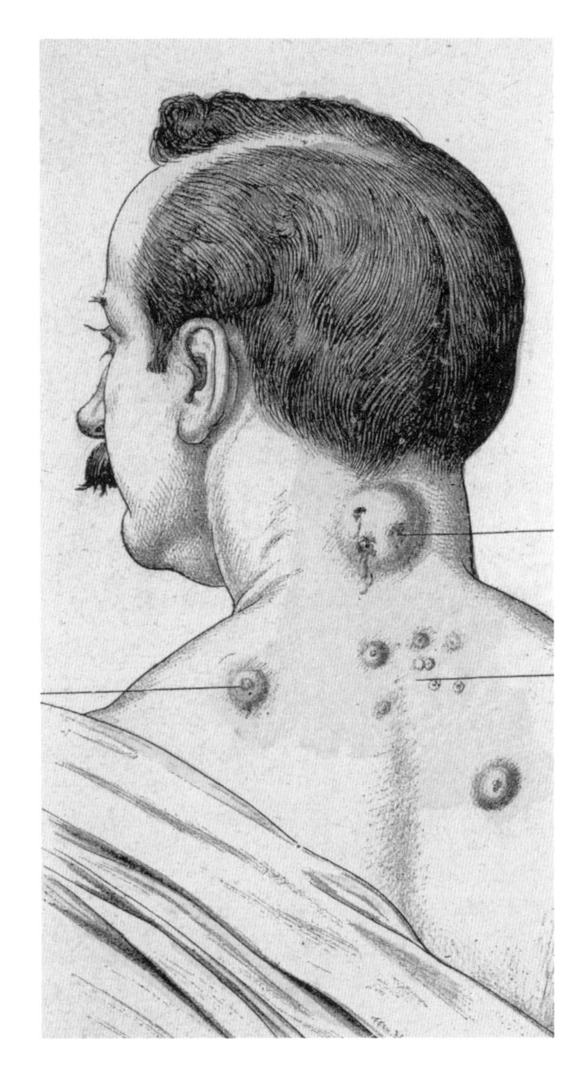

炭疽病人脓疱的发展。

像酿酒师和养蚕人一样，牧民很快也来找巴斯德寻求帮助，这次是炭疽病的问题。作为回应，巴斯德培养了感染炭疽病的动物的血液，然后给健康的动物接种疫苗，确定炭疽是由细菌造成的。后来，当他在农民埋葬患病牛的田地里发现这种细菌时，便警告他们不要在埋葬死于炭疽病的牛的地里放牧健康的牲畜。

回到实验室，巴斯德发现，通过将炭疽菌暴露在高温下，就可以使它们失去产生孢子的能力。一位兽医提议进行一项试验，看看用减毒炭疽菌给健康动物接种是否能使它们对炭疽免疫，这一想法是受到爱德华·詹纳（Edward Jenner）对牛痘的研究而启发的。后来证明，这一实验是成功的（即减毒炭疽活疫苗的确使动物对炭疽免疫）。巴斯德将接种过程命名为疫苗接种（源自拉丁语vacca，指奶牛），以纪念詹纳的工作。

巴斯德还研发了狂犬病疫苗，狂犬病是一种现在已知由病毒引起的、几乎对所有患病者致命的神经系统传染病。在一个9岁男孩被一只狂犬病犬咬伤后，巴斯德冒着相当大的人身风险，给他注射了十几剂疫苗，他相信疫苗中含有一种减弱的狂犬病病原体。几周后，这个男孩仍然健康，而巴斯德则被当时的媒体誉为英雄。

> “人们不会问一个遭受痛苦的人：‘你的国家是什么，你的宗教是什么？’人们只会说：‘你受苦，这对我来说就够了。’
>
> ——路易斯·巴斯德”

留给世界的遗产

巴斯德是世界上最著名的科学家之一，他获得了许多国际科学奖。狂犬病疫苗促进了巴斯德研究所的成立，来自世界各地的捐款源源不断。该研究所继而又产生了世界上第一门微生物学课程。如今，世界上几十个国家都有巴斯德研究所。2008年，巴斯德研究所的研究人员还因发现艾滋病病毒（HIV）而获得诺贝尔生理学或医学奖。

巴斯德既是一位科学家，也是一位哲学家。例如，关于科学发现，他写道：“命运偏爱有准备的头脑。”只有那些能够认识到真正有趣和有价值的东西的人，才会有头脑去追求别人可能忽视的线索。因此，教育的一个目标就是让学习者在遇到真正值得探索的事情时，让他们的头脑有所准备。

尽管有人对巴斯德在狂犬病疫苗方面的工作伦理提出了质疑，但巴斯德却提倡高尚的伦理原则。例如，他认为病人的国籍和信仰不应影响他们获得治疗的机会：“人们不会问一个遭受痛苦的人：‘你的国家是什么，你的宗教是什么？’人们只会说：‘你受苦，这对我来说就够了。’”他表达了这样一种信念：每个人都是同样的人，都值得被关心。

巴斯德一直激励着一代又一代的科学家和医生。他认为希腊人给人类留下了“我们语言中最美丽的词语——热忱（en theos），这是人们内心中的神祇”。他写道：“人类行为的伟大程度是由他们产生的灵感来衡量的。”这种灵感常常表现在巴斯德不懈的坚持中。事实上，正如他曾经写道：“我的力量完全出于我的坚韧。”

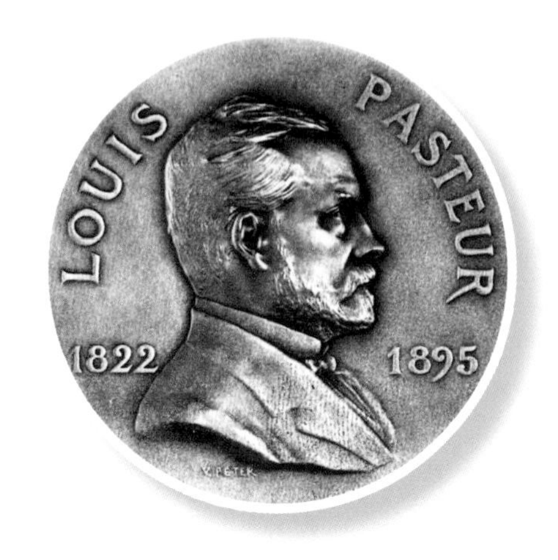

1 带有巴斯德半身像的奖章。
2 巴斯德在研究蚕的疾病时使用的显微镜和工具。

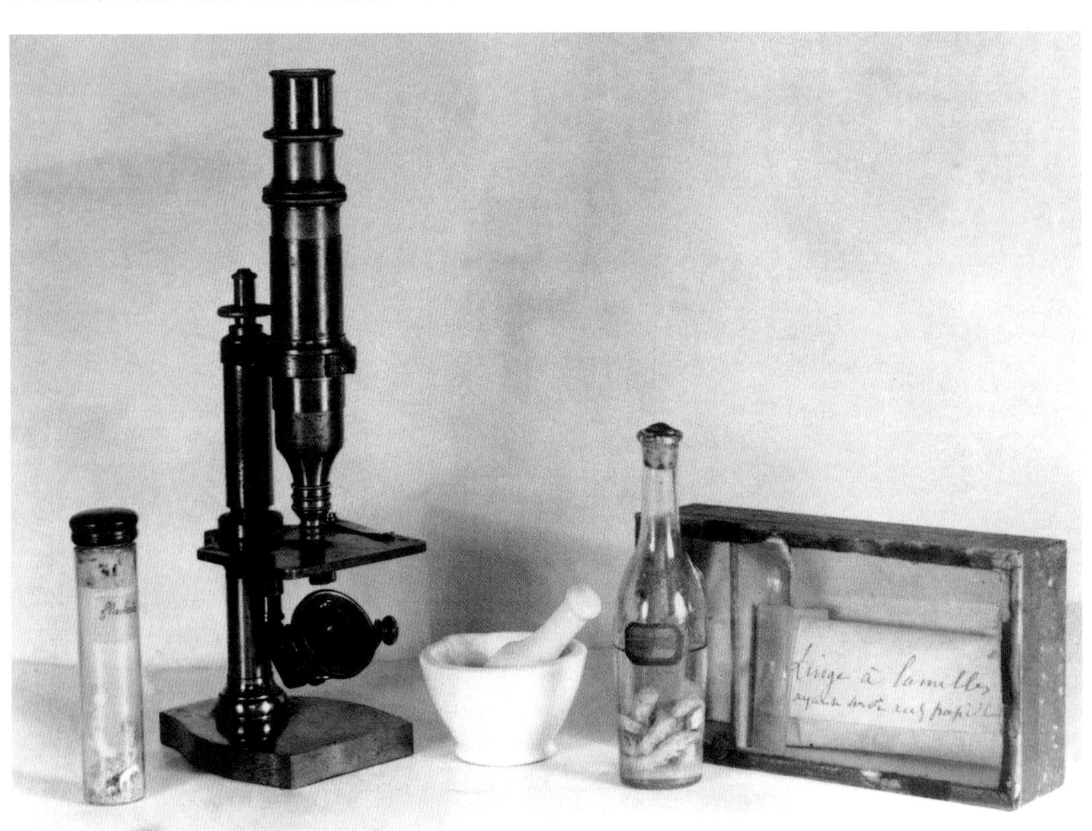

21 罗伯特·科赫及其激进假设

巴斯德和科赫常被视为“19世纪微生物学的双峰塔”。任何成功分离出炭疽、肺结核或霍乱病原体的人，都会被视为该领域的巨人，但罗伯特·科赫（1843—1910）把这三者都做到了。他还在细胞培养和显微技术方面取得了关键性的技术进步，并为确定疾病的微生物病因提出了著名的假设。

科赫出生在德国西北部，在13个兄弟姐妹中排行第三。小时候，他就展现出了天才的智力，在上学前就学会了阅读。在进入哥廷根大学学习时，科赫最初想学习科学专业，但后来转为医学专业，并以最高的荣誉毕业。第二年他结婚了，生了一个女儿，也是他唯一的孩子。

科赫往往不会在一个地方待太久。他游历德国，拜访了许多最著名的微生物学家。在被任命为一个地区卫生官员后，科赫开始研究炭疽病。这是一种发生在绵羊和牛身上的疾病，能传染给人类，并会引起皮肤溃疡和一种非常致命的肺炎。

科赫和炭疽

科赫在各种动物研究中鉴定出了这种疾病，并发现他可以通过给一个物种接种从另一个物种获得的传染性物质来产生这种疾病。在进行尸检时，他在受感染的动物体内发现了杆状细菌。然后，他把这些细菌接种到另一只动物身上，再次找到了杆状细菌。

起初，科赫并不知道他观察到的杆状物体是细菌，但他注意到这些杆状物体的长度不同。很长的那些似乎在分裂，这使他得出结论：他所观察的，是活的生物。最终，他学会了如何用兔子的眼液培养它们。

他的研究表明，他所观察到的杆状细菌产生的孢子即使在细菌死亡后仍然存在。这就解释了为什么炭疽杆菌的寿命很短，但含有炭疽杆菌的土壤和其他物质

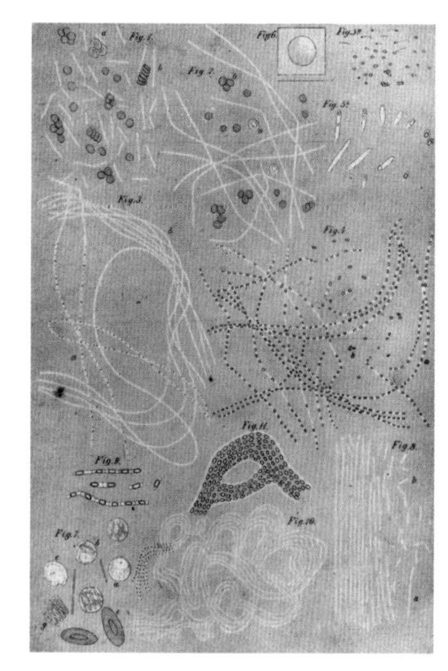
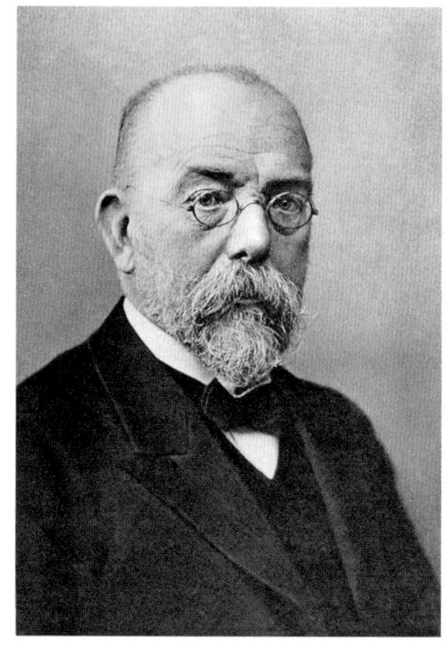

1 | 2 | 3

却能够在数年内保持感染力。他建议将死于炭疽病的动物烧死或埋在冰冷的土壤中。

科赫对炭疽的研究使他成为第一个将特定疾病与特定微生物联系起来，并描述该生物体生命周期的研究者，这是疾病细菌理论的一项重大进步。这项研究发表于1876年，为世界各地的科学家将特定传染病与特定微生物联系起来打开了大门。

科赫对病原菌培养的贡献

学界倾向认为科赫是病原体的发现者，而他对实验室培养病原体的贡献同样显著。他试图在纯培养基中培育细菌，他称为“传染病研究的基础”，这是分离特定致病微生物的绝对关键步骤。根据其他人的发现，科赫发现，从海藻中提取的琼脂是一种良好的生长培养基，可以放在以他的助手命名的皮氏培养皿中。

这就产生了细菌培养平板技术。与液体培养基不同的是，这个培养皿可以保持细菌菌落的分离，以便将它们置于各种毒素之下。他发现，有些毒素只会阻止菌落生长（抑菌），而另一些则可以彻底杀死细菌（杀菌）。

1 科赫描绘的炭疽杆菌。
2 罗伯特·科赫。
3 科赫的一位合作者准备的不同类型细菌的培养物示意图。

Taf. II.

Fig. 5. Fig. 6. Fig 7. Fig. 8.

a' c b' b a

c b a

b' a b

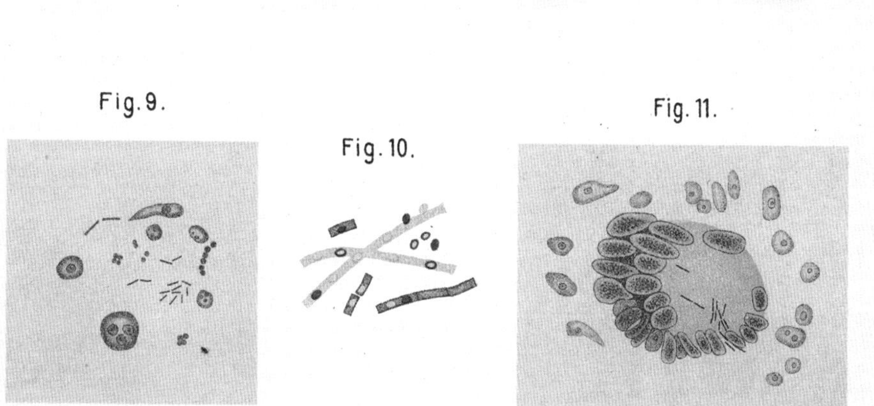

科赫和结核病

科赫在结核病的研究中提出了著名的假设。他认为，这种疾病并不像许多人认为的那样是遗传性的，而是由一种微生物引起的，这种微生物能抵抗显微镜下使用的常规染色剂。通过对不同化合物进行实验，他发现了以前看不见的细菌，包括结核分枝杆菌。

在同事们的工作基础上，他提出了自己的假设，即微生物必须存在于患病动物体内；微生物必须可以在纯培养物中分离和生长；当一个无病动物接种该微生物时，它必须出现相应的疾病；在这个因接种而患病的动物体内，必须能再次分离出该微生物。

今天，我们认识到科赫的假设存在许多局限性。例如，有些病原体只会在人类身上致病，在动物身上却无法生长；有些病原体，如病毒，在无细胞培养基中无法生长；有些病原体只有在与其他微生物共存时才会引起传染病。然而，科赫的假设至今仍是微生物学中的一种“金标准”。

科赫细致地应用这些假设，证明了以前被认为是单独存在的各种疾病，如肺结核、肠结核和淋巴结核，都只是由结核杆菌引起的单一疾病的表现。他可以从结核病病人身上取出痰液，接种到动物身上，导致它们患上该病。

科赫于1882年提出了他的研究结果，这使他立即在世界范围内声名鹊起。他的工作激发了后来微生物学史上其他许多重要人物的灵感。1905年，他因这一发现获得了诺贝尔生理学或医学奖。这一发现还为公共卫生倡议和实验室研究遏制结核病铺平了道路。

科赫与霍乱

科赫很快转而研究霍乱。他率领一支考察队去埃及和印度研究这种疾病。他从死于霍乱者的肠道中分离出一种逗号形状的细菌，但他发现很难在动物身上复制这种疾病，这表明了自己假设的局限性。但他能够证明的是：在该

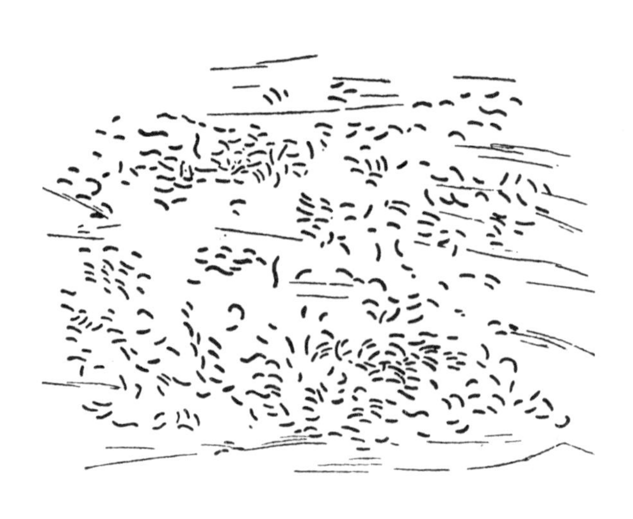

1 | 2

1 科赫画的霍乱杆菌。
2 科赫所研究的细菌，它们存在于组织标本中。

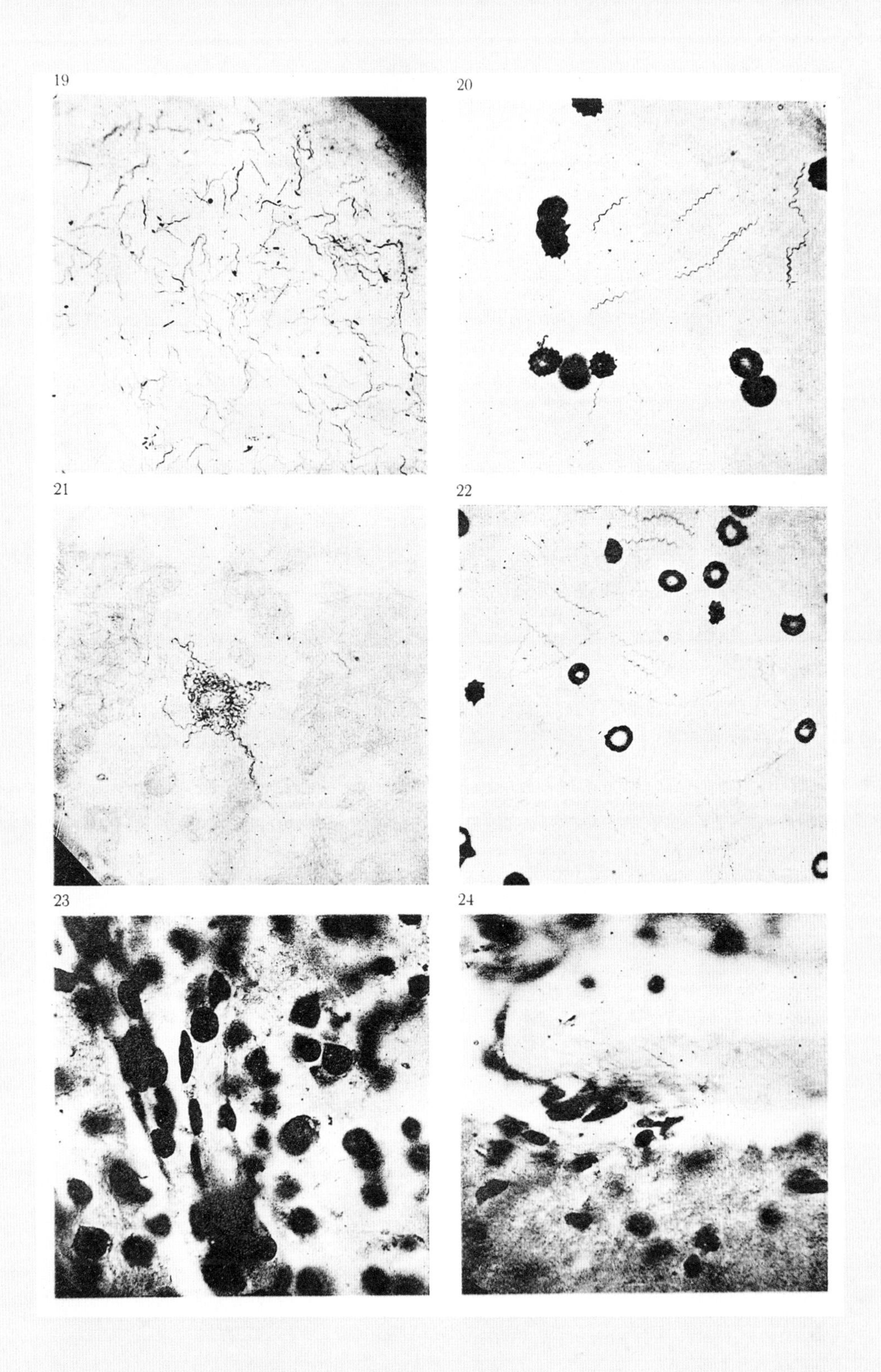
19
20
21
22
23
24

他的创造力、毅力，以及对合理推理和技术的细致关注，使他成为微生物学史上最伟大的人物之一。

细菌不存在的地方没有出现霍乱的暴发。

科赫建议，预防这种粪口疾病的关键是提供清洁的饮用水。通过过滤水源，当局可以大大降低霍乱的发病率，甚至完全消灭霍乱。约翰·斯诺已经证明受污染的饮用水可能会导致疾病，但科赫证明了污染的真正含义。

留给世界的遗产

科赫在研究的过程中犯了一些错误。例如，他因为巴斯德不是医生，就对巴斯德的工作（成果）持保留态度。他在治疗结核病上的研究使他研制出结核菌素，一种他认为可以阻止该病发生的细菌提取物，但事实证明结核菌素并没有他希望的那么有效。他还错误地断言牛的肺结核不会导致人出现感染。

科赫在反思自己的工作时写道：

如果说我的努力取得了比常人更大的成功，我相信，这是由于我在医学领域徘徊期间，误入了旁边放着黄金的小路。而区分黄金和渣滓需要一点运气，仅此而已。

科赫不愿意忍受那些他认为草率或愚蠢的人，而且他在写作和演讲中也经常体现好斗的风格。然而，他的创造力、毅力，以及对合理推理和技术的细致关注，使他成为微生物学史上最伟大的人物之一。

22 以身试菌的佩滕科弗

1892年10月7日，德国科学家马克斯·佩滕科弗（1818—1901）喝了一杯饮料。这可不是普通的饮料。佩滕科弗所喝的是一种稀释的霍乱弧菌培养物，这是导致19世纪最可怕的疾病之一——霍乱的病原体。但佩滕科弗并不是无意中喝下了这杯肮脏的“鸡尾酒”的。相反，他完全知道自己在做什么。

科学竞赛

当时，佩滕科弗与罗伯特·科赫陷入了一场争论，他认为他的竞争对手（科赫）正兴高采烈地研究的芽孢杆菌是汉堡市最近霍乱流行的原因。佩滕科弗认为，要想证明科赫是错的，有一个办法是喝下科赫提供的培养基，并证明他没有因此患上这种霍乱。

在喝下“饮料”几天之后，佩滕科弗宣布：

即使我欺骗了自己，且这个实验危及了我的生命，我也会静静地看着死亡的眼睛，因为我的死亡不会是愚蠢或懦弱的自杀；我会为科学服务而牺牲，就像一个在荣誉场上的士兵一样。健康和生命是世上伟大的财富，但对人类来说并不是最大的财富。人类如果要超越动物，就必须牺牲生命和健康来实现更高的理想。

尽管他在危险的实验中活了下来，但他确实患上了一种短暂的腹泻病。很快，科赫传染病的研究得到了证实。几年后，这位伟大、正直的科学家佩滕科弗在妻子和几个孩子去世后陷入绝望并自杀。

背景

佩滕科弗出生在巴伐利亚州，现位于德国南部。他于1845年毕业于医学专业，后来被任命为化学教授，1865年又被任命为卫生学教授。作为一名化学家，

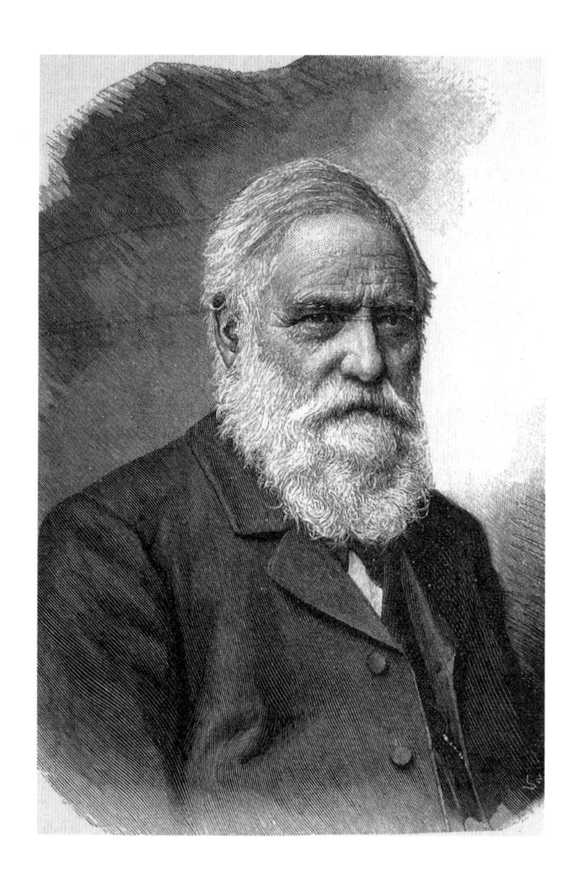

1 | 2

1 马克斯·佩滕科弗。
2 由佩滕科弗设计的慕尼黑下水道系统的检修孔。

佩滕科弗所做的工作具有足够的影响力，门捷列夫将他作为其化学元素周期表的“始祖”。但佩滕科弗所做的最大和最持久的贡献是他在卫生方面的工作。

佩滕科弗和霍乱

通过细致的研究，佩滕科弗确信卫生条件差是人类疾病的主要原因。多年来，霍乱多次席卷欧洲，夺走了大量患者的生命。一些专家认为，这是一种传染性疾病，因为它的传播路线似乎与贸易路线相吻合。佩滕科弗反驳了霍乱是传染病的观点，并且他有充分的理由这么做。

佩滕科弗认为，即使霍乱在一个地区蔓延，仍然有许多地区没有出现霍乱。因此，他声称，这种疾病是污水浸泡土壤的结果，这有助于解释为什么像法国里昂这样拥挤的城市并没有出现霍乱的流行。里昂坐落在花岗岩上，没有其他城市中引起疾病的腐烂土壤。

这一观点与科赫等人的理论明显不同，科赫认为霍乱是通过细菌污染食物或水传播的，细菌在人体肠道内繁殖，然后通过粪口途径传播。科赫发现了造成这种疾病的原因，并确信细菌接种才是霍乱在人与人之间传播的关键步骤；另外，当水源受到污染时，这种疾病也可能会流行。

留给世界的遗产和教训

在认为霍乱与土壤有关的想法的驱使下，佩滕科弗提出了一些有益的建议。他觉得，关键是要确保土壤保持干燥和无污染。因此，他试图将干净的水引入城市，并通过污水处理系

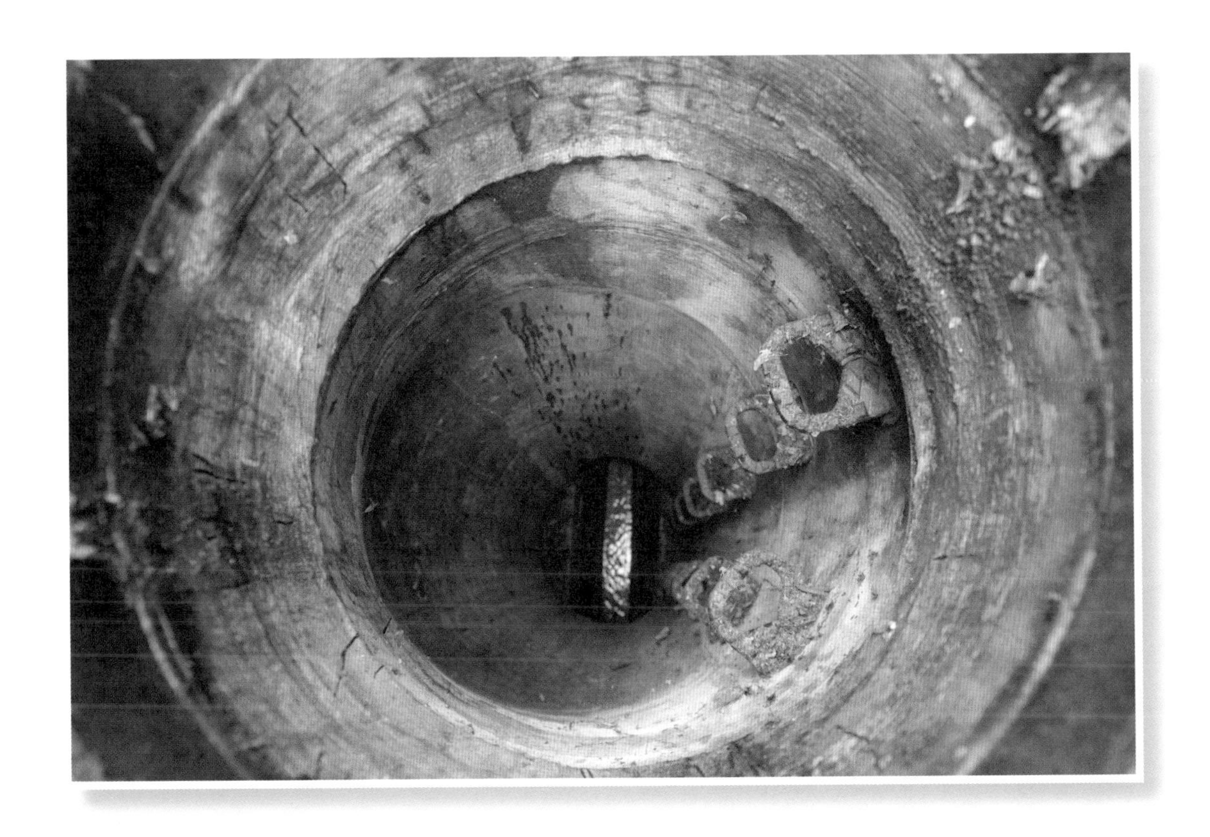

统排出废物。尽管今天，大多数人都会说科赫是对的，而佩滕科弗是错的。但是佩滕科弗的建议挽救了数十万甚至数百万人的生命。

佩滕科弗具有相当大的影响力，人们普遍认为他是一个细心的研究员，也是一个高尚的人。他的建议确实改善了人们的健康状况。最重要的是，他的分析有利于当时的经济和政治家，因为他们不需要限制国际贸易或国内贸易来阻止疾病的传播。相比之下，科赫则面临着一场艰难的战斗。

随着佩滕科弗生命终点的临近，科学界越来越多地转向支持科赫和那些相信许多疾病都会传染的人。1894年，佩滕科弗虽然退休了，但他继续写作，并于1899年完成一篇关于水净化的论文。随着妻子和几个孩子的去世，佩滕科弗感到越发的绝望，并于1901年开枪自杀。

佩滕科弗的故事虽然悲惨，但它提醒我们，即使是伟大的头脑，在看到同样的证据时，也会得出完全不同的结论。这也清楚地表明，一个科学家不必在理论上准确无误地提供巨大的利益。最后，也是最重要的，佩滕科弗的故事是一个值得纪念的，说明传染病的历史是以错误和“死胡同”为特征的，它们并不总是直接通向真理的。

23 “史上最大的流行病”
关于西班牙流感的十大误区

2018年是1918年大流感一百周年纪念，从1918年1月到1920年12月，全球约有5亿人感染了流感。据报道，此次流感导致了5000万至1亿人死亡，约占世界人口的5%。尤其值得注意的是，1918年的流感夺走了很多原本健康的年轻人的生命，而不是通常易患病的儿童和老年人。有人称1918年的大流感是史上最大的流行病。

在过去的100多年里，1918年的大流感一直是人们研究和猜测的一个主题。关于它的起源、传播和后果，人们提出过许多假设和猜想。因此，关于这种毁灭性的疾病，许多误解已经形成并持续存在。通过对其中十大误区的思考和纠正，我们可以对实际发生的事情有一个更深入、更准确的认识，为今后预防和减轻此类灾害提供借鉴。

1. 大流感起源于西班牙

没有人相信所谓的“西班牙流感”起源于西班牙。这场大流感之所以获得这个绰号，可能与当时如火如荼的第一次世界大战有关。由于战争的缘故，德国、奥地利、法国、英国和美国很有可能都压制了有关流感严重程度的报道。相比之下，中立的西班牙没有必要对流感保密，这就造成了那里的疫情首当其冲的假象。事实上，这次流感的地理起源到今天仍不清楚，但人们猜测，可能源自东亚、欧洲或美国堪萨斯州。

2. 大流感是“超级病毒”的结果

1918年流感的迅速传播，使它在大流行的前六个月就夺走了2500万人的生命，这让一些人担心人类的末日就快来了，同时，也助长了流感病毒特别致命的盲目猜测。然而事实上，最近的研究表明，这种病毒本身并没有比其他病

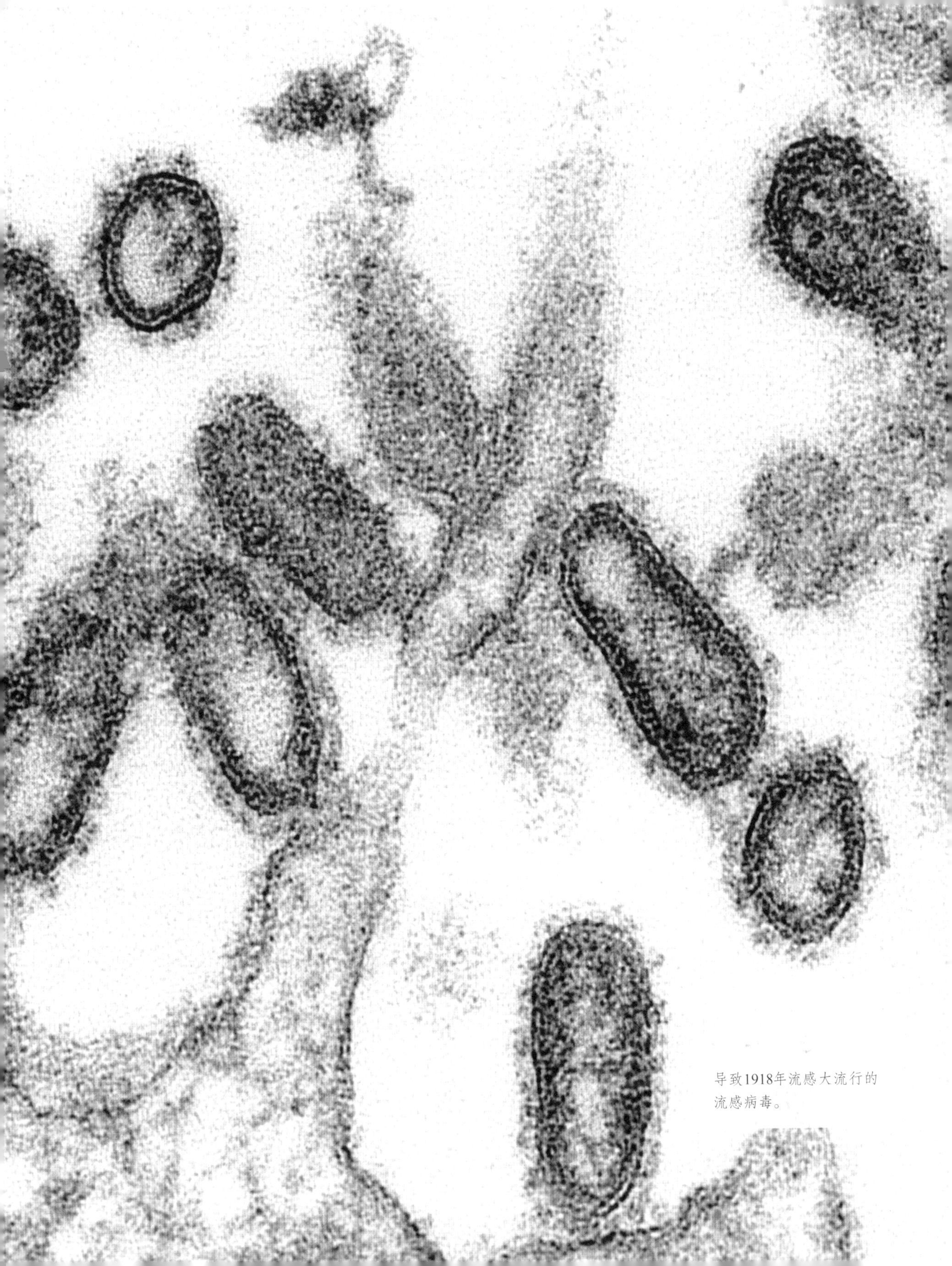

导致1918年流感大流行的流感病毒。

毒株更具攻击性。1918年流感的高死亡率很大程度上可归因于军营和城市环境拥挤，以及营养和卫生条件差，至少在一定程度上与战争有关。但现在认为，当时许多病例死亡的原因是继发性细菌性肺炎。

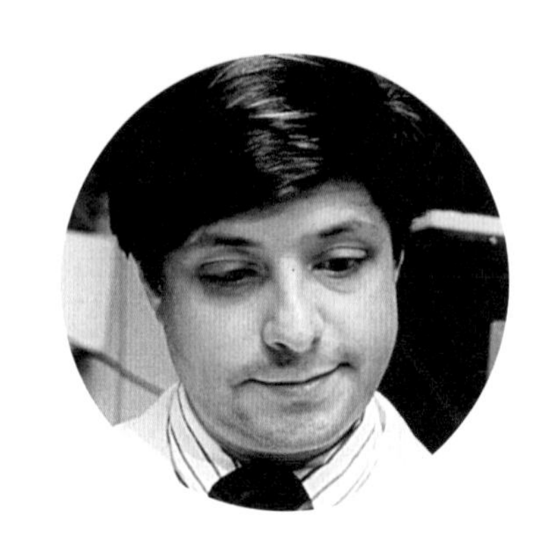

3. 第一波大流感是最致命的

与此相反，1918年上半年暴发的第一波大流感造成的死亡人数相对较低，而在同年10月至12月的第二波大流感中，死亡率最高。1919年春天的第三波大流感比第一次更致命，但比第二次要轻。第二波流感死亡率的显著增加被认为是病毒突变为一种更致命的病毒株所致的。但人们对病毒的反应很可能放大了病毒的突变。因为轻症患者通常待在家里，而重症患者经常挤在医院和营地，增加了致命性菌株的传播。

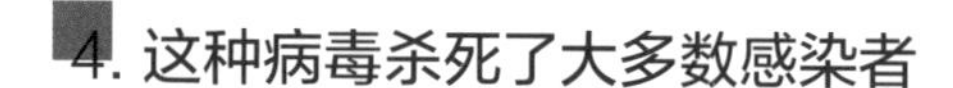

4. 这种病毒杀死了大多数感染者

事实上，感染1918年流感的绝大多数人都活了下来，感染者的死亡率一般不超过20%。然而，不同群体的死亡率各不相同。在美国，美洲土著居民的死亡率特别高，甚至在某些地方，整个社区的人都死了。这种疾病的症状是不寻常的，某些病例可能会出现包括鼻、耳、肠出血，这使得一些公共卫生专家认为他们完全是在对付另一种疾病，如登革热或伤寒。当然，即使20%的死亡率，也远远超过了典型流感不到1%的死亡率。

5. 当时的治疗方法对疾病影响不大

诚然，在1918年的大流感期间，没有特殊的抗病毒治疗方法。今天，这种情况仍在相当程度上持续存在，其标准治疗仍是“支持治疗”。然而，一位研究人员提出，许多流感病例死亡的原因是阿司匹林中毒。支持这一假设的事实是，医学当局建议每天服用高达30克的大剂量阿司匹林，而在今天，约4克阿司

1 | 2 / 3

1 美国国家过敏和传染病研究所的病毒学家杰佛里·陶本伯格（Jeffery Taubenberger）。

2 这则旨在减缓病毒传播的广告中使用了一名戴着口罩的堪萨斯州芬斯顿营护士的照片，指导大家更好地预防流感。

3 堪萨斯州芬斯顿营。这是1918年第一次世界大战退伍军人中首次出现这种流行病的病房。

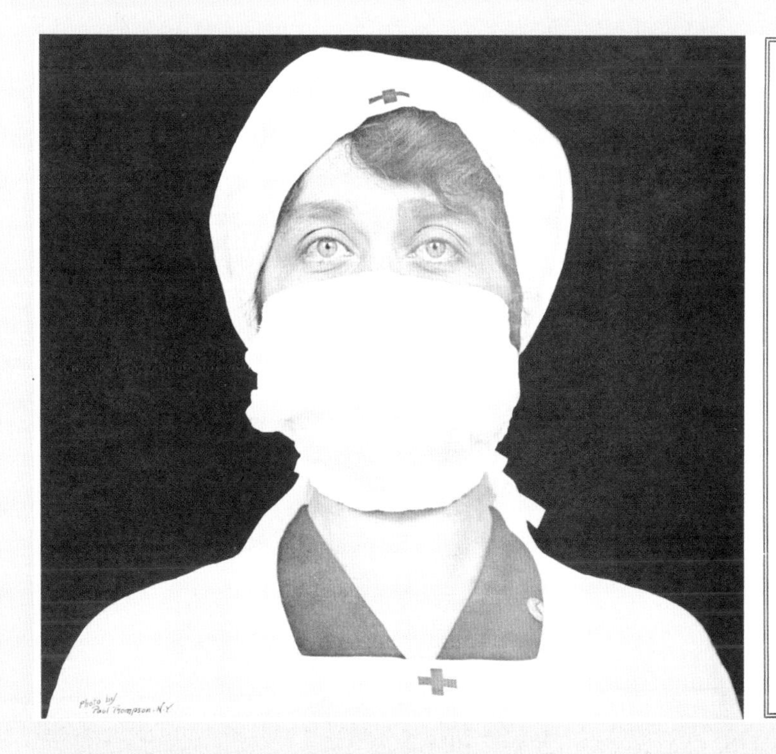

To Prevent Influenza!

Do not take any person's breath.

Keep the mouth and teeth clean.

Avoid those that cough and sneeze.

Don't visit poorly ventilated places.

Keep warm, get fresh air and sunshine.

Don't use common drinking cups, towels, etc.

Cover your mouth when you cough and sneeze.

Avoid Worry, Fear and Fatigue.

Stay at home if you have a cold.

Walk to your work or office.

In sick rooms wear a gauze mask like in illustration.

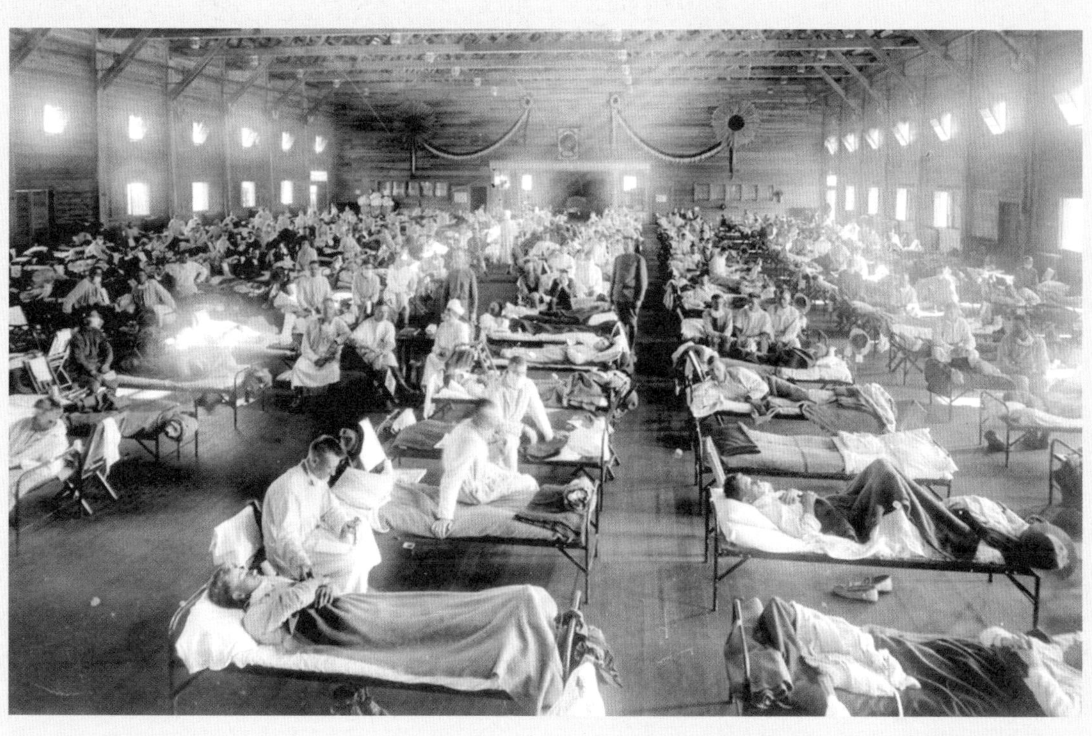

匹林就被认为是每日最大剂量。大剂量阿司匹林可能导致大流感期间出现的许多假定症状（the supposed symptoms），如出血。然而，在阿司匹林不那么容易获得的其他地方，死亡率同样高。

6. 这场大流感在当时的新闻中占主要地位

公共卫生官员、执法官员和政治家有理由低调处理1918年流感的严重性。如前所述，一个因素是人们担心在战时，全面披露疫情可能会使盟国气馁，使敌人胆大妄为。另一个因素是为了维护公共秩序和避免恐慌。不过，官方确实做出了回应。在大流感最严重的时候，许多城市实行了隔离，有些城市甚至停止了包括警察和消防在内的基本服务。当然，许多个人和社区也以英雄主义作为回应，护士在大流感期间的贡献大大提高了公众对这一职业的尊重。

7. 大流感改变了第一次世界大战的进程

1918年的流感不太可能改变第一次世界大战的进程，因为战争双方受到的影响相对来说差不多。然而，毫无疑问，是战争深刻地影响了这一流行病的进程。数百万军队的动员和集中为病毒

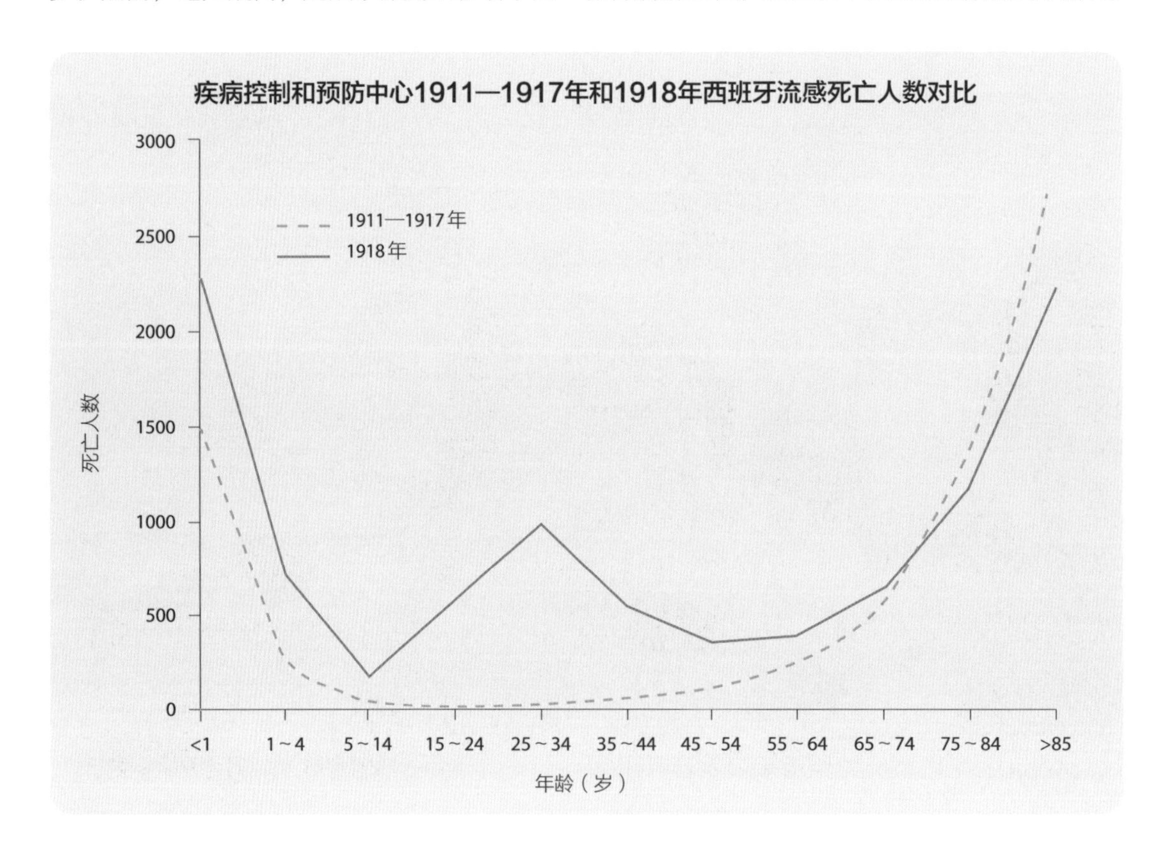

提供了理想的环境，使其更具毒性，并促进了其在全球范围内的传播。在军队服役多年的士兵比新兵的死亡率要低，这一事实支持了这样一个假设，即先前暴露于流感病毒毒株的经历可以为机体提供一些保护。

8. 广泛的免疫接种结束了大流感

事实上，我们今天所知的流感免疫接种在1918年并没有实施，因此对结束大流感没有任何作用。大流感结束的一个因素是，通过感染的自然过程产生的免疫起到了关键作用。例如，那些在相对温和的第一波流感中被感染的人，在高致死性的第二波流感中被保护免受感染。大流感结束的另一个因素可能是这种快速变异的病毒发展成了杀伤力较低的毒株。自然选择模型预测了这一点，这表明高致死菌株比低致死菌株传播（宿主迅速死亡）的机会要少，因此自然选择有利于后者。

9. 从未进行过这种病毒的基因测序

2005年，研究人员宣布他们成功地确定了1918年流感病毒的基因序列。病毒是从埋在阿拉斯加永久冻土层中的一名流感患者的尸体中，以及当时感染流感的美国士兵的样本中发现的。两年后，感染了这种病毒的猴子出现了

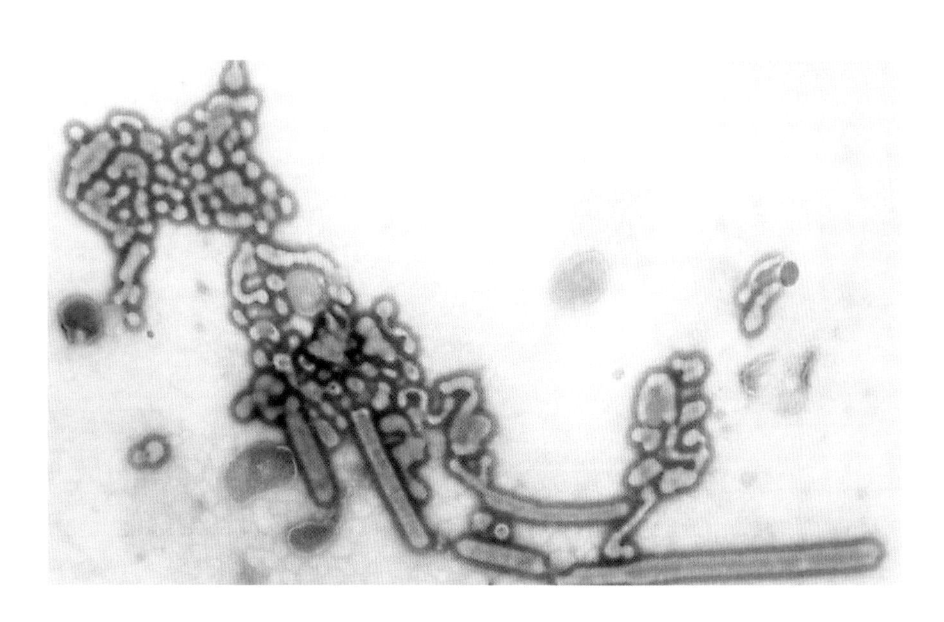

甲型流感病毒的电子显微照片。

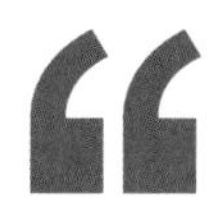

> 流感流行往往每隔30～40年发生一次，专家认为下一次流行不是‘会不会’而是‘何时’的问题。

大流感期间观察到的症状。病理分析表明，猴子的死亡是由于免疫系统对病毒的过度反应，即发生了细胞因子风暴，这有助于解释为什么当时的大流感在健康的年轻人中导致的死亡率最高。

10. 1918年的大流感留给今天的教训不多

流感流行往往每隔30～40年发生一次，专家认为下一次流行不是“会不会”而是“何时”的问题。从1918年流感大流行中吸取的、适用于今天的教训包括免疫接种的重要性，特别是对易受感染人群的免疫；监测系统，以便在更容易控制的早期阶段发现下一次流行；使用1918年没有的抗生素来对抗继发性细菌感染；积极制订公共卫生灾害计划，包括隔离和处理大量重病和临终病人。也许今天最大的希望在于广泛改善营养、卫生和生活水平。

今天的流感

大多数流感病人都伴随发烧、流鼻涕、喉咙痛、咳嗽、肌肉酸痛、头痛和疲劳等症状。虽然1918年的流感大流行已经从人们的记忆中消失了，但我们可以继续从中吸取教训，从洗手和免疫常识的价值到流感生物学前沿研究和抗病毒药物开发的巨大潜力。在可预见的未来，流感大流行仍将是人类生活节奏的一个年度特征，只能希望，我们已经充分吸取了这场大流行病的教训，以减轻另一场可能的全球性灾难。

1918年10月，在疫情最严重的时候，一名纽约交警戴着口罩。

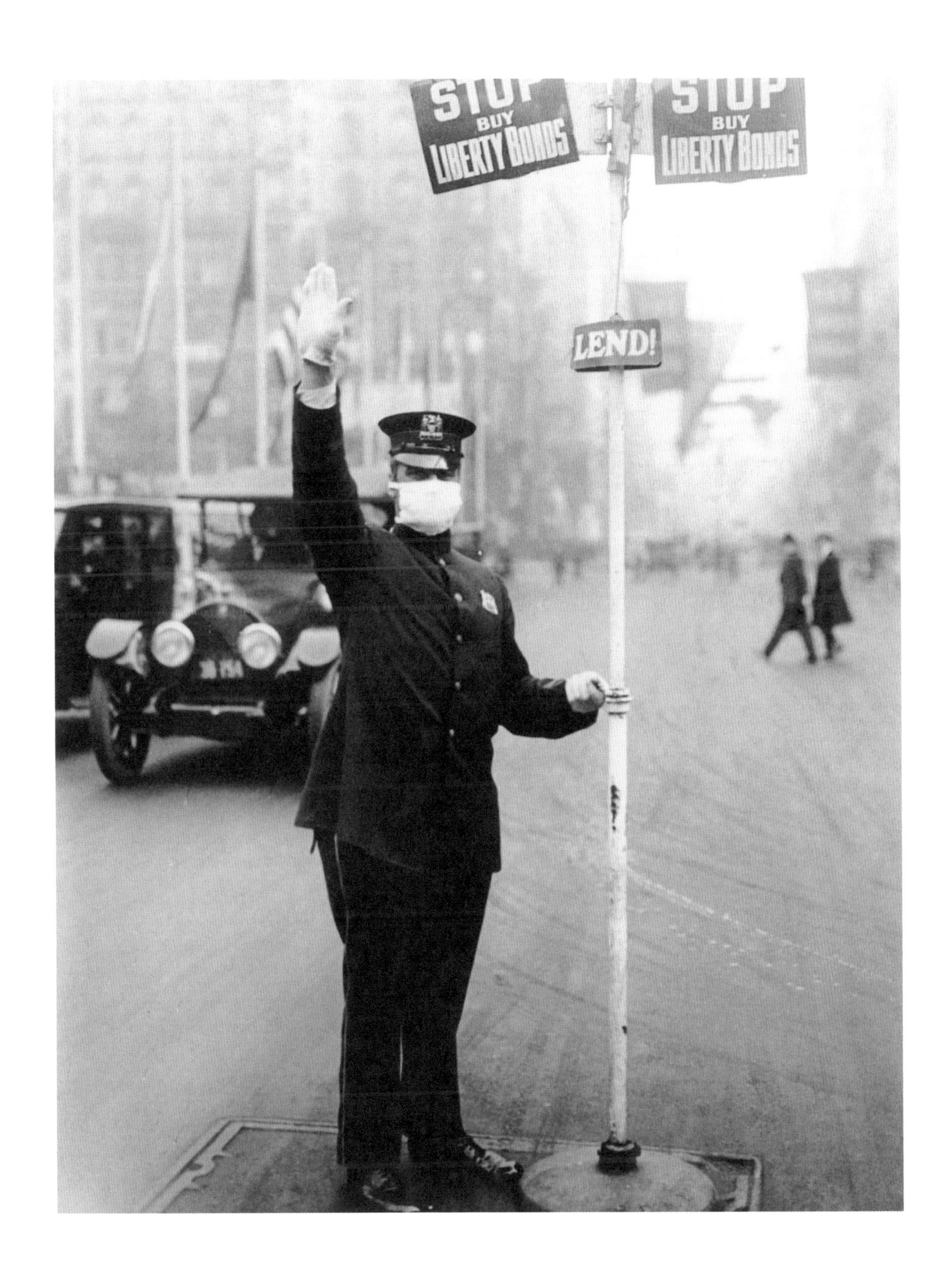
STOP
BUY
LIBERTY BONDS
STOP
BUY
LIBERTY BONDS
LEND!

24 世界上最致命的动物

世界上最致命的动物是什么？要回答这个问题，首先要知道我们所说的“动物”是什么意思。动物是一种多细胞生物，它必须吃其他生物或其他生物的产物才能生存。动物呼吸氧气、四处活动，并进行有性繁殖。细菌和病毒等微生物不是动物。据估计，地球上有大约700万种动物，它们可能是在6亿年前从同一个祖先进化而来的。

当被问及最致命动物的名字时，许多人会首先想到鲨鱼、熊或蛇，但这些答案都是错的。事实上，有一种我们非常熟悉的大型动物，其杀死的人比所有这些动物加起来还要多，这种动物，就是人类。在一个普通的年份里，人类杀死了近50万个同胞。而在冲突频繁的时期，这个数字还会进一步增加。例如，在第二次世界大战期间有7000万人死亡。

小而致命

但在这些冲突之外，人类并不是首恶。“最致命的动物”这个名号属于一种相对较小的生物，它们有3000多个不同的物种。它的名字表示它是小的飞行物，这些生物在水面上产卵，孵化成幼虫，然后成熟为有翅昆虫。这些成熟的生物以各种生物的血液为食，其中包括两栖动物、爬行动物、鸟类和哺乳动物，尤其是人类。

世界上最致命的动物，至少对人类来说，是蚊子。据估计，近几十年来，每年有多达100万人死于蚊子及其传播的感染，其中最突出的是疟疾。某些种类的蚊子可以携带单细胞疟原虫，当雌性蚊子在为繁殖做准备而去寻找血液为食时，疟原虫便通过蚊子的唾液进入人体的血液中。

疟疾得名于“坏空气”，这是一个古代医生将其与沼泽联系在一起的说法。法国内科医生查尔斯·拉维伦（Charles Laveran）获得1907年诺贝尔生理学或医学奖，部分原因是他发现了红细胞内的疟原虫。此后不久，古巴医生卡洛斯·芬莱收集到证据，证明蚊子参与了将这种疾病传播给人类的活动。

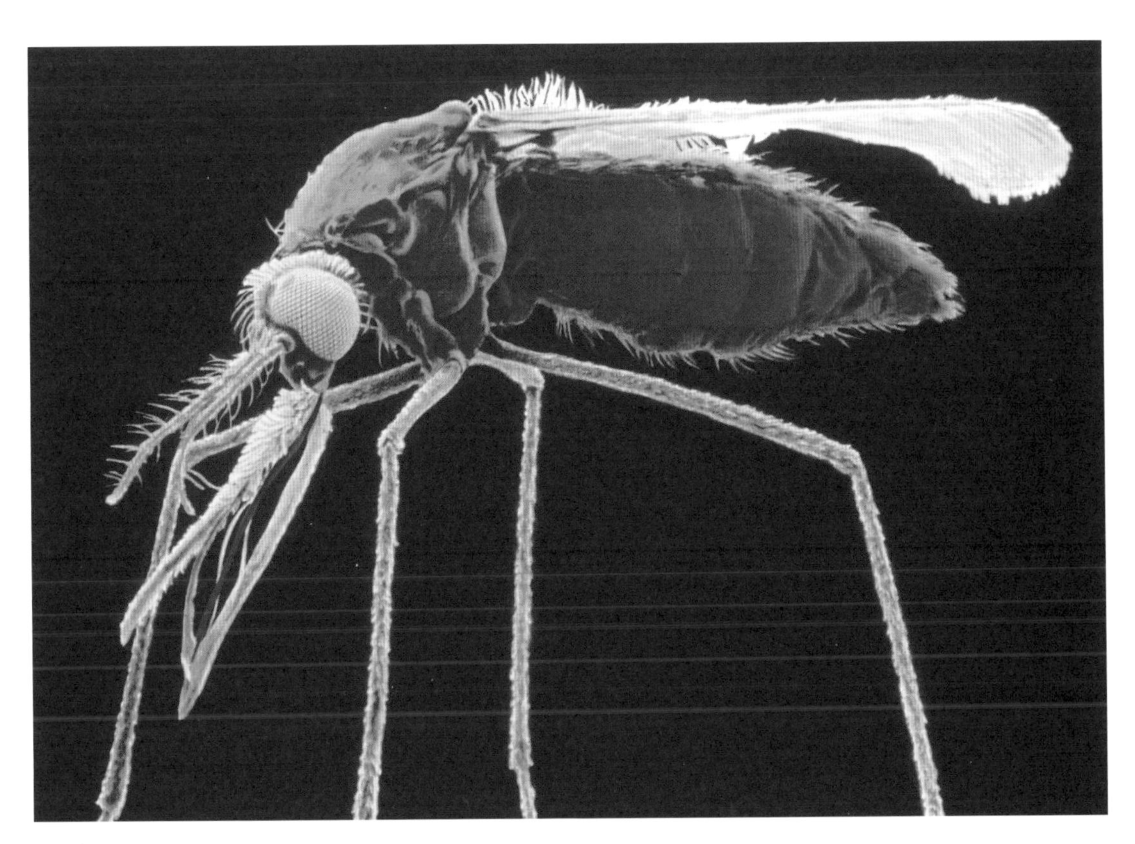

一只蚊子。

在数万年前的琥珀中已找到导致疟疾的病原体存在的证据。今天，由于蚊子通常在较温暖的环境下活动，因此，疟疾往往在赤道地区流行，主要见于非洲和东南亚。据统计，每年有超过2亿个新感染病例，其中儿童约占死亡人数的三分之二。欧洲和美国每年新感染的人数要少得多，只有数千人。

疟疾的症状和进展

疟疾的症状通常在感染后10～20天开始，伴随着流感样的症状，包括头痛、发烧和肌肉酸痛。更严重的症状包括呼吸窘迫、癫痫发作和昏迷，严重者甚至会死亡。疟疾的典型症状是周期性的，所谓的每两到三天出现一次的发烧，与疟原虫释放入血的规律一致。

疟原虫是一种原生动物。一旦通过蚊子的叮咬进入宿主的血液，这些微生物就会迁移到肝脏，从那里开始繁殖，且几周内不会引起症状。但当它们“逃出”肝细胞后，就会重新进入血液，开始感染红细胞。当它们从一些红细胞中分裂出来并感染其他红细胞时，就会引起典型的波状热。

免疫系统很难将疟疾清除，这是因为疟原虫大部分时间都隐藏在肝脏和红细胞内。受感染的红细胞被身体视为有缺陷的细胞，这些有缺陷的红细胞会被脾脏吸收并在其中循环。然而疟原虫通过将受感染的红细胞附着在小血管壁上，从而避免了这种命运，同时又在一定程度上干扰了氧气的输送。

遗憾的是，现在还没有推出有效的疟疾疫苗，但是已经有了防治疟疾的手段，包括预防传播和药物治疗。疟疾要在一个地区流行，必须满足三个条件：蚊子必须以相对大的密度存在；人口密度也需要达到一定程度；蚊子必须有较高的传播率（到人）。这就为减少或消除这种疾病提供了几种方法。

1 红细胞中的疟原虫细胞。
2 警告蚊虫滋生地的海报。

1 | 2

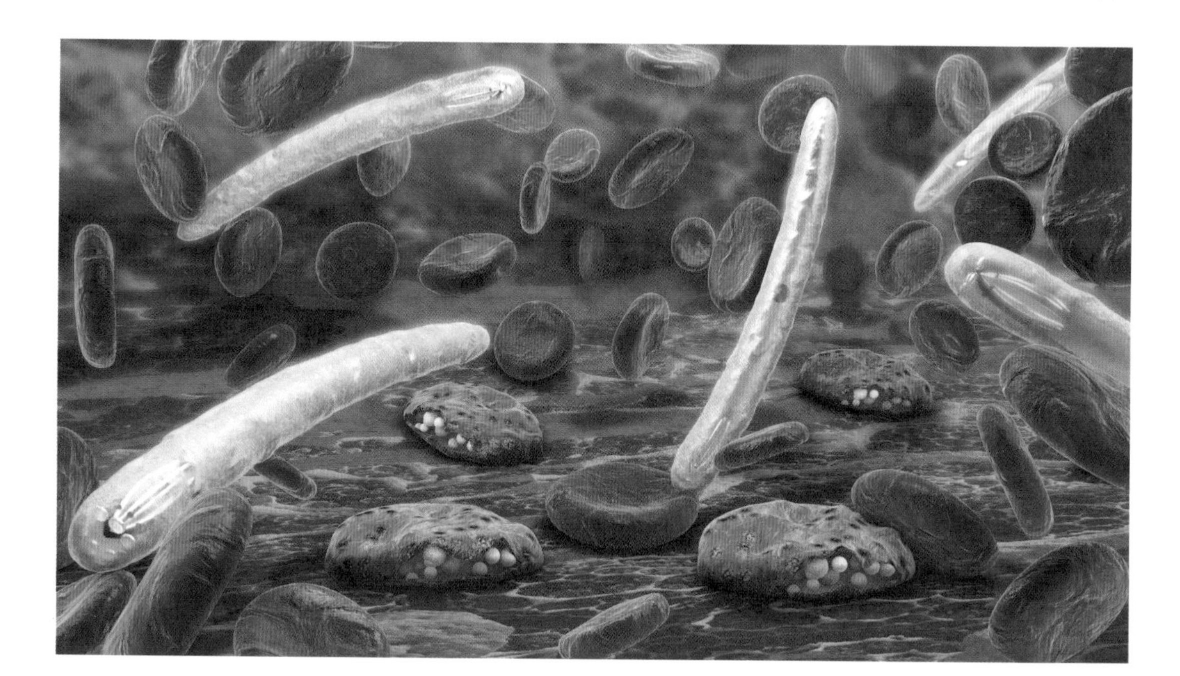

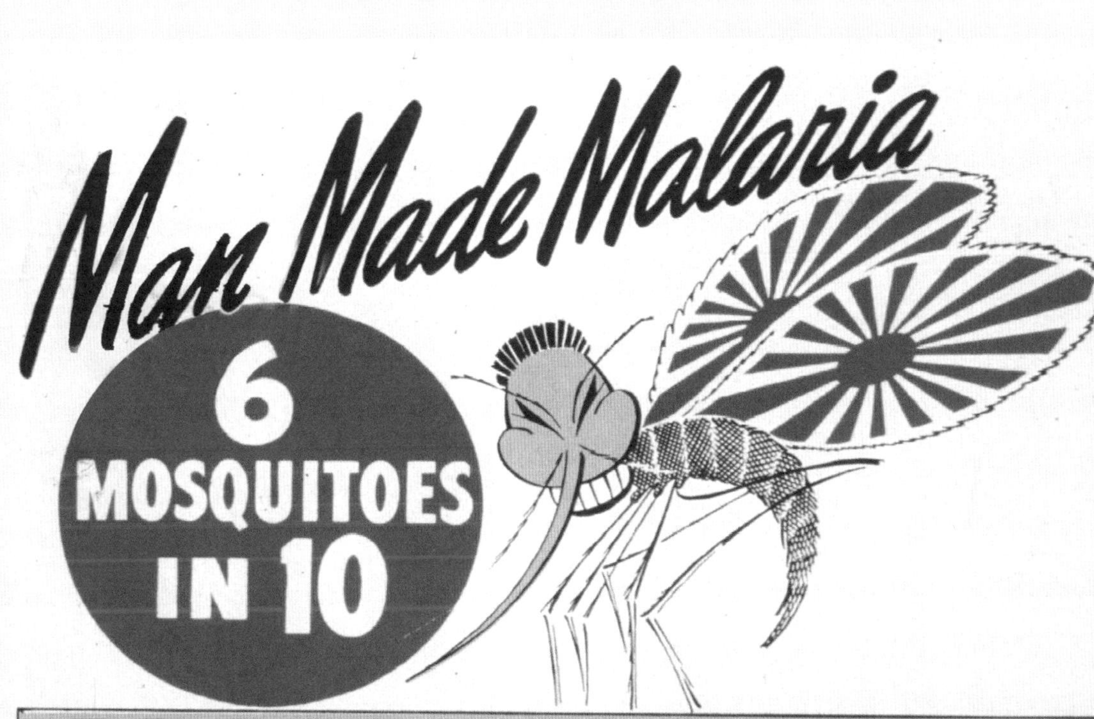

BREED IN WATER

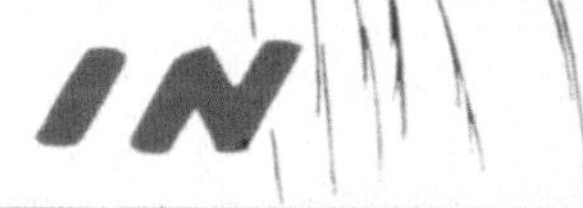

UNNECESSARY RUTS

ABANDONED ROADS

BLOCKED DITCHES

FOX AND SHELL HOLES

防治疟疾

防治疟疾的一种方法是消除它的媒介——蚊子。驱虫剂可以防止蚊子叮咬，而杀虫剂可以杀死蚊子。在20世纪得到广泛使用的一种杀虫剂是滴滴涕。保罗·穆勒发现了它的杀虫特性，并于1948年获得诺贝尔生理学或医学奖。然而，雷切尔·卡森（Rachel Carson）在1962年出版的《寂静的春天》（*Silent Spring*）使人们开始关注滴滴涕对环境的不利影响，尤其是对鸟类的不利影响。

另一种减少疟疾的方法是使用蚊帐，以在蚊子和人之间建立物理屏障，特别是在夜间。为了提高其效力，可以在蚊帐上喷洒驱虫剂或杀虫剂。在疟疾流行的地区，如非洲部分地区，估计有

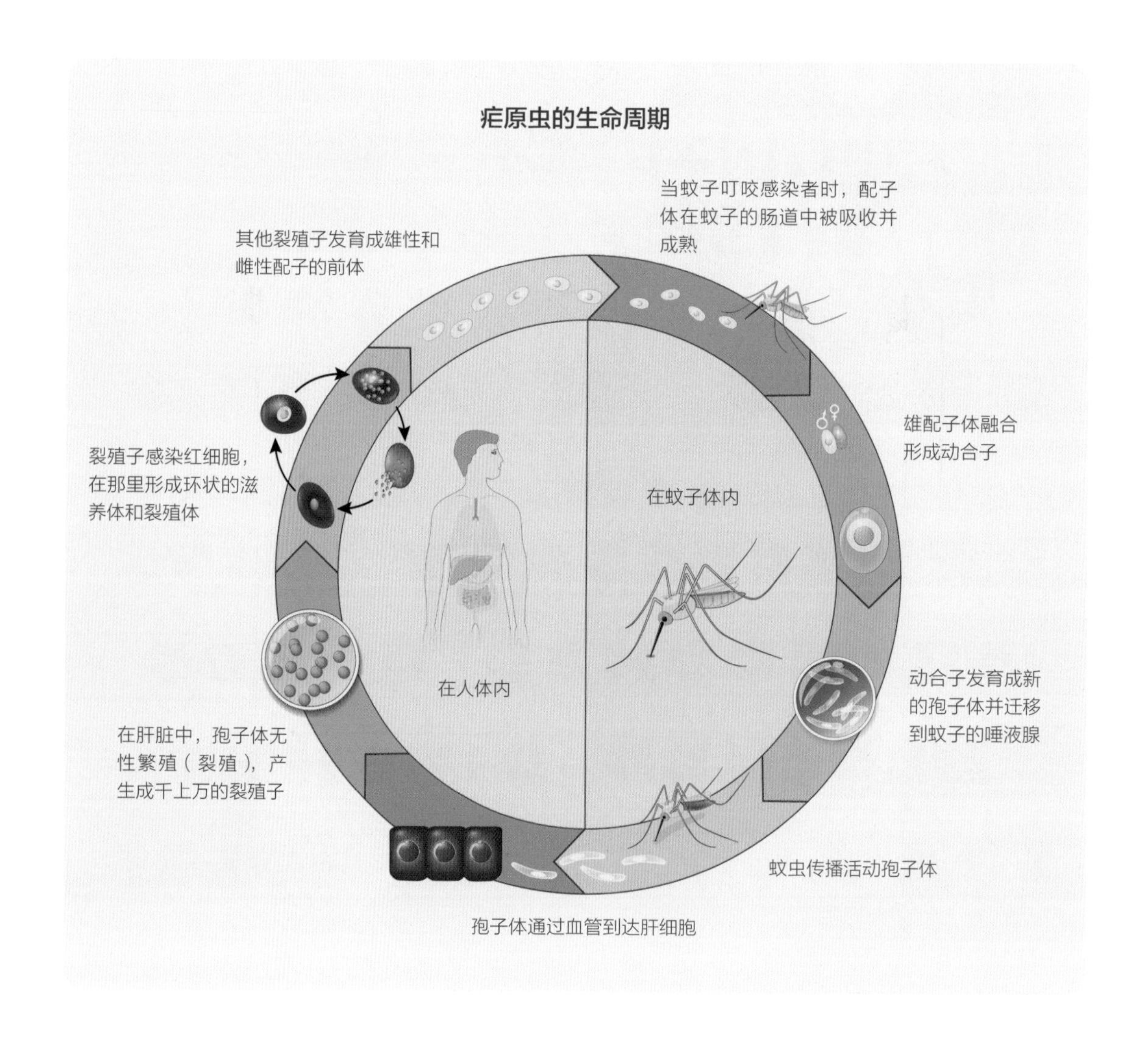

MALARIA

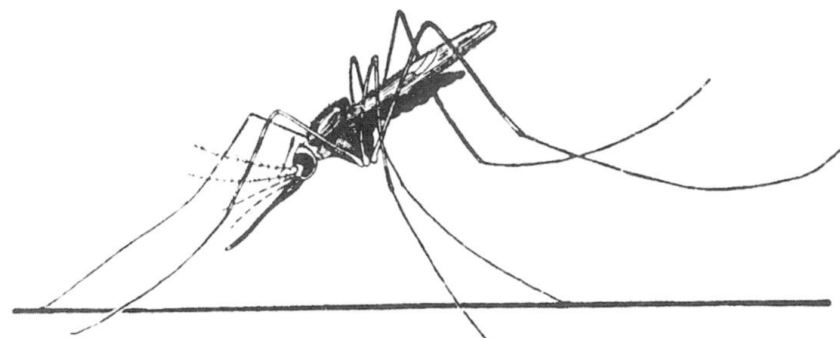

CURED BY

QUININE

TAKE THE STANDARD
TREATMENT

SEE YOUR PHYSICIAN

MISS. STATE BOARD OF HEALTH

宣传疟疾治疗的公共卫生海报。

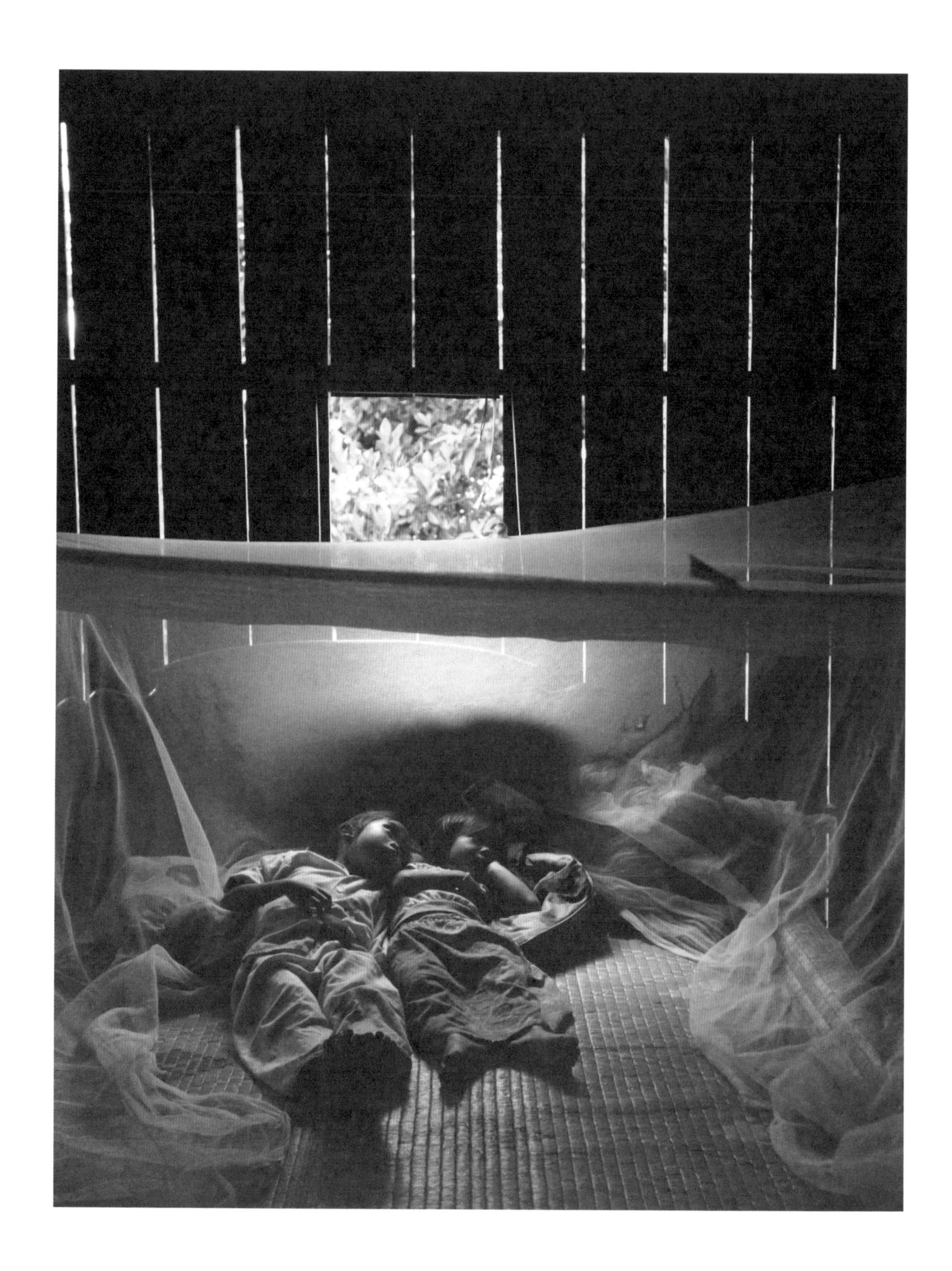

1 使用蚊帐防止蚊虫叮咬。
2 加纳科学家致力于控制疟疾。

数千万儿童得到了蚊帐的保护，尽管目前仍有许多儿童没有蚊帐。

毫不奇怪的是，当蚊子种群经过长时间的杀虫剂处理后，它们会产生抗药性。这种抗药性与细菌对抗生素产生抗药性的自然选择原理相同。减少蚊子数量的其他方法还有排放或掩盖蚊子繁殖的水域，这一举措在人口密度高的地区尤其有效。

疟疾感染可以采用口服药物治疗，现在通常是联合用药，以减少对任何单一药物产生耐药性的机会。在20世纪70年代，中国的屠呦呦教授发现了一种以中药为基础的青蒿素，对治疗疟疾非常有效，屠呦呦也因此获得了2015年诺贝尔生理学或医学奖。其他长期用于治疗疟疾的药物包括奎宁和氯喹。

对抗这一致命疾病的希望之源包括开发抗疟原虫的新药，以及采用基因技术防治蚊媒。其中一项技术是在疫区引入大量不育雄性蚊子。此外，疟疾疫苗也正在积极研制中。反复感染这种疾病的人最终会获得免疫，这一事实也使科学家们有了十足的理由相信最终研制出有效疫苗的可能性。

1 | 2

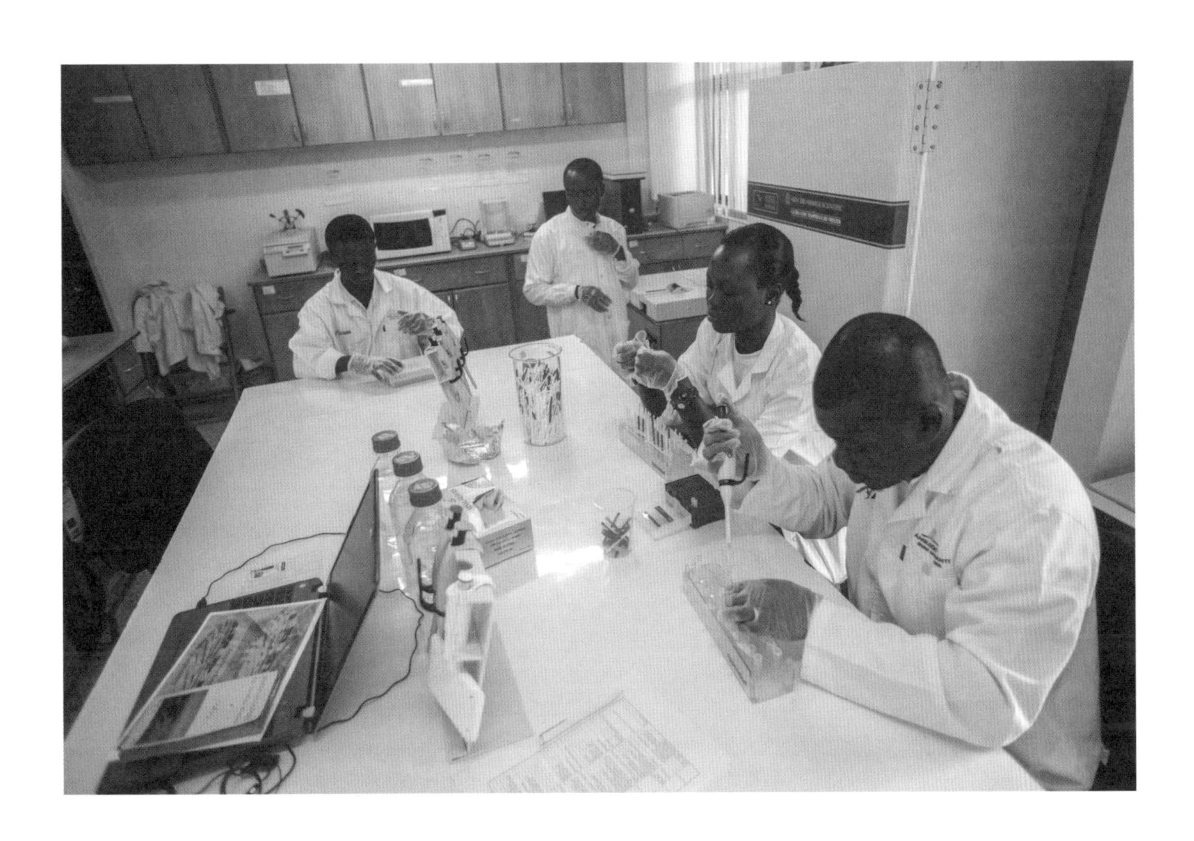

25 性病：性传播感染

本章重点讨论除艾滋病病毒/艾滋病和人乳头瘤病毒/宫颈癌以外的性病，但这两种病毒会在下文分别涉及。除艾滋病病毒/艾滋病以外，全球约有10亿人感染某种性病，每年导致超过10万人死亡。在美国，每年大约有20万新发性病病例。

一般来说，预防性病最有效的手段是避免性行为。此外还有其他途径，包括减少性伴侣的数量、使用屏障避孕手段（特别是避孕套）、注射疫苗阻断乙肝病毒和人乳头瘤病毒感染，等等。许多性病都可以通过抗生素治愈。

性病（STIs）正如其名所指，即通过性行为传播的传染病。很多感染者在一段时间内保持无症状或仅出现轻微症状，这导致了性病的传播率更高。有些性病还可以从母亲传染给婴儿（通过母婴传播）。目前已知的性病有20多种，其中大部分由细菌、病毒和寄生虫引发。

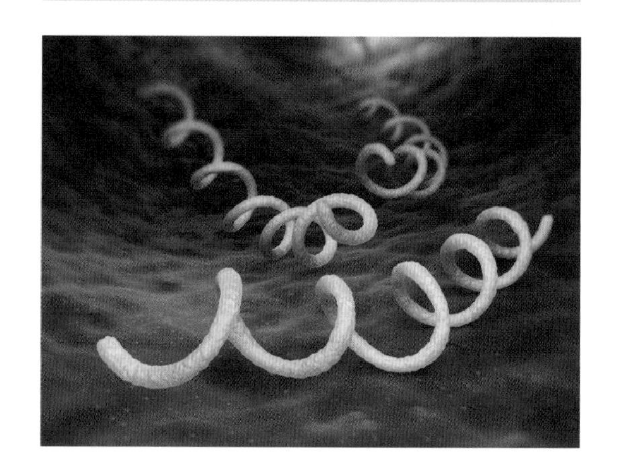

梅毒

梅毒是由梅毒螺旋体引起的，后者呈螺旋状，常被称为螺旋体。起初，感染部位会出现溃疡，但随后可能会发展为大范围的皮疹，紧接着在几年甚至几十年后会出现心脏和神经系统紊乱问题，并可能导致病人的死亡。

据估计，每年约有5000万人感染梅毒，其中包括600万新发病例和10万人死亡。幸运的是，一剂普通的抗生素如青霉素就可以治愈其初期感染。但当梅毒发展到晚期时，通常需要更多的治疗疗程。

1 导致梅毒的细菌——梅毒螺旋体。
2 针对梅毒的美国公共卫生海报。

1 | 2

EASY TO GET...

Syphilis and Gonorrhea

梅毒的起源尚未可知，但它似乎在欧洲人到来之前就已经存在于美洲大陆，并且可能由早期的探险家带回欧洲。最初的梅毒病例报告见于15世纪末法国入侵时期的意大利，因此导致一些人将其称之为法国病。

在螺旋体发现之前，人们普遍认为梅毒是一种通过性传播的传染病，并且这种认识的广泛流传致使滥交和卖淫进一步污名化。一些用来治疗这种疾病的化合物，如汞化物（含汞化合物），对病人造成的伤害可能不亚于梅毒本身。

梅毒螺旋菌于1905年被发现，其第一种有效的治疗方法，即含砷的砷凡纳明，随即被发现。这是最早有效治疗传染病的化学治疗方法之一，但当青霉素在20世纪40年代被广泛应用时，它便被青霉素取代了。

梅毒史上最黑暗的篇章之一是美国在20世纪中叶进行的塔斯基吉和危地马拉梅毒研究。在塔斯基吉梅毒研究中，贫穷的黑人男性患者在未被告知和没有治疗的情况下，被跟踪观察了数十年之久。在危地马拉研究中，受试者未经同意就感染了梅毒。

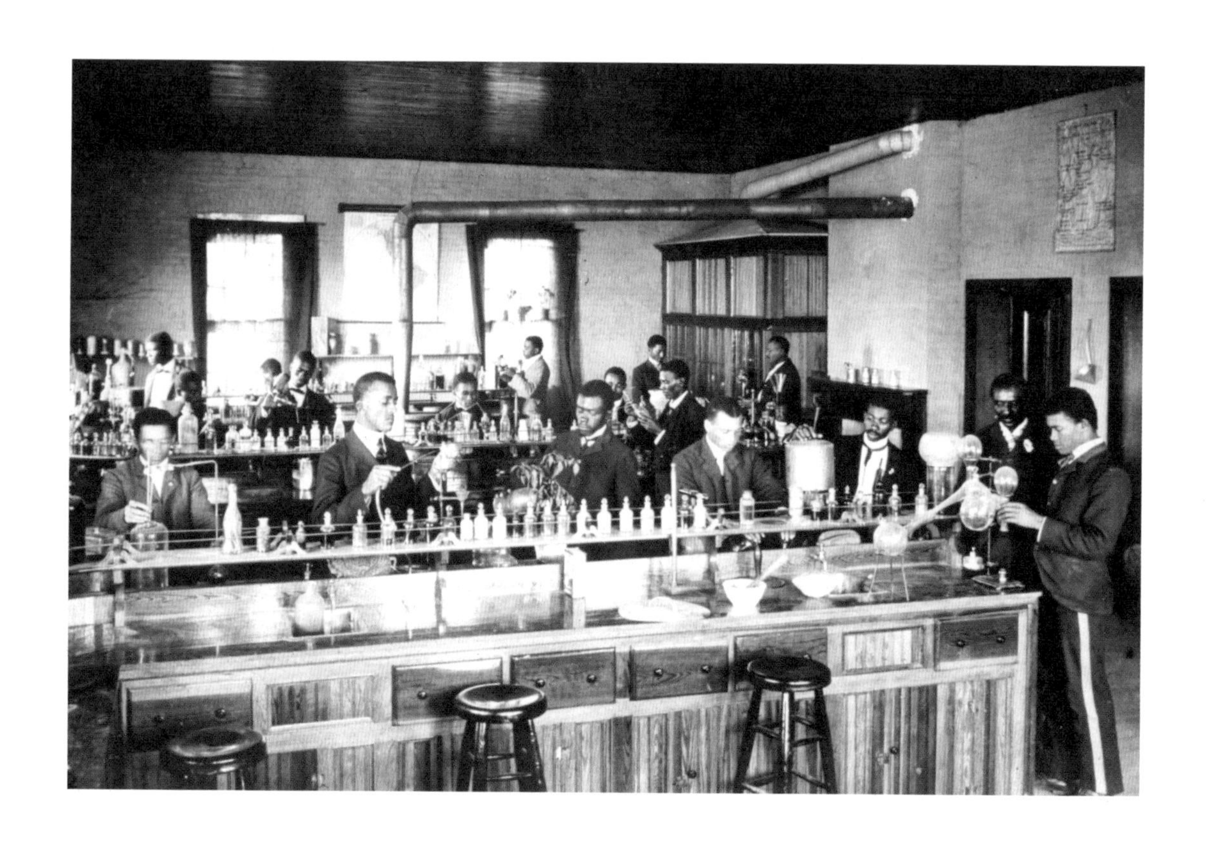

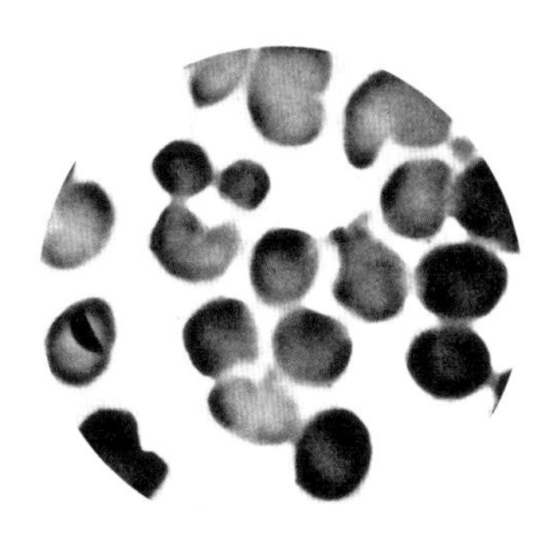

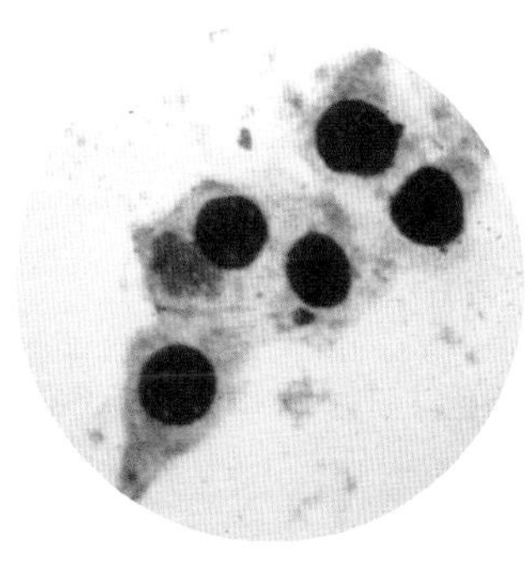

1 亚拉巴马州塔斯基吉学院实验室的学生。
2 导致淋病的淋球菌。
3 沙眼衣原体。

淋病

淋病由淋球菌（gonococcus）引发。男性患者会出现排尿疼痛和阴茎分泌物，而女性患者会出现排尿疼痛、阴道分泌物、盆腔炎，并且导致子宫和输卵管感染。据统计，每年有多达1亿个新发感染病例。抗生素对于这种疾病非常有效，但是耐药性感染也正在加剧。

希腊医生盖伦曾将这种病命名为“Gonorrhea”，意思是“精液外流”，反映它可导致性器官的分泌物。一些学者怀疑《圣经》中有关淋病的描述。它可能是从法国巴黎的勒克拉皮耶（Le Clapier）获取了第一个名字“the clap”，那里有妓院且这种疾病在当地传播广泛。

致力于降低淋病传播的法律可以追溯到12世纪。1879年，艾伯特·奈瑟（Albert Neisser, 1855—1916）首次发现了淋球菌，也因此淋球菌的学名为淋病奈瑟菌。由于对疾病的认识不足，淋病的早期治疗使用汞化物和硝酸银。几十年来，青霉素一直对淋病有治疗效果，但20世纪80年代开始出现了对青霉素耐药的淋球菌。

衣原体

衣原体既可指代一种感染性病原体，又可指代由其导致的性病。衣原体是一种细菌，即沙眼衣原体。很多受感染的患者不会出现症状，但如果是女性则可能会出现排尿灼痛和阴道分泌物等症状。女性患者的并发症包括盆腔炎，可导致不孕和宫外孕风险增高。

据估计，每年新发衣原体病例数量约为6000万。与淋病一样，衣原体通常不是致命性疾病，但在发展中国家，其感染扩散到眼睛是导致病人失明的常见原因。这种疾病也可以通过母婴传播，可引发肺炎和眼疾（眼睛感染）等问题。

衣原体取名于希腊词根，含义为“披风”。1907年，这种致病微生物首次被发现。它的一个天然宿主是人体，并且它只在细胞内存活，这使其成为独特的细胞内细菌。它对常用的抗生素敏感，早期治疗可以预防并发症的发生。

疱疹

在疱疹病毒中，单纯疱疹病毒可引发口腔疱疹（嘴唇或嘴部水泡），也可引发生殖器疱疹（性器官水泡）。这些病变通常会破裂并形成溃疡，但通常可在几周内自愈。很多患者会历经反复发作，但复发频率和严重程度随时间递减。

有两种类型的致病疱疹病毒。单纯疱疹病毒1型（HSV-1）通常引起口腔病变，而2型（HSV-2）通常引起生殖器官病变。患者一旦被感染，病毒将会永久潜伏于其感官神经系统中，并在患者精神压力较大时复发。抗病毒药物可能有效，但是这种疾病无法彻底治愈，并且没有可用疫苗。

据估计，世界范围内至少三分之二的成年人受到了疱疹病毒的感染，其中很多人毫无感知。这种疾病在免疫系统受损的患者中尤为严重，如艾滋病病毒/艾滋病患者，他们可能会出现大脑和脑膜的炎症（脑炎和脑膜炎），以及肝脏炎症（肝炎）。

疱疹源于希腊语，含义是“爬行”，它反映了水泡的蔓延。疱疹已经被发现了几千年，一般认为，生殖器疱疹于100多万年前由黑猩猩进化给人类。导致疱疹的病毒于20世纪40年代被发现，此后，人类研发了多种抗病毒药物以控制这种疾病。

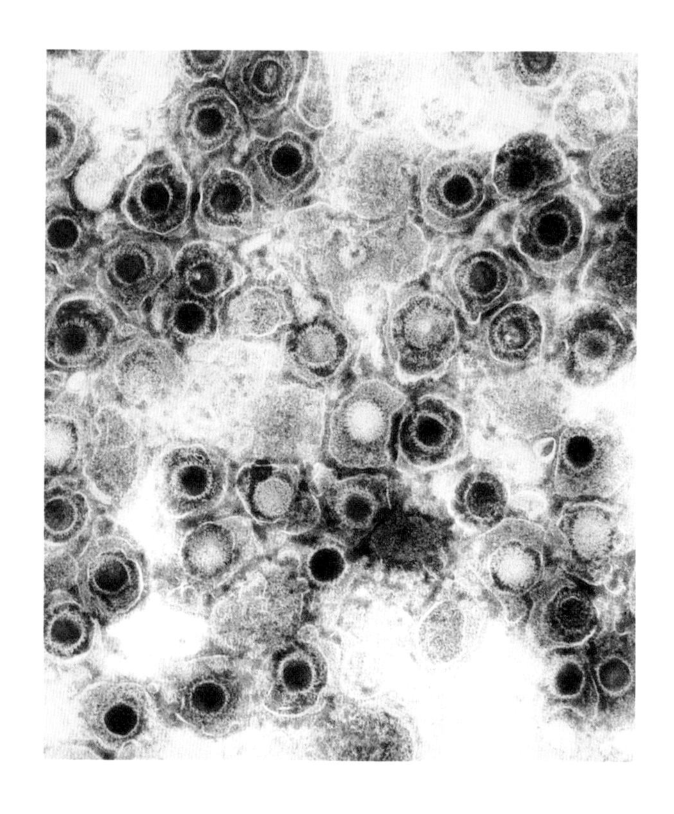

疱疹病毒的电子显微照片。

26 青霉素

一种又一种细菌感染在历史上一直困扰着人类，也许在征服致病细菌方面最引人注目的理程碑就是青霉素的发现和生产。青霉素是由苏格兰医生亚历山大·弗莱明（Alexander Fleming）于1928年意外发现的。

弗莱明出生于一个农民家庭，1906年他以优异的成绩从医学院毕业。他在第一次世界大战服役前从事细菌学研究，之后成为伦敦大学细菌学的教授。在目睹了许多士兵死于伤口感染后，弗莱明开始研究抗菌物质。

弗莱明的意外发现

他的第一个发现是溶菌酶，这是一种在黏液、眼泪和唾液中发现的具有抗菌特性的酶。在研究葡萄球菌（Staphylococci，一种常见的致病细菌）的过程中，他去度假了。当他回来时，他发现皮氏培养皿里有一种真菌。他还注意到真菌附近没有葡萄球菌菌落。

弗莱明接着开始培养真菌，他培养的是普通的霉菌青霉（Peniciuium，意为帚状枝），并分离出它产生的抗菌物质。他没有称之为“霉菌汁”，而是将其命名为“青霉素”。他证明青霉素不仅可以抑

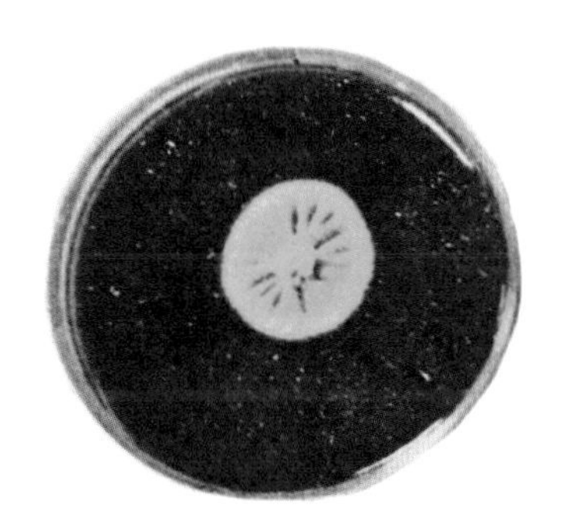
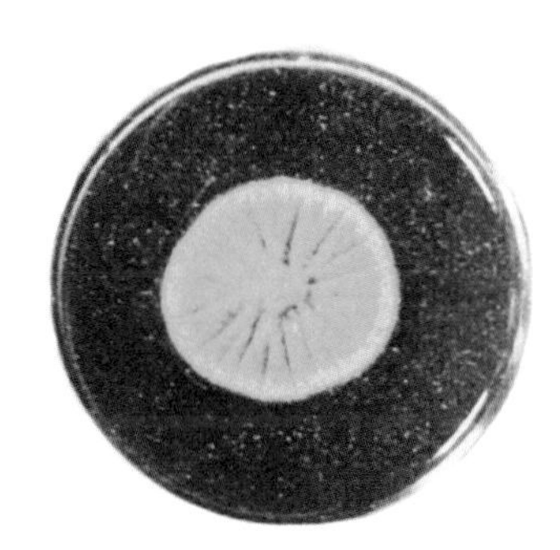
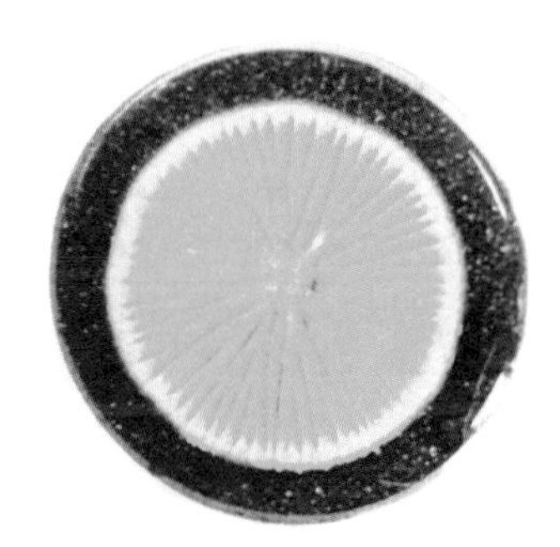

产生青霉素的霉菌在10天内的生长情况。

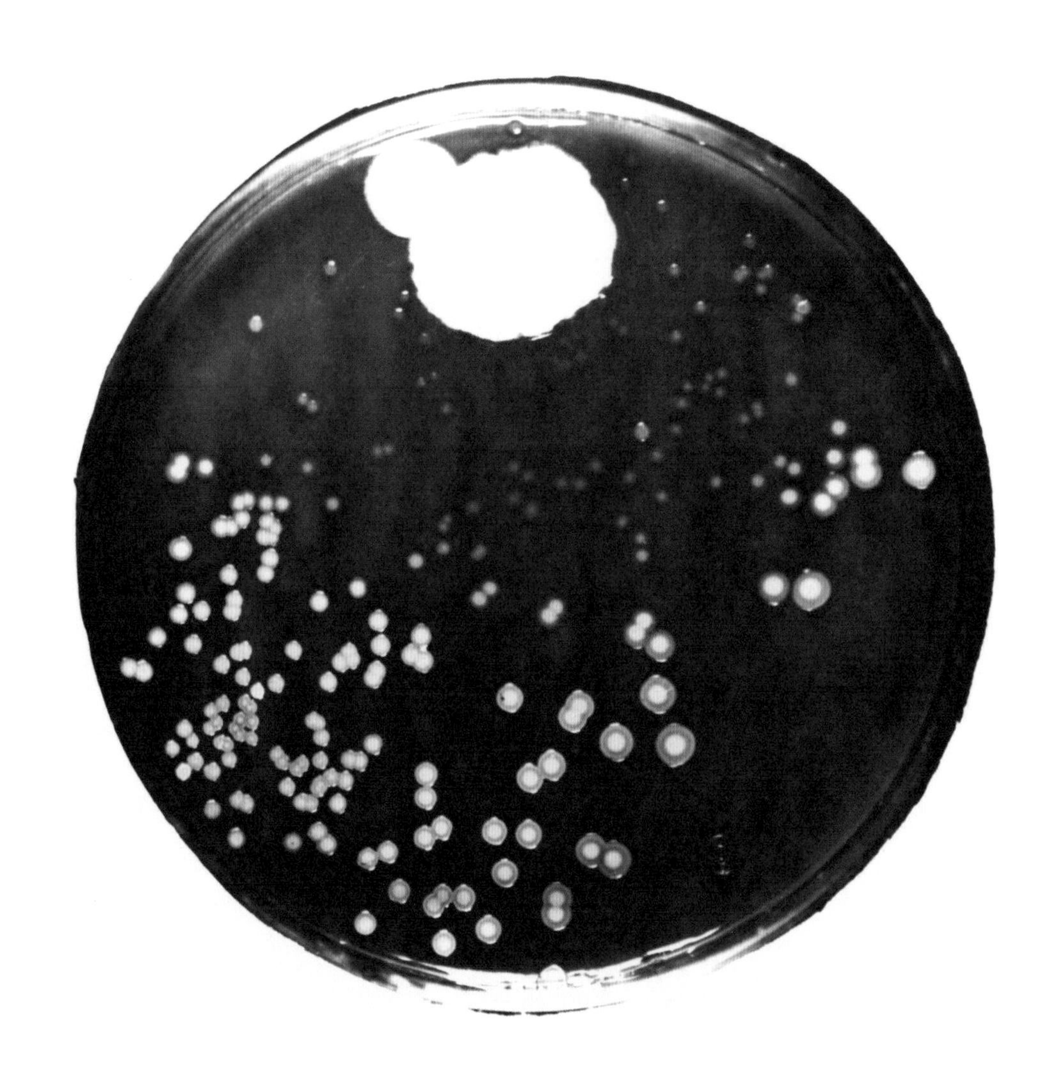

The beginning of Penicillin
Alexander Fleming

制葡萄球菌的生长，而且可以抑制许多其他类型的细菌的生长。

然而，弗莱明发现青霉菌很难生长，青霉素更难分离。他开始相信这种物质太不稳定，在人体内无法持续足够长的时间，不能作为一种有效的药物。他决定不再理会青霉素了，因为他认为，不可能生产出足够数量的用于治疗病人的青霉素药物。

青霉素研究的工作继续进行

幸运的是，其他研究人员对弗莱明的发现很感兴趣。霍华德·弗洛里（1898—1968）是一位澳大利亚病理学家，曾因获得罗德奖学金而就读于牛津大学。恩斯特·钱恩（Ernst Chain，1906—1979）是一位德国生物化学家，1933 年逃离纳粹德国，1939 年在牛津加入弗洛里的研究工作。青霉素相关故事中的其他关键人物是生化学家诺曼·希特林和爱德华·亚伯拉罕。

由于对弗莱明所发现的技术挑战很感兴趣，弗洛里和钱恩开始着

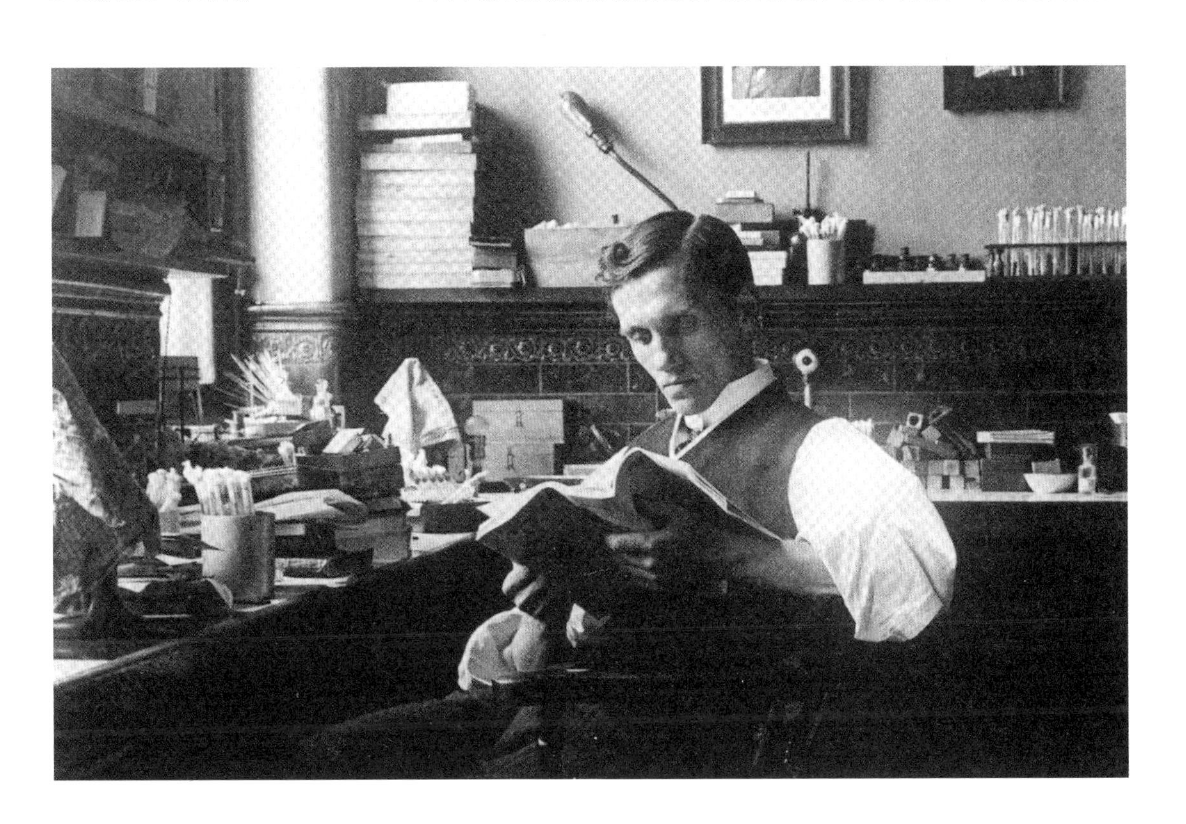

1 远离产生青霉素的霉菌菌群。
2 亚历山大·弗莱明。

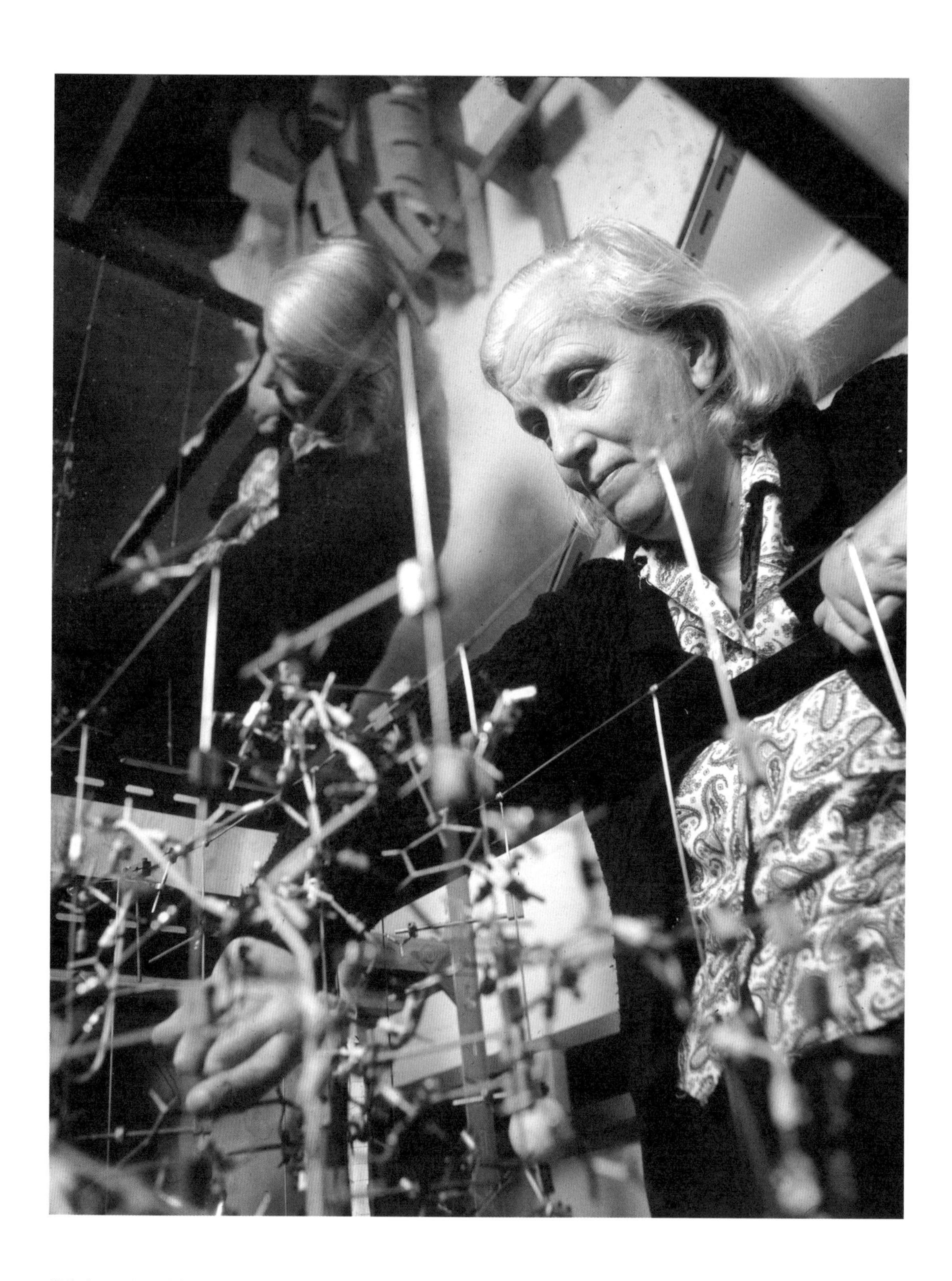

手研究弗莱明的发现，探究青霉素对生物体的影响。1940年，他们在老鼠身上证明青霉素可以治愈细菌感染。1941年，他们给一个面部有严重皮肤感染的警察注射青霉素。结果发现，青霉素对该警察的面部皮肤感染产生了抑制作用，但由于青霉素用完了，警察最后还是死了。

弗洛里和钱恩开始着手大规模生产青霉素。随着第二次世界大战的进行，英国的主要资源被战争消耗，因此弗洛里前往美国，想看看是否能让制药公司对一种可能治愈士兵细菌感染的药物感兴趣。1942年，美国默克公司开始大规模生产这种药物；1944年，青霉素的生产剂量已经达到数百万。

但很快又出现了另一个挑战，即人体对青霉素的高清除率。在给药后的几个小时内，五分之四的青霉素会被肾脏排出体外。早期的青霉素是如此的珍贵，以至于病人的尿液会被收集起来以便重新提取和再利用。

对于这样的给药困境，后来出现过一个短期的解决方案，即有人发现一种治疗痛风的药物——丙磺舒（probenescid），可竞争性地抑制青霉素的排出。通过合用这两种药物，青霉素会在体内停留更长时间，以达到药效的延长。然而最终，生产大量青霉素的能力和其他抗生素的研发减少了丙磺舒的使用。

进一步研究

1 | 2

1 多萝西·霍奇金。
2 恩斯特·钱恩。

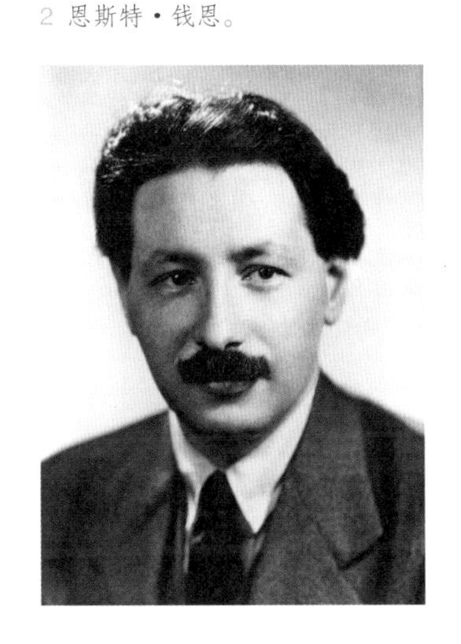

1942年，爱德华·亚伯拉罕提出了青霉素的化学结构，多萝西·霍奇金（1910—1994）证实了亚伯拉罕的发现。霍奇金出生于埃及，其父母都是英国教育部的成员。霍奇金对化学十分感兴趣，在她16岁生日那天，母亲送给她一本关于X射线晶体学的书。她先后在牛津大学和剑桥大学学习，1937年获得博士学位。

回到牛津大学后，她在着手青霉素的研究之前，对许多化合物进行了X射线晶体学研究。尽管因为患上了类风湿性关节炎而导致她双手严重疼痛和畸形，并最终不得不坐上轮椅，但霍奇金的一生都卓有成就。她测定了青霉素、维生素B12和胰岛素的结构。

青霉素的关键化学成分是一种叫作β-内酰胺环的结构，该结

“有人认为，自从青霉素被发现以来，它可能挽救了多达2亿人的生命。”

构可破坏细菌的细胞壁。当细菌生长和分裂时，它们会分解并重组细胞壁。青霉素的 β-内酰胺环则与一种酶结合，这种酶能将细胞壁的成分结合在一起，迅速杀死细胞。

遗憾的是，有些细菌会产生一种叫作 β-内酰胺酶的酶，这种酶会破坏青霉素的 β-内酰胺环，使青霉素和相关抗生素失效。钱恩和亚伯拉罕甚至在青霉素进入商业生产之前就发现了这种酶，表明 β-内酰胺酶是细菌为抵抗青霉素而进化出来的。抗生素的广泛使用则增加了 β-内酰胺酶的流行度。

留给世界的遗产和后续研究

对青霉素的研究产生了许多衍生的抗生素。1961年，具有更广泛抗菌谱的氨苄西林问世；接着是能抵抗 β-内酰胺酶的合成青霉素甲氧西林。头孢菌素则是从另一种真菌中提取出来的，1964年首次出现多代（头孢）。这些抗生素的抗菌谱更为广泛。

许多研究青霉素的科学家得到了应得的奖励。1945年，弗莱明、弗洛里和钱恩因他们的工作共同获得诺贝尔生理学或医学奖。1964年，多萝西·霍奇金获得诺贝尔化学奖，其原因是她确定了青霉素的分子结构。弗洛里曾考虑为这种药物申请专利，但后来认为这样做是不道德的。

青霉素使许多第二次世界大战中出现伤口感染的士兵免于死亡或截肢。军方还广泛使用它来治疗淋病等性传播疾病。战争结束后，平民也可以使用青霉素了。有人认为，自从青霉素被发现以来，它可能挽救了多达2亿人的生命。

27 根除传染病的尝试

在大多数情况下，与传染病的斗争只是：战斗。一方面，很长一段时间以来，人类的生活往往很艰难，许多人因霍乱、黑死病和梅毒等疾病而丧生。另一方面，比如约翰·斯诺与布罗德街抽水机的战斗，或者亚历山大·弗莱明发现青霉素等，人类也获得了一些胜利。

然而，这种斗争的结果往往只是一种平衡的转变，病原体和宿主双方都要在这一平衡的基础上继续战斗。要赢得这场战争，即取得彻底和最终的胜利的想法似乎难以想象。任何病原体要想获胜，就需要把人类消灭；而人类要想获胜，就需要促使病原体灭绝。

人类曾经尝试过这样的胜利。例如，钩虫、黄热病、雅司病和疟疾曾出现在这类战斗的焦点中。然而，尽管人类在对付这些病原体方面取得了很大进展，但它们至今依然存在。例如，如果对其蚊媒的警惕性有所放松，疟疾可能就会卷土重来。

天花

人类根除传染病的第一次也是唯一一次成功是抗击天花病毒。天花的疫苗接种计划始于20世纪60年代，在短短5年左右的时间里，患流行性天花的国家从大约30个减少到只有5个。但随着天花病人数量的减少，其治疗难度也增加了。

例如，两个非洲国家的情况给天花的防治提出了特殊的挑战。埃塞俄比亚卷入内战，阻碍了公共卫生官员进入该国的不同地区。索马里的疾病监测系统很差，在达到流行水平之前往往不报告病例。在1977年，最后一例自然发生的天花病例被发现了。

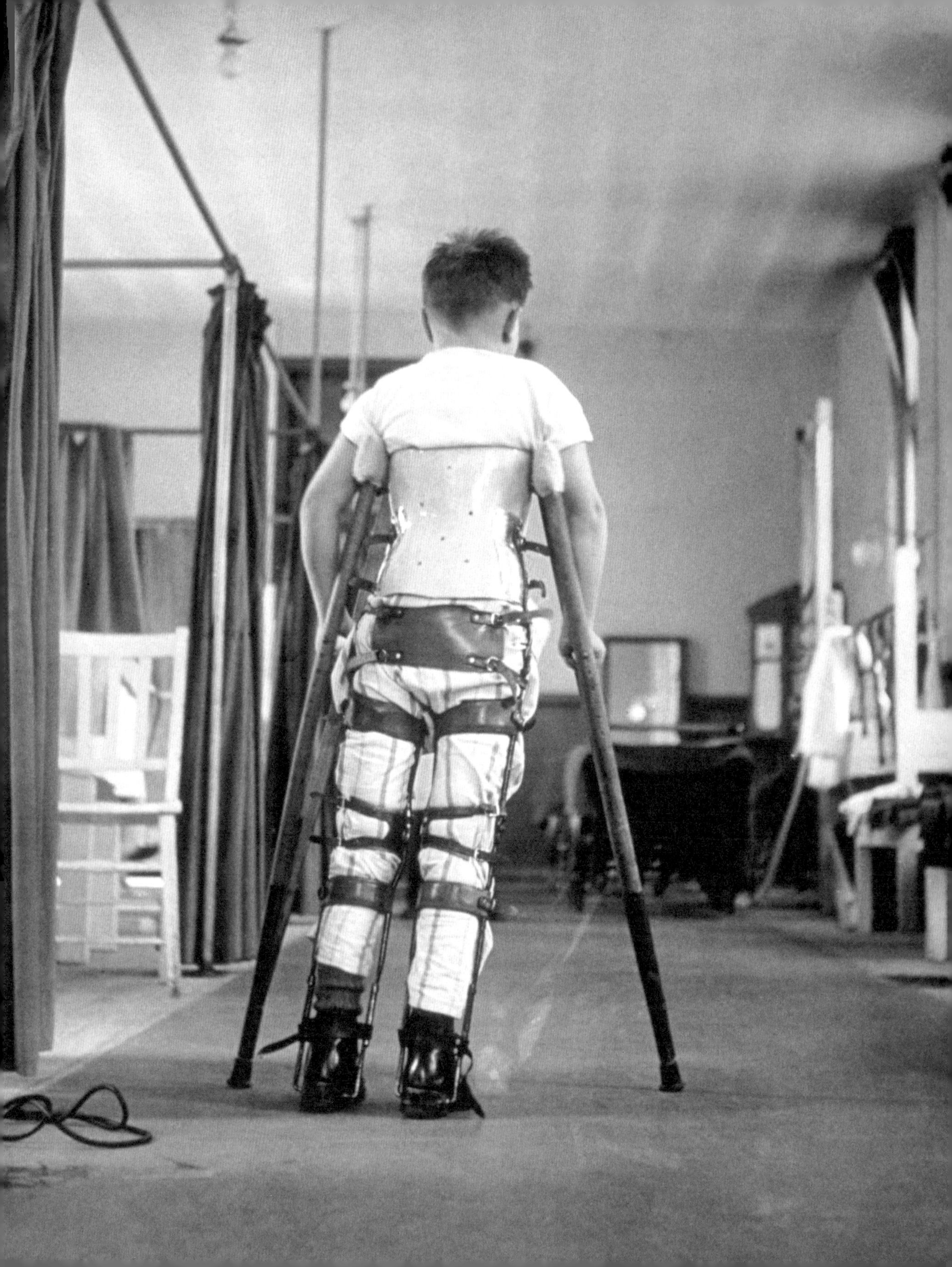

1 | 2

脊髓灰质炎

相比之下，小儿麻痹症则是人类在根除传染病方面的一个失败案例。人类也许仍然可以消灭小儿麻痹症，但是关于小儿麻痹症根除时间的预测现在推迟了几十年。要了解根除这种疾病的困难，就必须了解这种疾病和引起这种疾病的病毒。

脊髓灰质炎病毒是一种RNA病毒，1904年由卡尔·兰德斯坦纳（1868　1943）首次分离出来。兰德斯坦纳在1900年鉴别出人类的主要血型，并因此于1930年获得诺贝尔生理学或医学奖。罗莎琳德·富兰克林（1920—1958）是发现DNA双螺旋结构的重要贡献者，她用X射线衍射来显示病毒的结构。

1 患有脊髓灰质炎后综合征的儿童使用拐杖走路。

2 一个早期使用机械呼吸器的病人。

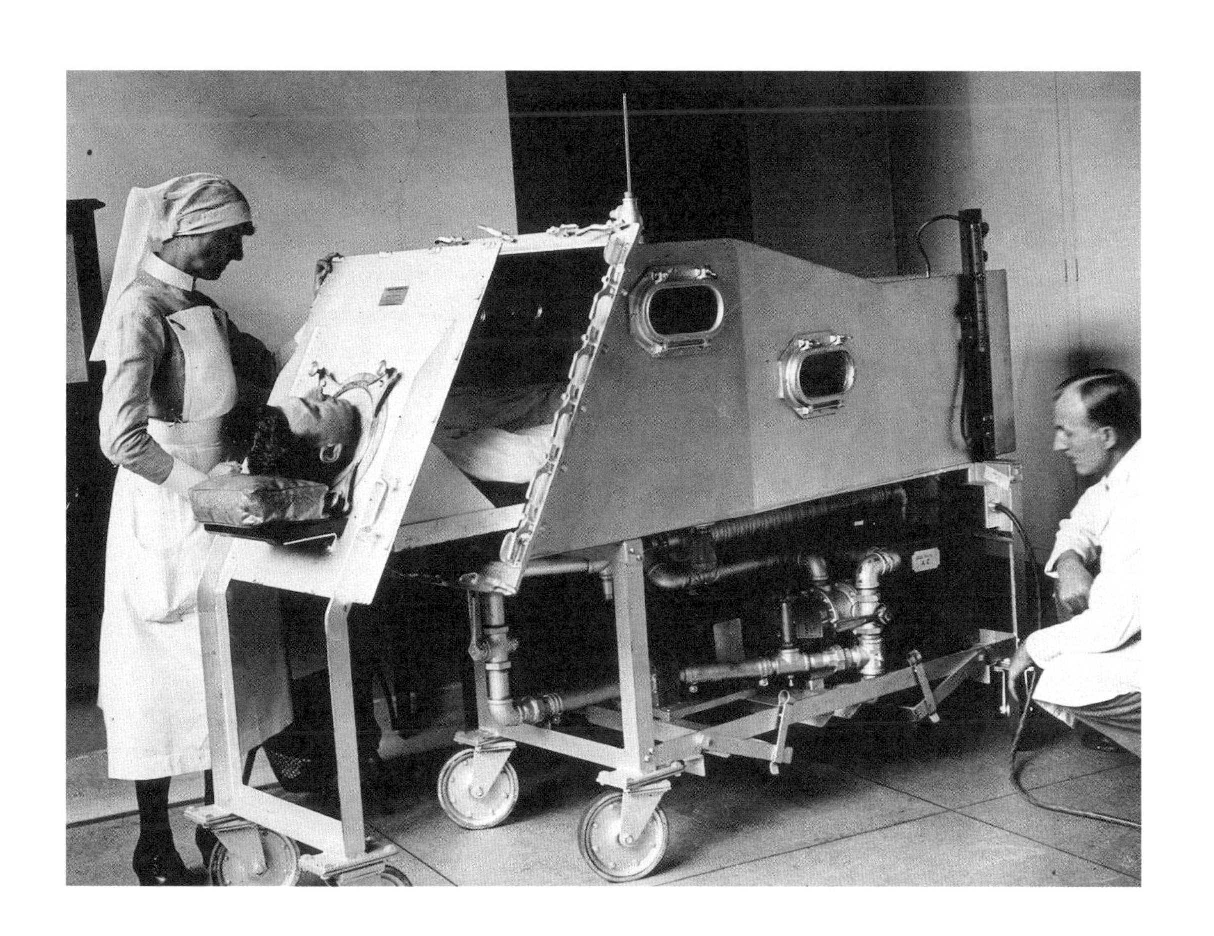

1 | 2
3

脊髓灰质炎病毒通常通过受污染的食物或水经粪口途径传播。一旦感染脊髓灰质炎，即使在长达6周的时间内未出现症状，感染者也可能传播这种微生物。在感染脊髓灰质炎病毒的人中，近3/4的人没有任何症状，大约1/4的人会出现发烧和喉咙痛，以及一小部分肌肉无力或瘫痪。

多数脊髓灰质炎患者可完全康复，但数年后，少数患者会出现脊髓灰质炎后综合征，伴有进行性肌无力和瘫痪。在某些情况下，肌肉麻痹可能会影响呼吸能力，这就解释了为什么在20世纪，许多病人须住在“铁肺”里。铁肺可以产生周期性的负压，使胸部扩张，将空气吸入肺部。

在1%出现瘫痪的脊髓灰质炎病人中，病毒沿着神经通路到达脊髓，并破坏刺激肌肉收缩的运动神经元。患者年龄越大，患麻痹性脊髓灰质炎的可能性就越大。儿童患者常伴随下肢瘫痪，而在成人患者中，则会导致身体的更多部位受损，包括呼吸肌。

麻痹性脊髓灰质炎发病高峰出现在20世纪50年代的欧洲和美国。1952年，美国最严重的疫情导致5.8万人患病，致使大约2万人瘫痪。对此，一些基层的慈善活动开始了，其中包括一角募捐步行基金会。这一活动引起了人们的关注。美国总统富兰克林·罗斯福也患有脊髓灰质炎后综合征。

脊髓灰质炎疫苗是在20世纪50年代研发出来的。当时，乔纳斯·索尔克（1914—1995）研发了一种注射的灭活病毒，在99%以上的接种者中产生了针对所有类型脊髓灰质炎病毒的抗体。而阿尔伯特·萨宾（1906—1993）研发了一种活（减毒）的口服脊髓灰质炎疫苗，这种疫苗局限于肠道内，并可在95%的受试者中产生抗体。

在20世纪60年代，萨宾的疫苗成为首选，并在全世界推广。然而，萨宾的疫苗并不是完美的，在极

1 鼓励脊髓灰质炎免疫的公共卫生海报。
2 阿尔伯特·萨宾。
3 小儿麻痹症疫苗。

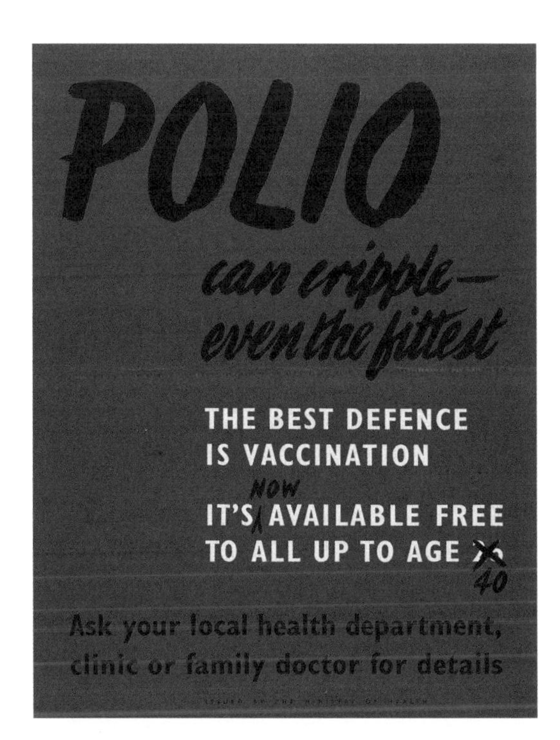
POLIO
can cripple—
even the fittest
THE BEST DEFENCE
IS VACCINATION
NOW
IT'S AVAILABLE FREE
TO ALL UP TO AGE 40
Ask your local health department,
clinic or family doctor for details

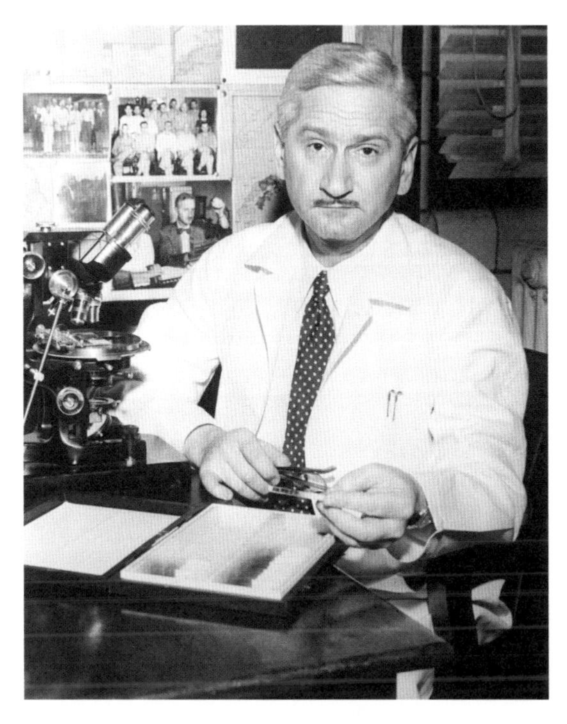

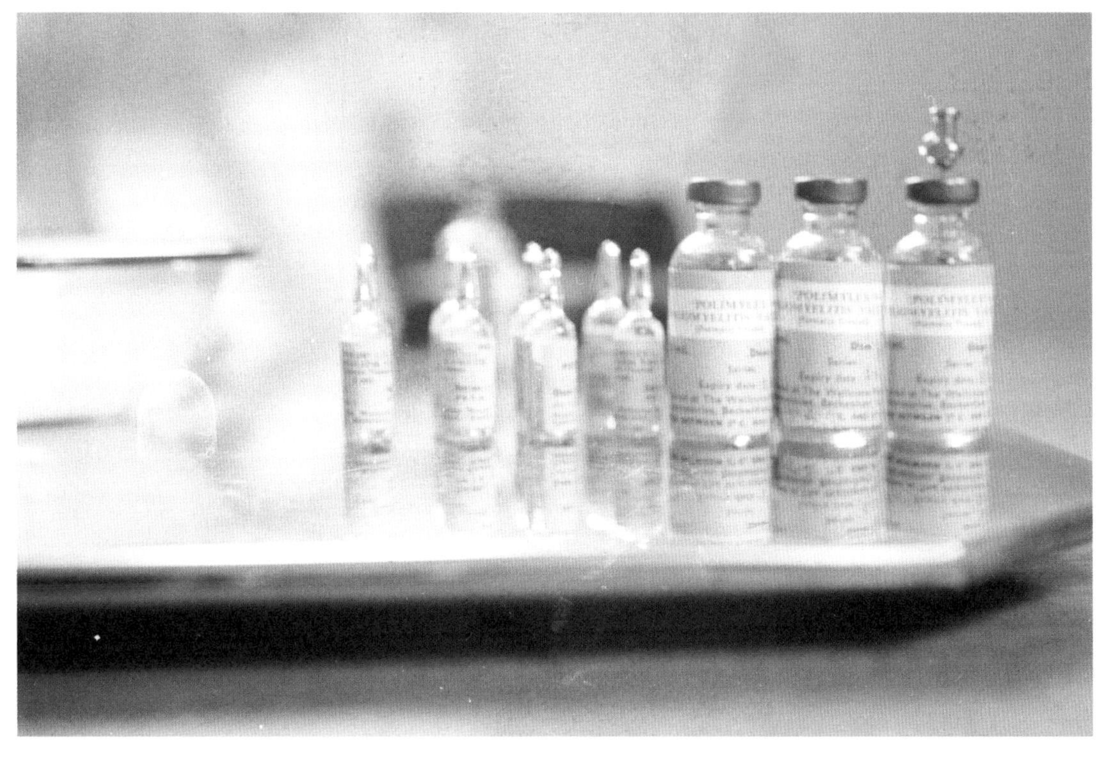

少数情况下（大约百万分之一的情况下），这种减毒病毒可以恢复其导致瘫痪的毒力。在21世纪，此类因口服减毒疫苗而致瘫痪的病例数量开始超过自然发生的脊髓灰质炎病例，一些国家现在已改用索尔克的灭活病毒疫苗。

人类根除脊髓灰质炎的努力非常有成效。例如，美洲最后一例自然发生的脊髓灰质炎病例发生在1990年，欧洲已于21世纪初完全消除了脊髓灰质炎。然而，脊髓灰质炎病例仍在阿富汗、巴基斯坦和尼日利亚发生，这些国家每年都有大约100例病例登记。

这些国家在脊髓灰质炎的控制方面存在一些困难。例如，崎岖的地形、政治动荡和武装冲突等，使得疫苗接种很难覆盖一个国家的所有地区。

根除脊髓灰质炎的障碍

通常，根除一种已有有效疫苗的感染性疾病，如脊髓灰质炎，其主要的障碍是不可预测的。这些影响因素包括地震、洪水和饥荒等自然灾害，以及可能造成数十万甚至数百万难民的政治和军事冲突。

根除疾病的另一个潜在困难是这有可能影响现有的医疗资源。当一项大规模的国际性疫苗计划努力进入一个国家或地区时，它可能会为了自己的目的而联合现有的卫生专业人员和机构，导致日常的医疗保健需求难以被满足，如接生婴儿和接骨手术等。

28 艾滋病病毒

1981年以前，没有人听说过获得性免疫缺陷综合征（AIDS）。然而在短短20年内，它就成为世界上第七大常见死因，每年夺去约150万人的生命。因此，艾滋病被认为是一种流行病，也是一种在全世界范围内广泛传播的传染病。

1981年，美国首次发现艾滋病。美国疾病控制中心（美国CDC）的发病率和死亡率周报包含了一份洛杉矶同性恋男性中5例罕见肺孢子虫肺炎的报告。很快，其他城市也发现了类似的肿瘤群，在类似人群中还发现了罕见的卡波西肉瘤。

到了第二年，这种情况被假定为一种新的综合征：同性恋相关的免疫缺陷（GRID）。然而，人们很快发现，这些病例显然并不局限于男性同性恋。在静脉注射吸毒者和血友病患者中也发现了类似的感染。1982年年底，人们为这种疾病创造了一个新的名字：艾滋病，将这种病毒称为艾滋病病毒。

就在1983年，巴黎巴斯德研究所的一个研究小组宣布，他们从艾滋病患者身上分离出一种新的逆转录病毒。美国国家癌症研究所的一名研究人员也独立分离出了这种病毒并公之于众。但到了1985年，美国研究人员所分离出来的病毒被发现与法国研究人员报告的病毒来自同一个病人。

1986年，该病毒被命名为人类免疫缺陷病毒（HIV）。2008年的诺贝尔生理学或医学奖颁给了吕克·蒙塔尼和弗朗索瓦·巴雷-西努西，以表彰他们发现了艾滋病病毒。一旦病原体被确认，就有可能对病毒进行研究，并开始研发针对性的抗病毒药物。

艾滋病病毒的来源

艾滋病病毒从何而来是一个相当大的研究课题。它很可能与感染了非洲中西部森林中的黑猩猩或大猩猩等非人灵长类动物的病毒是类似的。在19世纪末或20世纪初，从感染猿类转向感染人类，随后的城市化进程加速了它的传播。

很多科学家认为，艾滋病病毒由动物到人的传播是源自区域性的野味捕捉，特别是当猎人或屠夫被咬伤或以其他方式接触到动物血液时。这一理论得到了以下事实的支持：在非洲地区，有一小部分人拥有猿类免疫缺陷病毒的抗体。

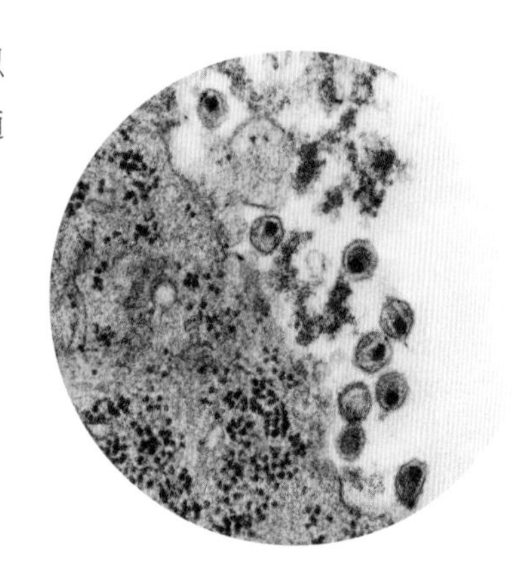

1 | 2

艾滋病病毒的影响

据估计，全世界目前有近4000万人感染艾滋病病毒，多达3200万人死于艾滋病，每年造成近100万人死亡。这些人中大约有一半生活在中非和东非。每年有150万至200万人感染艾滋病病毒。

感染艾滋病病毒的人通常会经历一种短暂的流感样症状，但也有些人根本没有症状。然后，在很长一段时间内，病人不会出现任何症状。数年后，病人的体重开始减轻，出现感染的次数增加，包括通常只在免疫系统受损的患者中出现的感染类型，如肺孢子虫肺炎。

艾滋病病毒通常通过性接触、输入含有病毒的血液、共用皮下注射针方式传播，也可在怀孕和分娩期间传播。因此，预防传播的手段包括安全性行为（特别是使用避孕套）、避免共用针头，以及避免感染患者血液中病毒。

持续的斗争

尽管HIV是历史上被研究最多的病毒之一，但它仍然是一个难题。首先，它是一种逆转录病毒，这意味着它的遗传物质是RNA，而不是在大多数生物体中发现的DNA（粗略地说，DNA使RNA产生蛋白质）。其基因编码的一种酶是逆转录酶，它可以复制其RNA的DNA拷贝，插入受感染细胞的染色体中。

1 艾滋病病毒的电子显微照片。
2 美国公共卫生海报，内容主要是警告成年女性如何避免感染艾滋病。

A man who shoots up can be very giving.

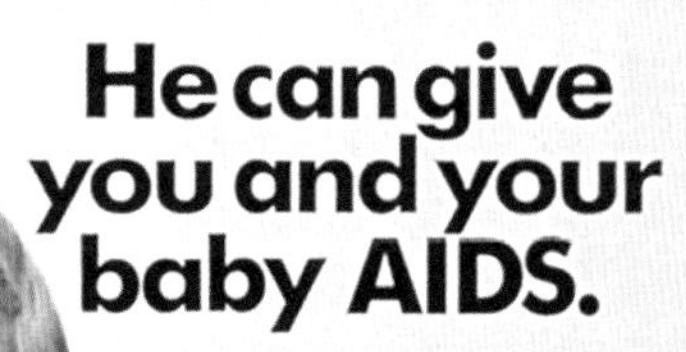

THE WASHINGTON AREA COUNCIL ON
ALCOHOLISM AND DRUG ABUSE, INC.
1232 M Street, N.W.
Washington, D.C. 20005

Most babies with AIDS are born to mothers who shot drugs or who sleep with men who have.

Babies with AIDS are born to die.

If you're thinking of having a baby you and your partner need to get tested for AIDS. Only get pregnant when you're sure both of you aren't infected. Until then help protect yourself and your partner by using condoms.

And if your man shoots drugs, help him get into treatment now. It could save three lives, his, yours and your baby's.

STOP SHOOTING UP AIDS.
GET INTO DRUG TREATMENT.
CALL 1-800 662 HELP.

A Public Service of the National Institute on Drug Abuse, Department of Health and Human Services.

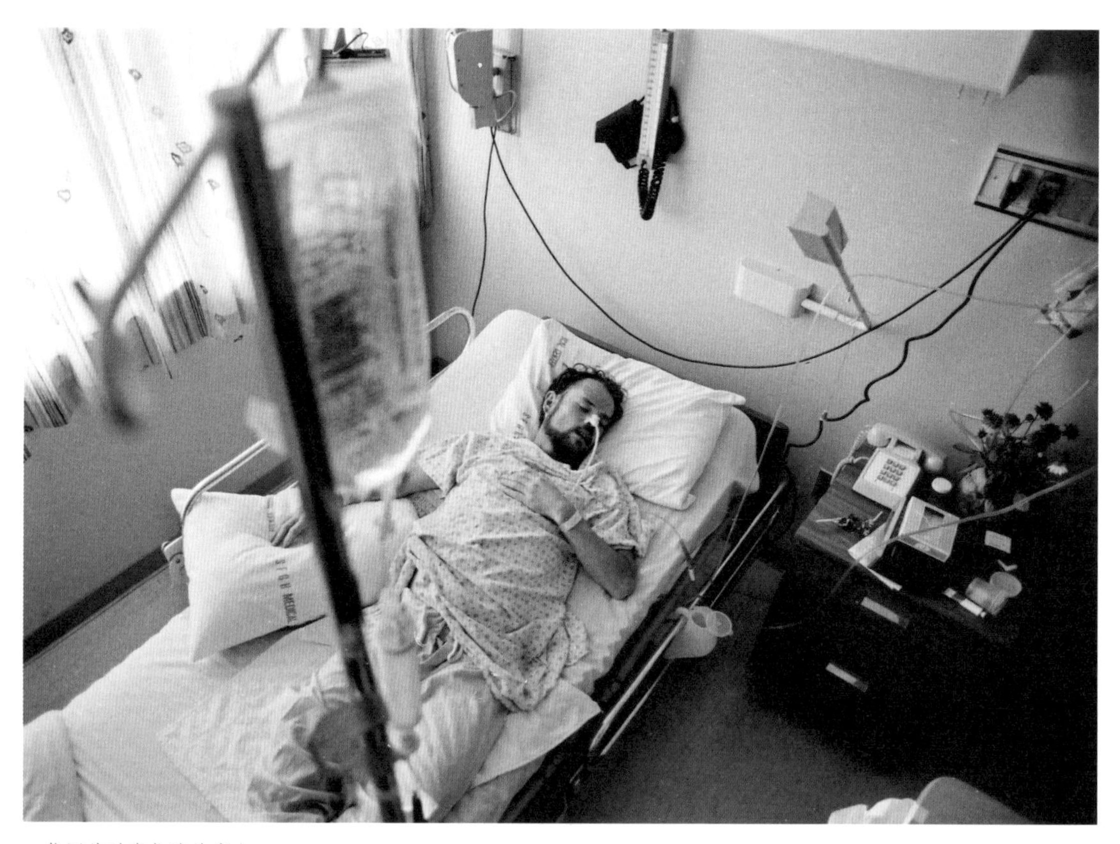

一位因艾滋病住院的病人。

一旦病毒产生的DNA被整合到宿主细胞中，它就可以在那里停留数年甚至数十年。在将来的某个时候，它会被激活，引导宿主细胞复制更多的病毒，包括其染色体所需的RNA。由于病毒DNA安全地留在宿主细胞染色体内，因此基本上不可能治愈HIV感染。

抗击艾滋病病毒的另一个困难在于病毒的生命周期很短，从最初的感染到产生能感染其他细胞的病毒只有一两天。此外，它是很“马虎”的，也就是说，它的RNA转化为DNA的过程不是很精确，这意味着错误或突变经常发生。

正如预期的那样，艾滋病病毒的大多数突变对病毒有害，产生的“后代”病毒比其“父母”更不适合生存。但偶尔，变异病毒会比它的“父母”适应能力更强，这就赋予了它生存和繁殖的优势。这种突变可能使艾滋病病毒能够更好地避免宿主免疫反应或抵抗抗病毒药物。

艾滋病病毒感染的细胞类型，即所谓的辅助性T细胞，使治愈艾滋病的难度更大。这些细胞

据估计，全世界目前有近4000万人感染艾滋病病毒，多达3200万人死于艾滋病，每年造成近100万人死亡。

在帮助协调免疫系统对细菌和真菌感染的反应方面起着重要作用。最初，血液中的辅助性T细胞数量保持正常，但随着时间的推移，它们的数量开始下降，导致患者更容易受到感染，甚至患上癌症。

治疗，却不能治愈

一般说来，艾滋病病毒的生命周期有十几个步骤，每一个步骤都可以作为治疗的目标。但单一的药物往往不会长期有效，因为它们创造了一个有利于耐药病毒突变的环境。令人欣慰的是，与结核病的治疗一样，当研究人员使用多种药物的联合作用时，一项突破性的进展出现了。

高活性抗反转录病毒疗法（HAART）是一种针对病毒生命周期不同阶段的两个步骤的联合用药方案。它们阻断了逆转录酶的作用，阻止了病毒基因组DNA拷贝的产生，同时也阻断了病毒的蛋白酶，即一种合成病毒蛋白质的酶。而一种病毒同时发生三到四种突变的可能性非常低。

如今，这些多种类型的抗病毒药物可以组合成单一药丸的形式，使患者更容易、更可靠地服用药物。高活性抗反转录病毒疗法的好处是多方面的，包括将血液中病毒的水平降至检测不到的水平、阻止感染向完全型艾滋病的发展，以及防止将病毒传染给未感染者。

对于20世纪80年代第一批艾滋病感染者来说，这代表着艾滋病病毒/艾滋病的彻底转变。艾滋病作为一种曾经被认为是完全致命的疾病（尽管它至今仍然基本上是不可治愈的），目前至少已成为一种可控制的慢性病，患者在感染后可以在几乎正常的健康状态下生活至少几十年。

NANCY!
BUSH
REAGAN
HELMS
GUILT
I've held the DYING
No. 96
No. 102
SILENCE=DEATH
ACT UP L.A.
NO PARKING
POLICE LINE DO NOT CROSS

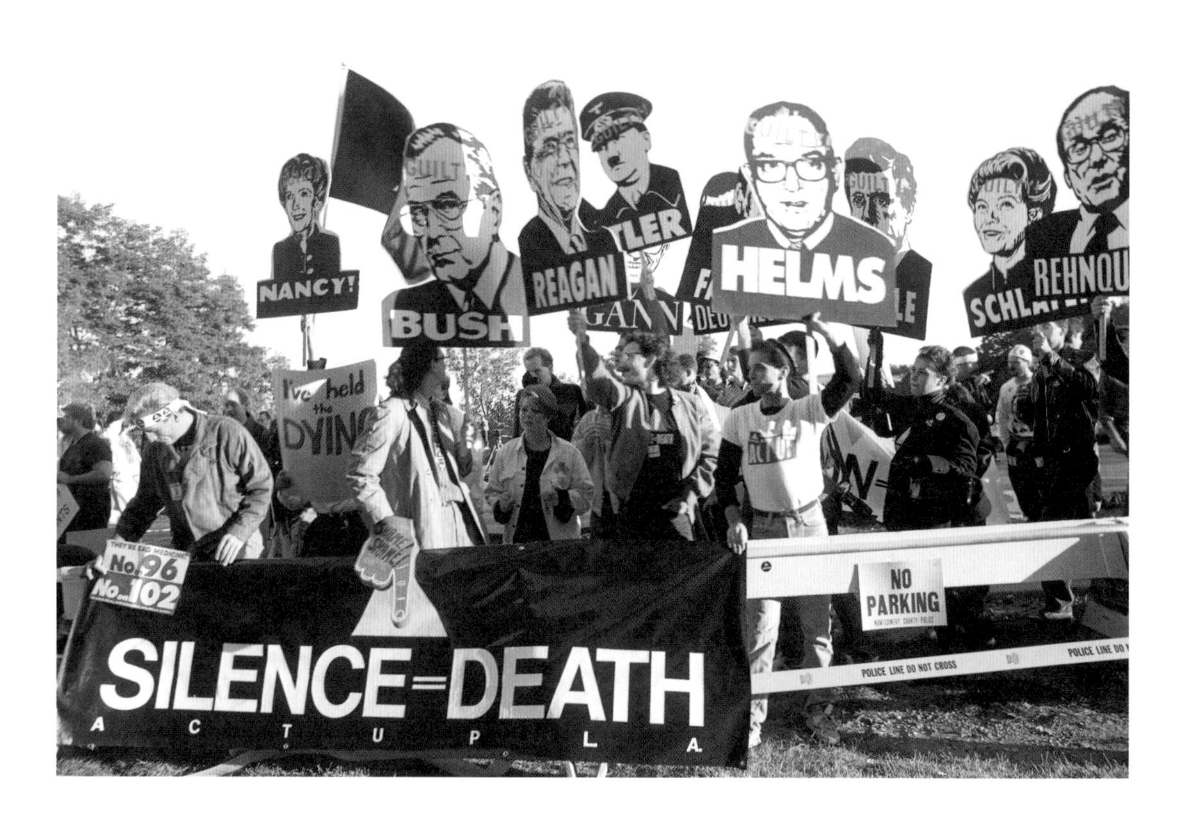

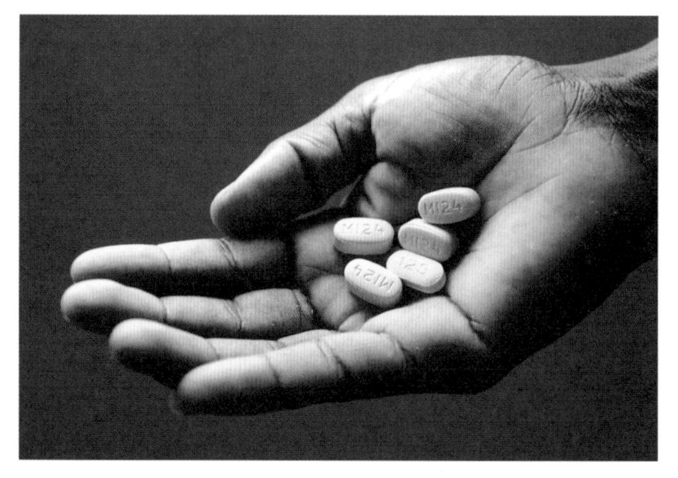

1 抗议者游行反对美国食品和药物管理局。
2 一种用于治疗HIV/AIDS的药物组合。
3 巴斯德研究所的一名研究人员，正是在这里，艾滋病病毒首次被发现。

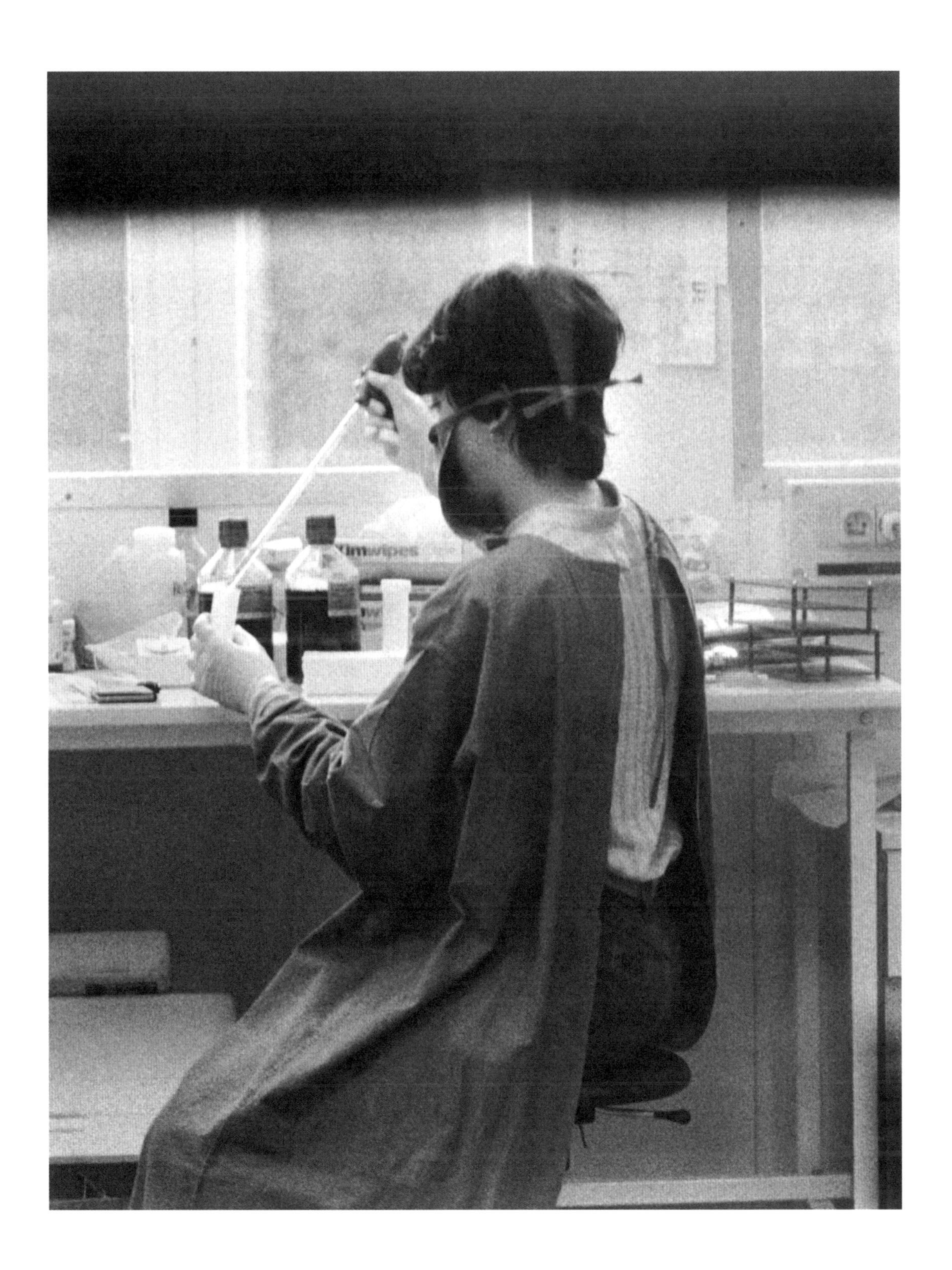

29 消化性溃疡有传染性吗？

为了证明霍乱弧菌并没有引起霍乱，德国科学家马克斯·佩滕科弗（Max Pettenkofer）吞下了一瓶含有霍乱弧菌的液体。将近一个世纪后，澳大利亚胃肠病学家巴里·马歇尔（生于1951年）也进行了一次类似的演示，其效果与预期相反。利用科赫的假设和另一种微生物的饮剂，马歇尔试图通过感染自己来证明困扰全世界数千万人的消化性溃疡病具有传染性。

马歇尔和他的合作者——澳大利亚病理学家罗宾·沃伦（生于1937年）的研究成果使医学界对胃炎（胃壁的炎症性病变）和胃溃疡（胃壁及小肠第一部分肠壁的糜烂）病因的理解发生范式转移（重大变化）。马歇尔和沃伦并不是第一个在胃溃疡病人的胃里观察微生物的人，但他们首次在二者（胃溃疡和微生物）之间建立了因果关系。

挑战既定理论

要了解他们所取得成就的重要程度，关键是要了解长期以来人们对消化性溃疡病病因的看法。一直以来，全世界的医生都认为过量的酸是胃溃疡的罪魁祸首。人的胃会自然地产生大量的盐酸（HCl），后者既能保护消化系统的其他部分免受摄入微生物的影响，又能帮助肉类等食物中蛋白质的正常消化。

由于胃壁中的一些细胞可分泌胃酸，导致胃中的氢离子浓度比血液中的高出约一万倍。事实上，由于胃液中氢离子太多了，以至于许多医生坚决认为不可能有细菌能在胃中存活。相反，他们认为，消化性溃疡是由胃酸分泌过多或黏液对胃壁的保护不足这两种原因之一造成的，而这两种情况都会因病人的应激状态而加剧。

多年来，对消化性溃疡病的治疗就是在这种模式的指导下进行的。例如，医生会要求溃疡病人吃清淡的非酸性食物、服用能缓冲胃酸的抗酸剂；近年来，还要求病人服用直接阻断胃酸分泌的药物。在20世纪的几十年里，患有难治性疾病的病人甚至接受外科手术来切除胃酸分泌最多的部分。

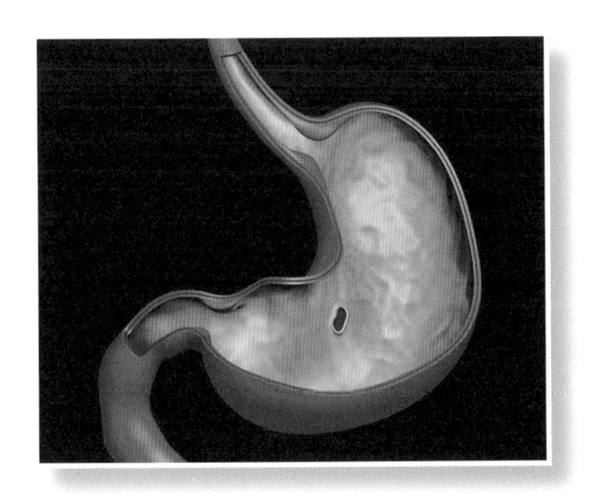

协作

马歇尔和沃伦于1978年在皇家珀斯医院相识，当时沃伦是一名执业病理学家，而马歇尔是一名主治医师。马歇尔提议他们一起进行一个研究项目，该项目基于几年前沃伦的一个观察，即胃炎患者的活检标本中存在许多弯曲的细菌。细菌的数量、位置和排列方式使沃伦相信它们一定与胃溃疡有关。

然而，当沃伦与胃肠病学家分享他的假设时，他们的反应大体上是一样的：“如果是这些细菌引起的胃炎，为什么以前没有描述过这一点？”具有讽刺意味的是，沃伦的发现当时未被确立，从而阻碍了世界各地许多医生的研究。面对这样的反对，沃伦试图解释自己的信念，他后来写道：“我宁愿相信我的眼睛，而不是医学教科书或医学同僚。”

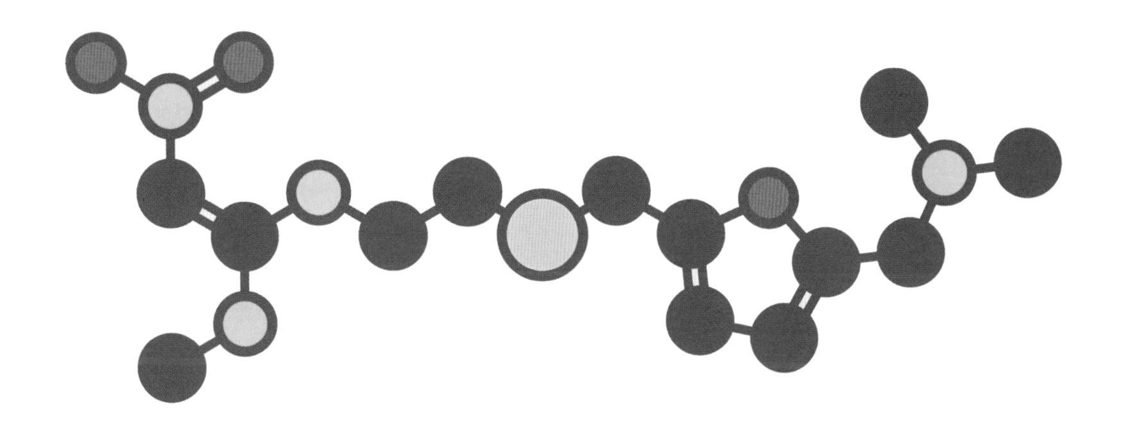

1 胃溃疡的示意图。
2 一种阻止胃酸分泌的药物——雷尼替丁的模型。

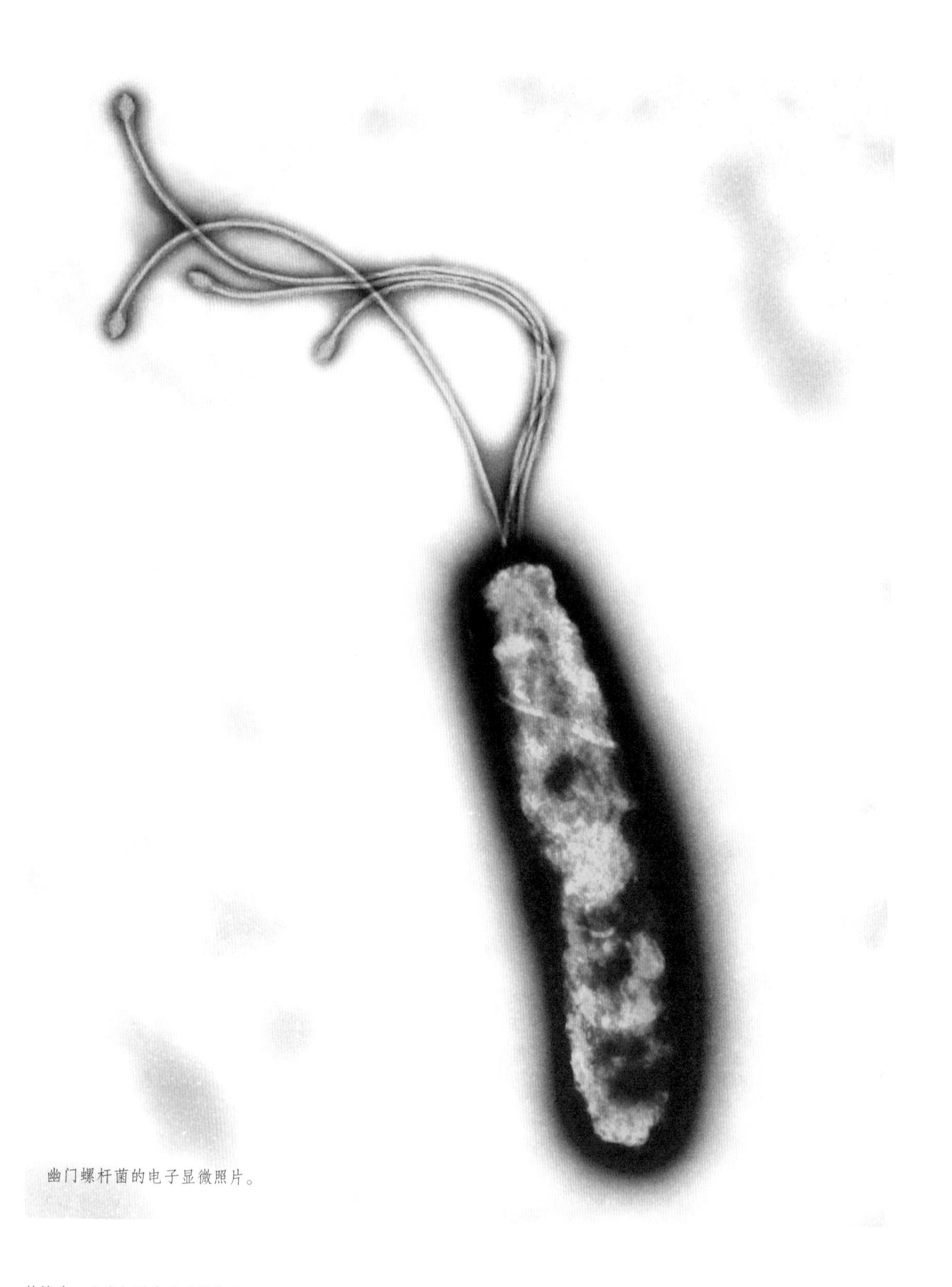

幽门螺杆菌的电子显微照片。

1982年，马歇尔和沃伦开始研究大约100名病人，正如科赫当年的方法一样，他们也试图从病人的活检标本中培养出这种病原体。但结果却发现这样做相当困难，第一批样本没有培养出细菌。然而，他们发现实验室技术人员通常在两天后处理培养物，这是对待其他培养物的标准做法。有一次，一瓶培养物被意外地保留了4天，且奇迹般地长出了细菌。

来自医学界的阻力

事实证明，这种存在争议的细菌比其他细菌需要更多的时间才能在培养基中长出来。马歇尔在一次地方会议上汇报了他的初步结果，但却遭到了质疑。他的同事们不愿放弃他们长期以来对消化性溃疡病病因的看法。马歇尔和沃伦后来说，如果没有他们俩之间互相的支持和来自各自妻子的鼓励，他们可能会放弃这一研究。

马歇尔后来表示了自己的一些看法，他认为利益冲突可能推迟了大家对他和沃伦所推进的工作的认可。一方面，制药公司因为生产降低胃酸的药物而创造了数十亿美元的收入；另一方面，胃肠病专家每周进行大量的内镜检查，从而获得可观的收入，如果这种疾病能够一劳永逸地被治愈，这一收入来源将大大减少。

1983年，马歇尔和沃伦设法在《柳叶刀》上发表了两篇论文，其中包括了这些微生物的光学显微镜和电子显微镜图像。当年年底，马歇尔在一次国际微生物学家会议上发表了他们的发现，这一次，要说服这些微生物学家显得比去说服那些医生更简单。1984年，马歇尔和沃伦在《柳叶刀》上发表了一篇论文，详细阐述了他们的发现。然而，医生们仍然拒绝承认他们的观点。

> “具有讽刺意味的是，沃伦的发现当时未被确立，从而阻碍了世界各地许多医生的研究。面对这样的反对，沃伦试图解释自己的信念，他后来写道：‘我宁愿相信我的眼睛，而不是医学教科书或医学同僚。’”

1984年，已经没有耐心且感到沮丧的马歇尔开始在自己的身上进行实验。他饮下了装满幽门螺杆菌（他和沃伦在胃炎患者胃壁中发现的一种微生物）的烧瓶中的液体。他的努力成功了，并被广泛报道。后来，经检查，在他的胃中发现了胃炎和细菌。经过一个疗程的抗生素治疗，这些细菌被根除，而他的胃炎也消退了。1985年，马歇尔和沃伦在澳大利亚医学杂志上发表了这一成果。

然而，直到20世纪90年代，马歇尔和沃伦的研究才开始受到重视。这时，医生和制药公司开始研发根除幽门螺杆菌的治疗方案，使人们有可能治愈长期以来被认为只能治疗但永远不能令人满意地治愈的慢性病。自那时起，胃炎和消化性溃疡被视为传染病。

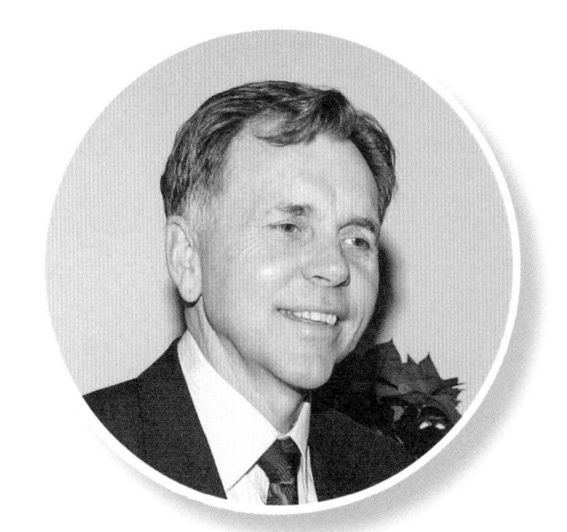

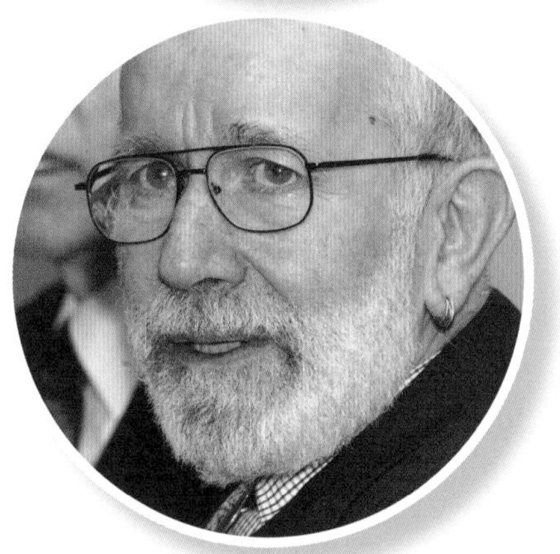

留给世界的遗产

马歇尔和沃伦共同获得2005年诺贝尔生理学或医学奖，因为他们发现了幽门螺杆菌及其在胃炎和消化性溃疡疾病中的作用。随后，人们发现，许多胃癌是在长期胃炎的情况下发生的，因此根除这种细菌也有助于减少患胃癌的病人数量。

如今，当病人出现腹痛、呕吐、体重减轻、食欲不振等症状，临床可疑为消化性溃疡病时，医生可以通过血液检测抗体、呼吸测试细菌产生的气体或胃部活检等方式来检测病人的胃中是否存在幽门螺杆菌。一旦确诊，抗生素则在治疗中起着至关重要的作用。当然，连微生物学的学生都可能预测到，医生们会遇到越来越多的抗生素耐药病例。

1 巴里·马歇尔。
2 罗宾·沃伦。

30 预防癌症的疫苗：HPV疫苗

宫颈癌是全球第四大最常见的癌症类型，也是全球女性癌症死亡的第四大原因。当病人出现盆腔疼痛和阴道出血等症状时，这种疾病往往已发展到无法治愈的地步。为了降低死亡率，有必要尽早发现癌症。

永生细胞

尽管亨丽埃塔·莱克斯（1920—1951）的一生默默无闻，但她却成为死于宫颈癌的著名患者之一。她是弗吉尼亚人，生前过着艰苦的生活，母亲在她四岁时因分娩而去世，她和兄弟姐妹由亲戚抚养长大。

她14岁时生下了第一个孩子，后来和丈夫搬到巴尔的摩。在那里，她在生命的最后一年被诊断出宫颈癌。为此，莱克斯接受了放射治疗，但出现了严重的腹痛。她也进行过多次输血。莱克斯死后，尸检显示其有广泛的转移性疾病。

莱克斯之所以出名，是因为她的癌细胞分裂速度非常快，而且比大多数细胞存活的时间长得多。由于这些细胞经过多次分裂都没有死亡，因此被称为“不朽细胞”，基于此，一种被称为“HeLa细胞”的细胞系被开发出来，在世界各地的实验室中用于试验。例如，乔纳斯·索尔克使用HeLa细胞测试了第一种脊髓灰质炎疫苗。

据估计，截至目前，世界上可能已经产生了多达5000万吨的HeLa细胞，且通过采用HeLa细胞进行研究来申请的专利也有10000多项。但这些研究均没有得到莱克斯及其家人的许可，因此存在许多伦理问题。

宫颈刮片检查

降低宫颈癌死亡率的第一个重大进展是巴氏试验，由希腊医生乔治·帕帕尼科拉乌（1883—1962）于20世纪20年代开发。他从女性的子宫颈获得细胞，并在显微镜下观察这些细胞。当癌前细胞被发现时，可以从子宫颈切除异常组织，防止癌症的发生。

虽然巴氏试验使美国的宫颈癌死亡率降低了70%，导致宫颈癌从20世纪初美国女性的头号癌症杀手下降至现今的第12位，但它并不能阻止癌前病变的发生。要解决癌前病变的问题，就必须解决这些癌症的根本原因。

人乳头瘤病毒（HPV）和癌症

德国病毒学家楚尔·豪森（生于1936年）提出了宫颈癌是由人乳头瘤病毒（HPV）引起的假说。许多关于生殖器疣（已知含有HPV）转化为癌症的报告暗示了这种联系。楚尔·豪森从许多生殖器疣的活检中获得组织。

楚尔·豪森的研究表明，某些疣体中存在的病毒并不存在于其他疣体中，这表明病毒有多种类型。在1980年，他证明了HPV-16和HPV-18病毒可以导致宫颈癌。楚尔·豪森因此获得了2008年诺贝尔生理学或医学奖。

至今已发现了100多种乳头状瘤病毒，并且在哺乳动物、鸟类、爬行动物和鱼类中发现了不同的类型（乳头状瘤病毒）。它们最早在20世纪初被发现与皮肤疣或乳头状瘤有关，并因此而得名。在人类中，大多数人乳头状瘤病毒感染不会引起症状，并在数年内消失。

然而，在某些情况下，HPV的感染可导致疣甚至癌前病变，常见于子宫颈，但也可发生于其他部位。据估计，大约70%的宫颈癌病例是由HPV-16和HPV-18引起的，而其他类型的病毒则引起尖锐湿疣。导致癌症的病毒类型通常是通过性接触传播的，且常常在性活动不久后就出现感染。

对于因HPV感染而出现癌症的病人，一般认为从感染到癌症的发生通常需要20年。然而，对于免疫系统受损的患者，如未经抗病毒治疗的HIV感染者，这段时间则可以缩短。癌症发生的危险因素包括其他性传播感染，如疱疹、衣原体病和淋病。

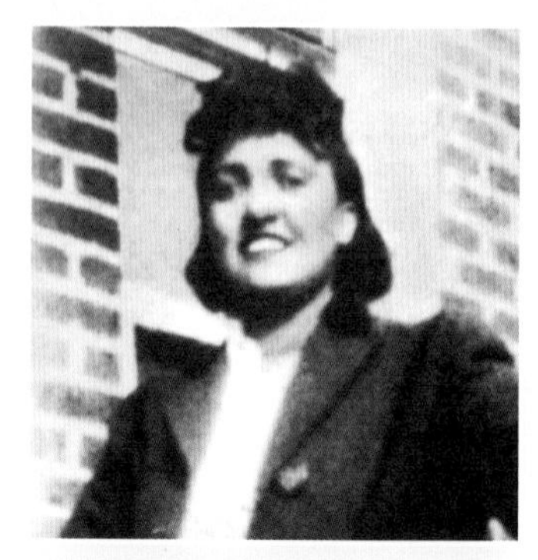

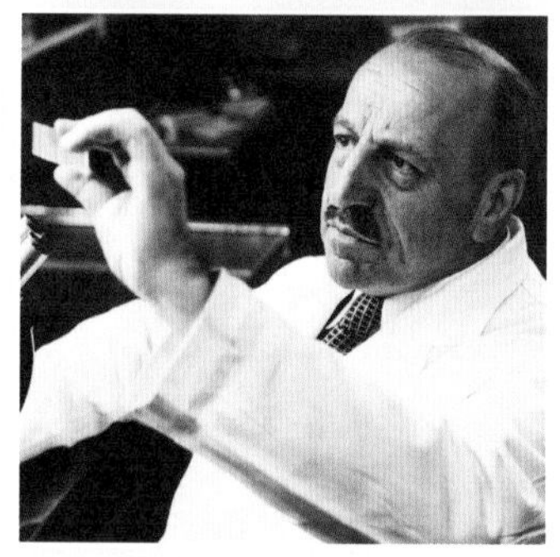

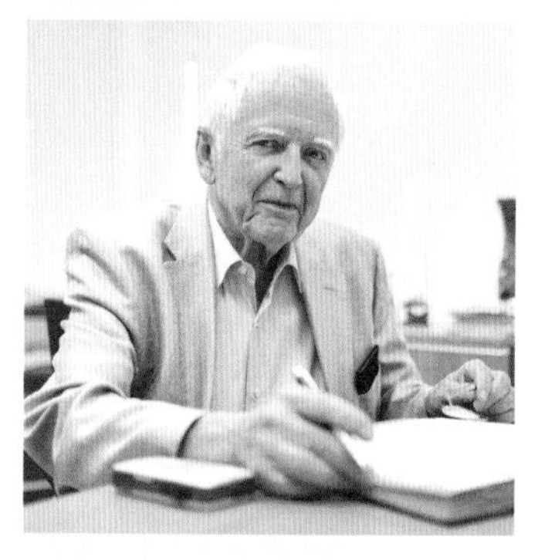

1 亨丽埃塔·莱克斯。
2 乔治·帕帕尼科拉乌。
3 楚尔·豪森。
4 HPV疫苗。

疫苗的研发

世界各地的流行病学家、病毒学家和医生合作研发了针对导致宫颈癌的最常见HPV类型的疫苗。这些工作大部分是在澳大利亚昆士兰大学完成的，尽管美国多所大学和机构也在研发疫苗方面发挥了重要作用。

这种疫苗使用类似于特定类型HPV的病毒样颗粒，但这些颗粒是空心的，不含病毒的遗传物质，这意味着它们不能引起感染或增加癌症的风险。然而，它们与人乳头状瘤病毒（HPV）非常相似，能引起抗体介导的免疫反应。如果接种过疫苗的人接触到HPV病毒，上述抗体介导的免疫反应就会攻击病毒。

这种疫苗在预防感染方面几乎百分之百有效，而如果女性未感染HPV，她们就不会患上HPV相关的癌症。此外，这些疫苗似乎不会造成明显的副作用，而且基本上没有重大风险。因此，一般会建议女孩在青春期接种疫苗。

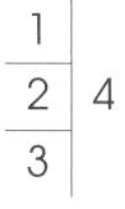

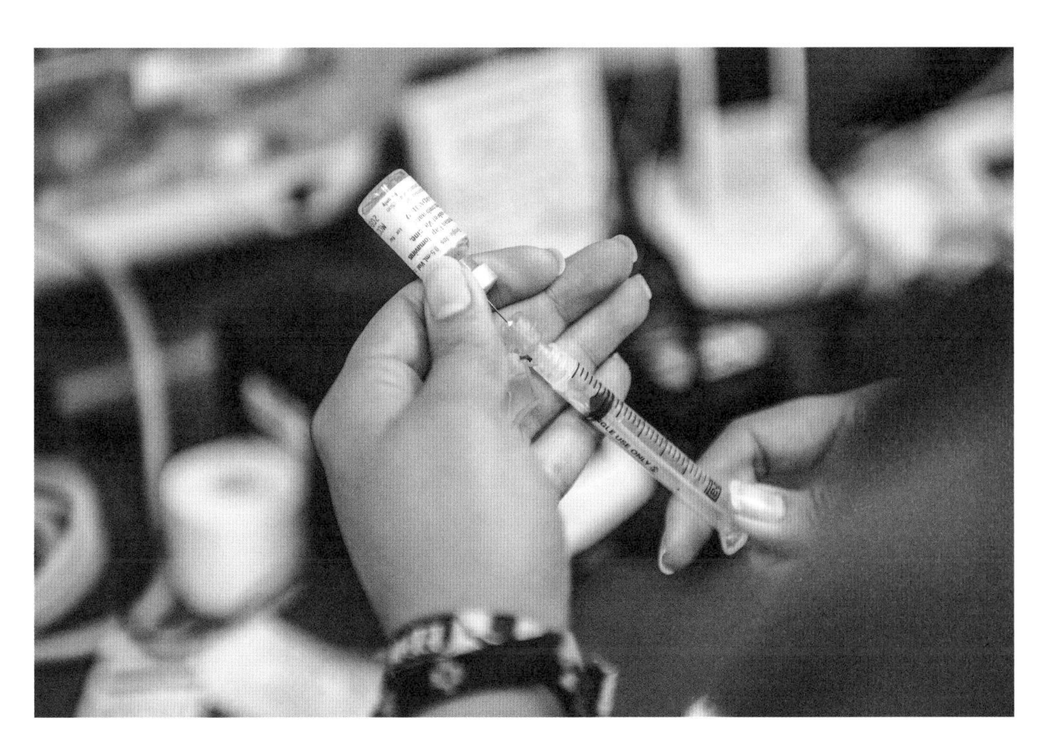

31 作为武器的传染病：生物恐怖主义

人们早就知道如何将传染病作为武器来使用，例如在古代，箭被尸体组织污染，水井被有毒植物和动物尸体污染，毒蛇被扔到敌舰的甲板上。再后来，将被天花病毒污染过的毛毯分发给居民，城市周围的农田被洪水淹没以传播疟疾，世界个别国家甚至制订了进攻性生物武器计划。

什么是生物恐怖主义?

生物恐怖主义（bioterrorism）包括蓄意使用或威胁使用生物制剂。这种攻击的最大特点是它的目标——最直接的目标是可能会因感染了病原体而导致死亡或丧失能力的人类。但生物恐怖袭击也可能针对其他目标。例如，对动植物的攻击会破坏粮食供应，从而破坏经济能力和士气。

生物恐怖主义的一个特征是攻击媒介。例如，感染性病原体和毒素可以通过从飞机上扔下、通过爆炸分散或在封闭的空间（如地铁）中释放来传播；另一种媒介是水，其攻击效果可以通过瞄准中心分配点来放大；食品也是一种媒介，尤其是攻击食品加工设施。

生物恐怖主义的另一个特征是病原体本身。这些病原体包括细菌、病毒、昆虫、真菌和毒素。例如，使用引起炭疽病的细菌感染大量人，使用现在鲜有人接触过的天花病毒，利用感染的跳蚤传播鼠疫，用真菌污染食品供应，使用肉毒杆菌毒素等神经毒素。

有些生物恐怖主义的病原体可以在人与人之间传播，而另一些则不能。例如，炭疽孢子通常必须通过破损的皮肤接触，或被摄入或吸入才能传播，并且不容易在人与人之间传播。相比之下，像天花这样的病毒很容易通过呼吸系统传播，只感染少数人就可能迅速导致流行病，甚至是全球大流行。

生物恐怖主义的动机也可能各不相同。在军事方面，生物恐怖主义对敌方部队造成的损害可能与火器、大炮和炸药等常规武器一样大。此外，这种攻击可以

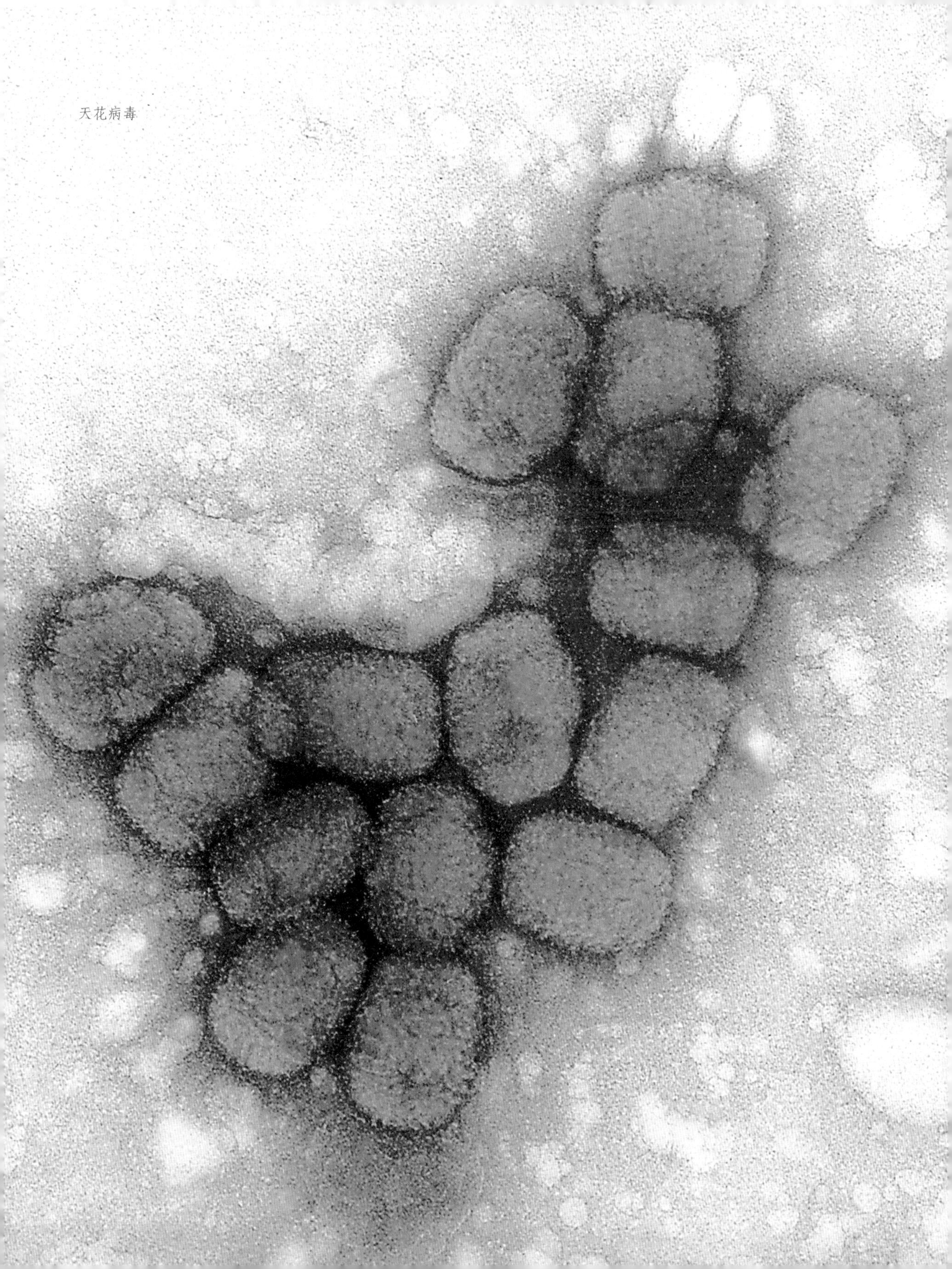

天花病毒

在不破坏物资、设备和建筑物的情况下造成人员伤害。在平民环境中，生物恐怖主义可能被用来改变政府的政策，或者仅用来胁迫或恐吓平民。

有些生物制剂很难控制。假设有一种病原体正在空气中传播，仅是风向的改变就可以把这样一个“特工”从敌军那里引向部署它的一方。同样，一种高度传染性的病原体，如天花，可能会在一个人群中释放出来，但很快就会跨越国界传播，感染中立方甚至友军。相比之下，子弹和炸弹通常便于更精确地控制。

发生在纽约的一次袭击

2001年，美国发生了一起生物恐怖袭击事件。那年的10月，一名报纸编辑感染了炭疽病。很快，他的两个同事也病倒了。一项调查显示，他们工作的大楼里大部分地方都有炭疽孢子。其他类似的病例也出现在纽约媒体公司。经调查发现，受害者接触到的信件中含有白色粉末。不久，这样的信件出现在美国国会办公室。

至当年11月底，虽然再也没有发现这样的信件，但已经有近20人感染了炭疽病，并造成5人死亡。虽然感染者人数较少，但媒体和公众对这件事的关注度很高。据估计，在接下来的几个月里，超过10万份样本接受了检测，使实验室和公共卫生当局负担过重。数万人接受了抗生素治疗，而许多恶作剧和虚假警报更加剧了混乱。

因为此次事件发生在“9・11”恐怖袭击后的几周内，公众对该事件的恐慌进一步扩大。多个嫌疑人被确认，其中一名是美国政府生物防御实验室的科学家，这位科学家在被政府监视后自杀。一些人推测，该涉嫌袭击者（科学家）从袭击中获得了经济利益，因为他帮助研发了两种炭疽疫苗。

可能的发展

当然，那些寻求将生物制剂武器化的人不一定局限于现有的病原体。新的生物技术可以用来设计新的病原体。例如，目前不会致病的微生物可能会转化为有毒形式，或者现有微生物的毒性可能会被放大。此外，可能会产生对现有疗法（如抗生素）具有耐药性的新型细菌或病毒。

微生物也可能变得更容易传播。例如，导致黑死病的微生物可能通过呼吸道在人与人之间传播。另一种增加生物制剂潜在攻击性的方法是降低其可检测性。例如，如果一种感染没有症状的时间可以延长，它就可能在引起注意之前在人群中传播得更广。

生物监测

生物武器的可探测性自然引起了生物监测的问题。社会有什么样的系统来检测生物恐怖袭击？需要开发什么样的系统？此类信息的一个来源基于医疗保健系统，如医生办公室、临床实验室和医院的医疗记录。但其他不同的来源，如互联网搜索模式和兽医健康记录，也可能被证明是至关重要的。

许多这样的记录现在都是电子化的，这一

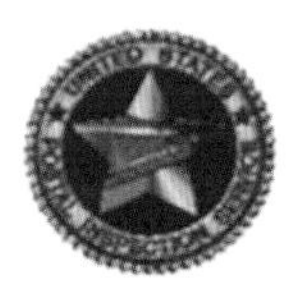

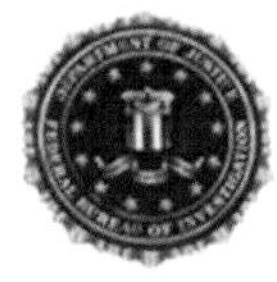

REWARD
UP TO $2,500,000

For information leading to the arrest and conviction of the individual(s) responsible for the mailing of letters containing anthrax to the New York Post, Tom Brokaw at NBC, Senator Tom Daschle and Senator Patrick Leahy:

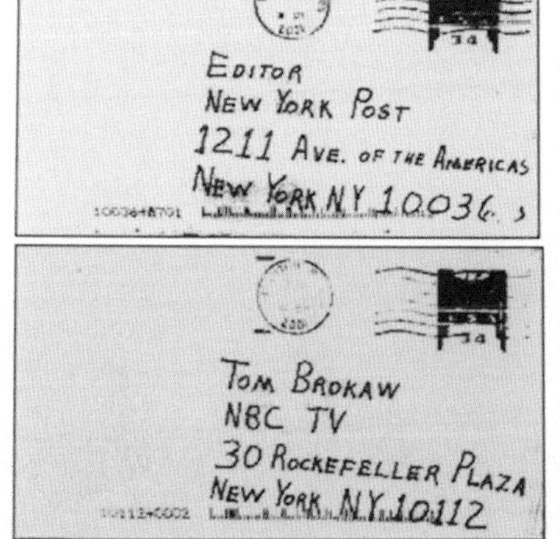

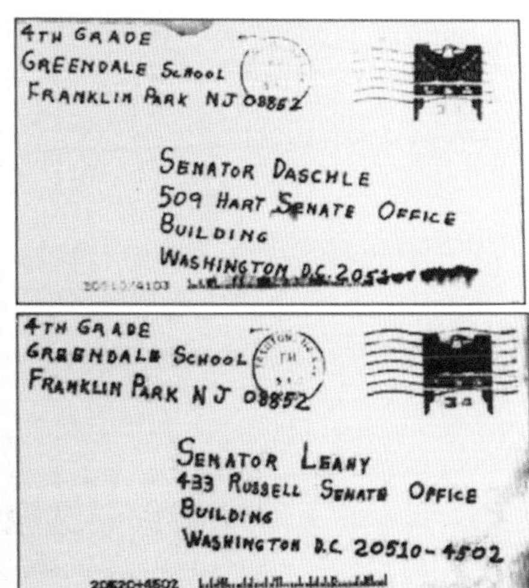

AS A RESULT OF EXPOSURE TO ANTHRAX, FIVE (5) PEOPLE HAVE DIED.

The person responsible for these deaths…

- Likely has a scientific background/work history which may include a specific familiarity with anthrax
- Has a level of comfort in and around the Trenton, NJ area due to present or prior association

Anyone having information, contact **America's Most Wanted** at **1-800-CRIME TV** or the **FBI** via e-mail at **amerithrax@fbi.gov**

All information will be held in strict confidence. Reward payment will be made in accordance with the conditions of Postal Service Reward Notice 296, dated February 2000. Source of reward funds: US Postal Service and FBI $2,000,000; ADVO, Inc. $500,000.

关于炭疽的悬赏海报，上面展示了装有炭疽的信封。

事实增强了对它们的监测能力，而公共卫生专家也正密切关注可能代表生物恐怖活动的症状高峰。为了对抗这种攻击，必须在人群中的感染广泛传播之前尽早发现。许多国家都有专门的军事单位，一旦发现这种攻击，就可以对其进行部署。

1 炭疽信件之一。
2 东京地铁沙林毒气袭击现场。

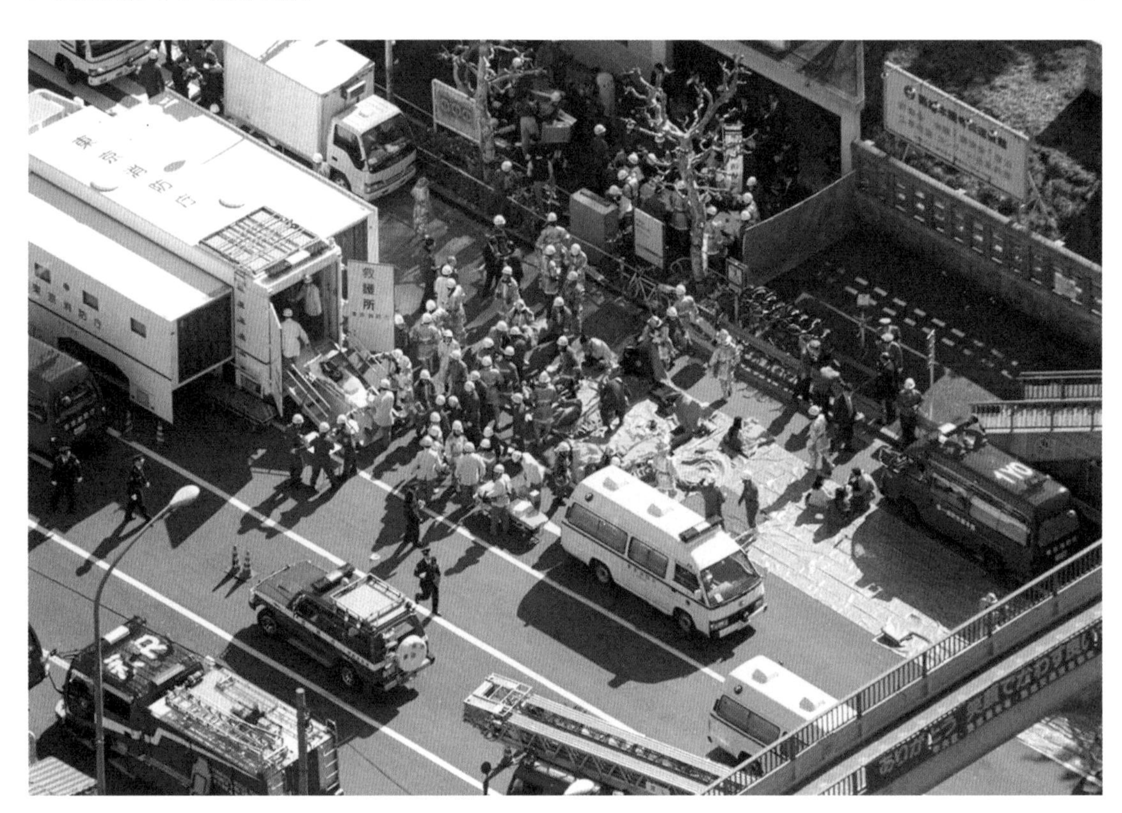

32 冠状病毒：21世纪流行病之王

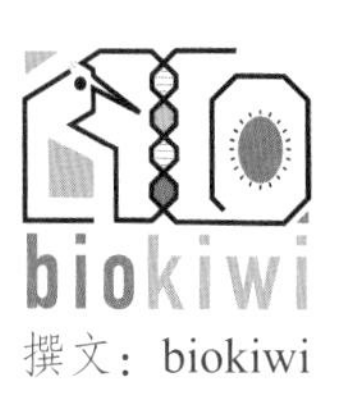

撰文：biokiwi

冠状病毒因其表面皇冠形状的刺突蛋白（Spike Protein）而得名。早在20世纪30年代，人们就在雏鸡身上发现了冠状病毒，随后的60年代，人们进一步发现了它可能会导致人类疾病。冠状病毒是一类RNA病毒，其突变速率极快这一特征，使感染者的临床表现差异极大：从无症状感染到普通感冒，再到致命的症状，都有可能。

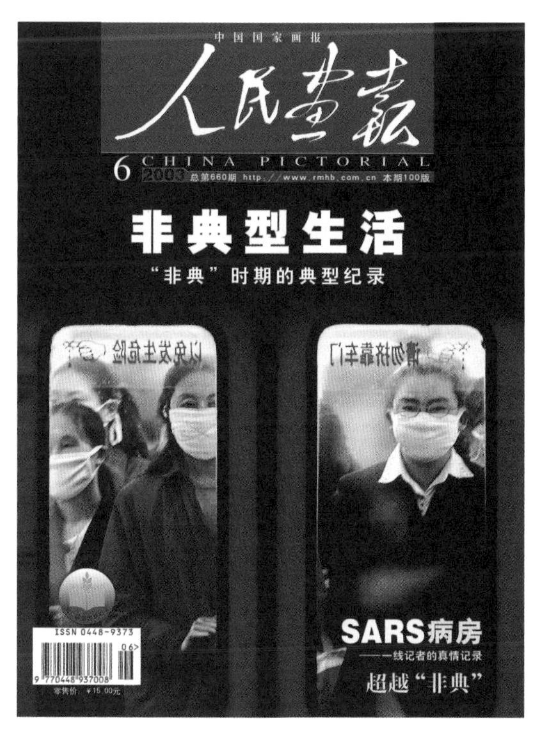

2003年6月，《人民画报》封面，其中的照片是“非典”疫情时期人们的生活缩影。

冠状病毒最常见的传播方式之一是飞沫传播——说话、咳嗽或打喷嚏时，病毒就会伴随上万个飞沫颗粒扩散开来，从一个人身上传播到另一个人身上。此外，不同类型的冠状病毒具有不同的传播方式，如气溶胶传播、粪口传播等。

当冠状病毒进入人体后，其表面的像皇冠一样的刺突蛋白就会和细胞表面的受体接触，进而侵入细胞。侵入细胞的病毒会释放自己的基因组RNA（Ribonucleic Acid，核糖核酸），在细胞内进行大量复制，引发细胞凋亡，并释放出更多的病毒来感染其他细胞，进而导致人类疾病。

虽然冠状病毒在20世纪30年代才被发现，但它们其实已经存在了至少上万年，并在鸟类和蝙蝠等动物体内经历了漫长的演化历程。已发现的冠状病毒可以分为甲型、乙型、

1
2

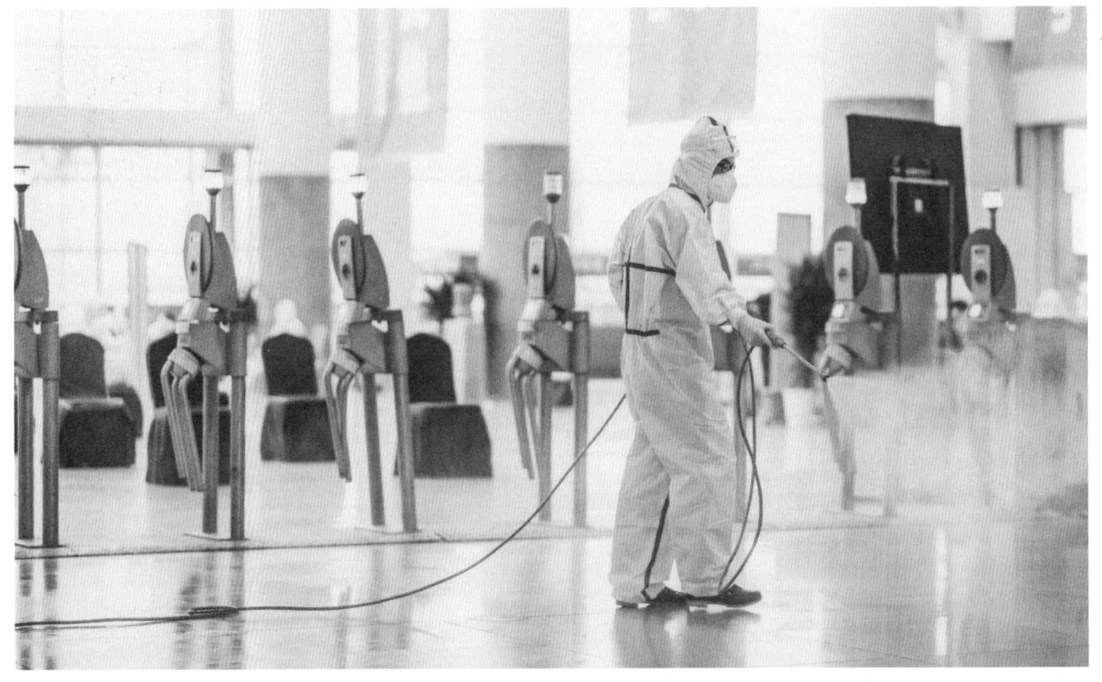

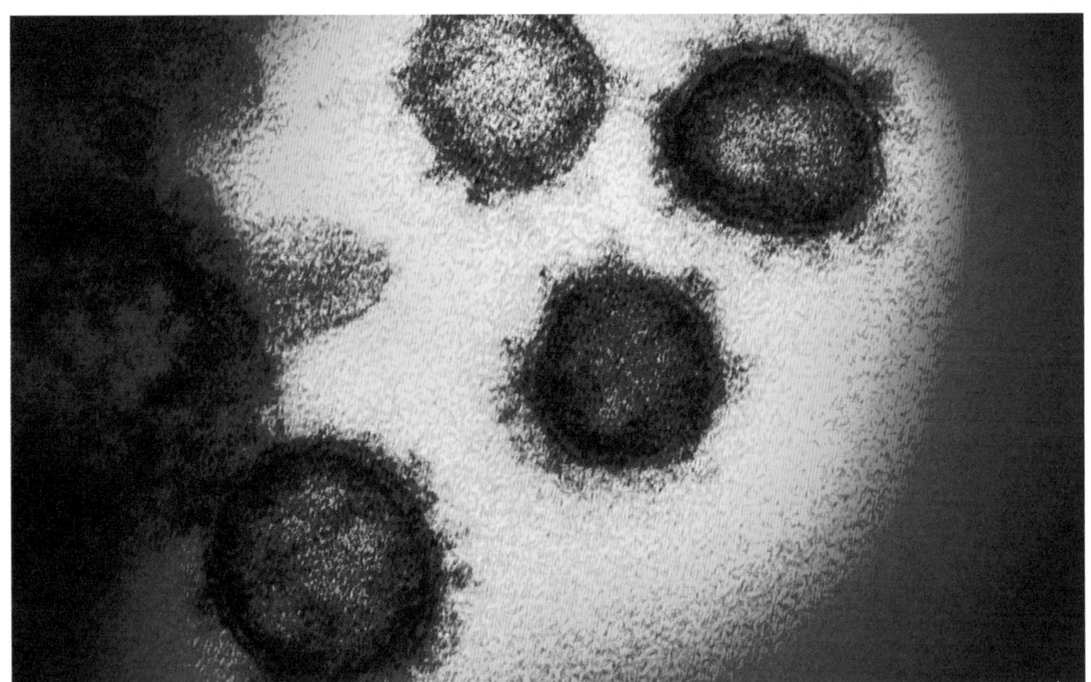

1 在“非典”疫情期间，必须格外仔细地对公共场所进行消毒。
2 新型冠状病毒的电子显微照片。

丙型和丁型四大类，其中甲型和乙型主要来自蝙蝠，而丙型和丁型则主要来自鸟类。

在甲型和乙型冠状病毒中，有数种可能会感染人类的冠状病毒，大约有15%的感冒症状是由这些冠状病毒引起的[1]。进入21世纪以来，有三种冠状病毒在人类引发了三次疾病大流行，且都带来了较大伤亡和巨大影响，分别是重症急性呼吸综合征冠状病毒（简称SARS病毒）、中东呼吸综合征冠状病毒（简称MERS病毒）和2019新型冠状病毒（简称新冠病毒），也就是重症急性呼吸综合征（SARS，简称非典）、中东呼吸综合征（MERS）和新型冠状病毒肺炎（新冠肺炎）三次疫情的罪魁祸首。

SARS病毒

2002年11月16日，在广东省出现了一例病原体未知的非典型肺炎病人，因此这场疫情也被称为“非典”。2003年2月，广东省进入疫情高发期，随后疫情开始向外扩散，国内一些地区，以及新加坡、加拿大等国家也开始出现“非典”疫情[2]。疫情开始的三个月后研究发现[3]——这种病原体是一种未曾报道过的冠状病毒，即SARS病毒（SARS-CoV）。

据世界卫生组织统计，全世界共有30个国家、8422人感染了SARS病毒，其中919人死亡，死亡率接近11%，其中有将近五分之一的感染者是医护人员，奋战在“抗疫”一线的他们往往也是SARS病毒感染的高危人群[4]。

最终，SARS病毒引发的疫情被成功遏制住了。在北京“非典”疫情之初，数以千计的医疗工作者和大量应急物资被调往疫情最严重的第一线；还启用了小汤山医院作为防治“非典”的重点医院；同时对患者和密切接触者紧密追踪，避免疫情的进一步传播[5]。在各方的不懈努力下，北京市的疫情在2003年6月得到了有效控制[2]。

此次疫情过后，研究者发现SARS病毒可能源于野生动物市场上的果子狸、貉等野生动物[6]，进而发现蝙蝠可能是SARS病毒的传播源头[7]。

MERS病毒

2012年，一名沙特阿拉伯男子死于急性肺炎，研究者从他的痰液中分离出一种新的冠状病毒——MERS病毒（MERS-CoV）[8]。随后MERS病毒陆续引发了多起感染，截至2021年10月，共有2578例确诊病例，其中888例死亡，病死率高达34%[9]，这也是至今人类已知的病死率最高的冠状病毒感染疾病。

冠状病毒已经存在了至少上万年。

为了寻找病毒的源头，研究者沿着SARS病毒留下的提示在蝙蝠身上寻找答案。经调查发现，MERS病毒更可能是在数百年前从蝙蝠身上传播到农场的单峰骆驼体内，然后在2012年传播到人身上的[10]。人与骆驼的共患现象，也解释了为什么MERS疫情在得到遏制后反复出现这一问题。

MERS患者往往表现出和SARS患者类似的发烧、咳嗽、呼吸急促和肌肉酸痛等症状，严重者可能会出现肺炎、呼吸衰竭等症状。但不同的是，MERS病毒的人际传播能力较弱，只有密切接触者才可能被感染，迄今为止并未出现持续的人际传播现象[11]。

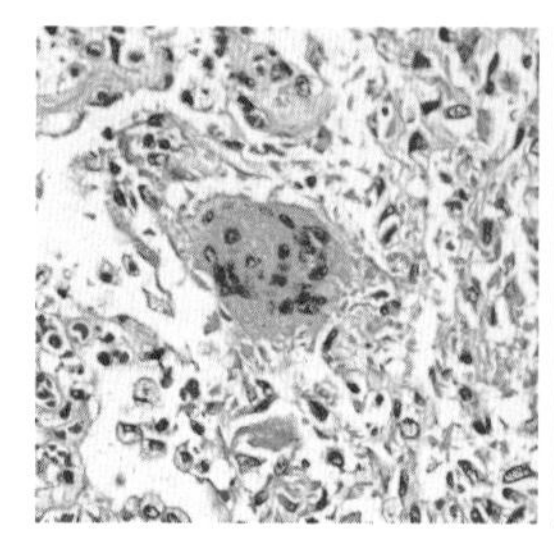

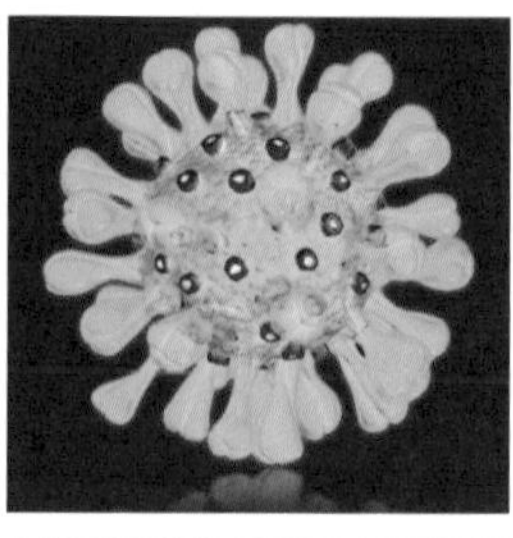

1 显微照片显示SARS病毒导致的肺组织改变。
2 MERS病毒图解。
3 马德里的一家临时COVID-19医院。
4 在新冠肺炎疫情期间，利兹的一条空荡荡的街道，表明人们正在认真保持安全的社交距离。
5 在新冠肺炎疫情初期，一个戴着口罩的消费者在一个空荡荡的超市货架旁边。
6 在新冠肺炎疫情期间，一名穿戴着防护装备的工人凝视着上海机场的屏幕。

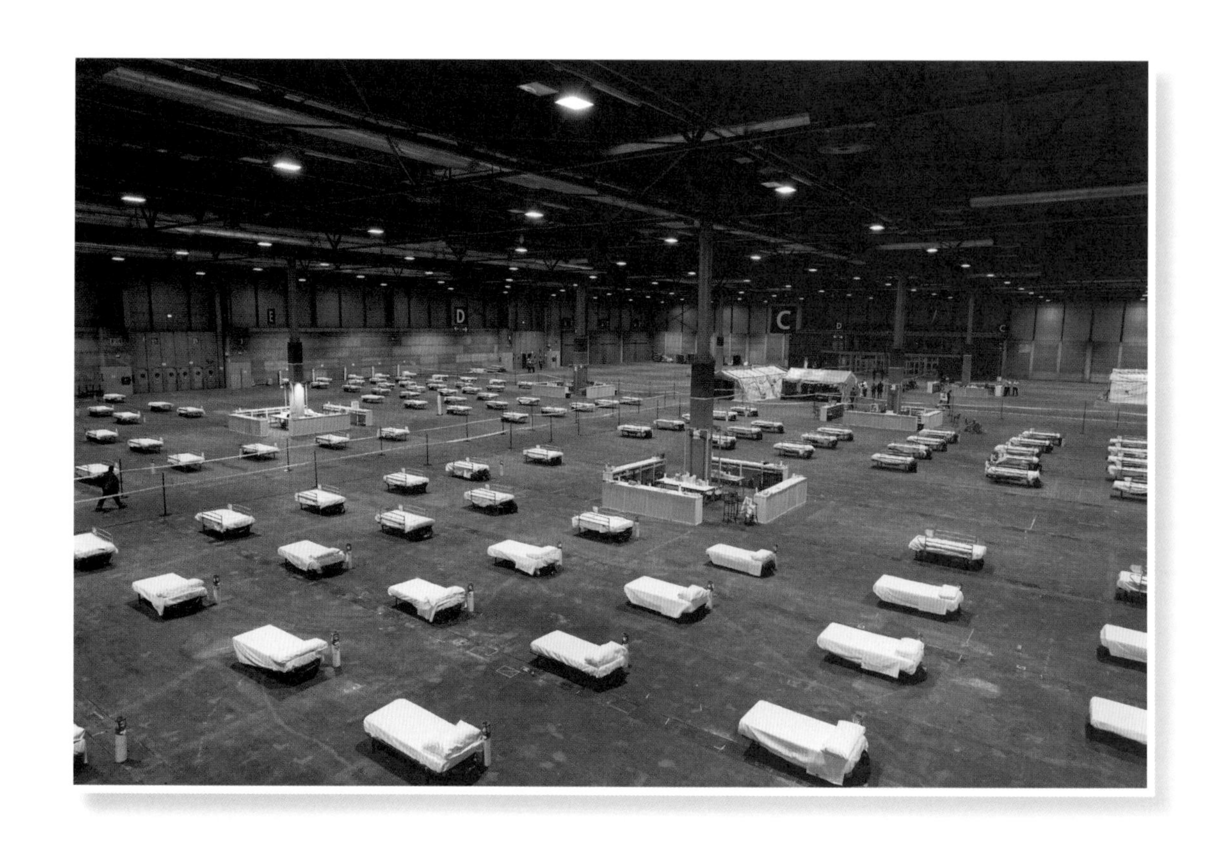

新冠病毒

1 2 4
3 5
6

2019年年底，在湖北省武汉市监测发现不明原因肺炎病例。[12]之后，在多个国家也相继发现了这种病例。不同于17年前面对SARS病毒时的未知，中国科学家仅用了十几天的时间，就确定了这是一种新型冠状病毒引发的疾病，并研发出检测该病毒的核酸试剂盒。通过与其他已发现的冠状病毒比较，研究者推测出这一新病毒可能也来自蝙蝠。基于相似的序列和病理状况，国际病毒分类委员会将这一新型冠状病毒命名为SARS-CoV-2，世界卫生组织将这场大流行命名为COVID-19[13]。

STAY HOME
PROTECT THE NHS
SAVE LIVES

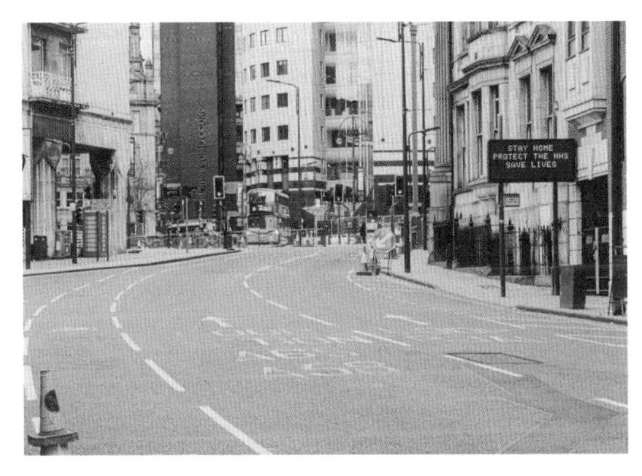

不同于SARS病毒和MERS病毒，新冠病毒导致的病死率并不高，仅有1%~2%，但相比之下，它的传播速度非常快，这也造成了更多的死亡人数。截至2022年1月，全球的确诊病例已经超过3.5亿例，其中死亡人数高达500多万人[14]。大部分患者表现出类似流感的轻微症状，但重症患者往往会出现肺炎、呼吸窘迫甚至休克的症状。同时，具有慢性呼吸道疾病和心脏病的患者会有更高的死亡风险。值得注意的是，除这些症状外，大部分患者还会出现持续数周的嗅觉和味觉减退症状[15]。

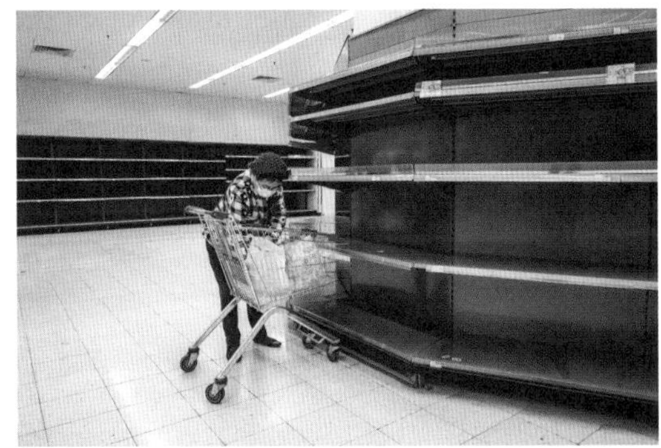

也正因为新冠病毒的传播力、影响力远大于其他冠状病毒，相关的疫苗、药物研究也正在加速开展。截至2022年1月，有近70个国家和地区开展了包括mRNA疫苗、灭活病毒疫苗、重组蛋白疫苗等疫苗的研发工作，共有将近600项疫苗试验正在进行，其中33种疫苗已经被批准使用[16]，全世界共接种了90亿剂次不同种类的疫苗[14]。疫苗的使用大大延缓

国际出发 International Departures
安 检

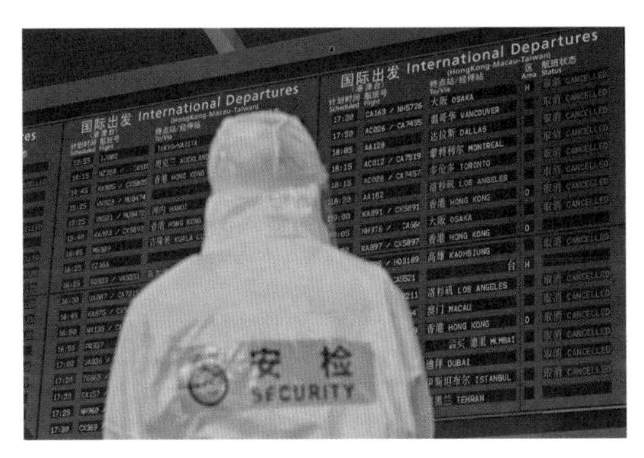

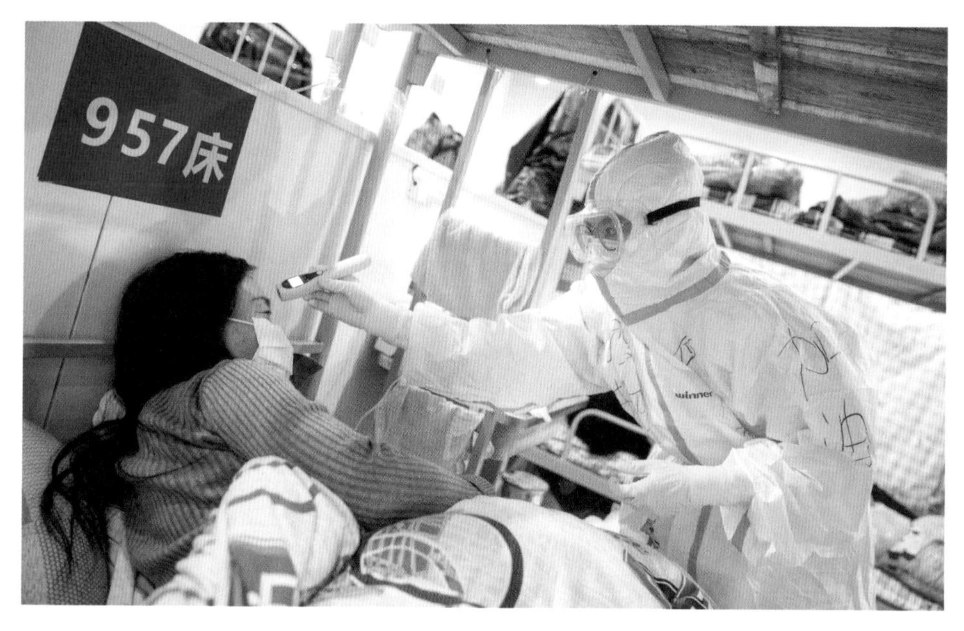

一位有症状的患者正在接受体温检查。

了新冠病毒的传播速度。

但是，病毒并不会坐以待毙。作为一种RNA病毒，新冠病毒有着快速演化的特点，在传播过程中演化出了不同的变异株，如2020年年底出现的阿尔法（Alpha）变异株、2021年4月传播开来的德尔塔（Delta）变异株、2021年年底出现的奥密克戎（Omicron）变异株等[17]，它们的出现是由于病毒蛋白发生了某些关键的改变，加强了病毒的传播力或毒力，从而削弱了疫苗的作用，使这次疫情久久未能结束。

除了药物和疫苗的研发，非药物措施如正确佩戴口罩，确保室内通风，保持良好的卫生习惯，及时隔离、追踪患者，检测密切接触者，减少人群聚集等也能有效减弱病毒传播。以我国早期的疫情防控为例，非药物措施大大有效地减少了数十倍的感染病例，并且越早发现感染者并对其进行隔离追踪，越能预防更大范围的病毒传播，越能更有效地减少重症患者的数量[18]。

教训和经验

21世纪的三种冠状病毒提醒着我们：传染病可能一直潜伏在世界的某个角落，它们的暴发也许只需要一个小小的突变，或者在宿主（蝙蝠、鸟类、骆驼等）体内的持续演化。因此，实时对可能发生的传染病进行监测、及时切断动物传染源、尽早发现并隔离感染者、积极接种疫苗，往往能有效避免一次严重传染病的暴发与传播。

参考文献

[1] GREENBERG S B. Update on human rhinovirus and coronavirus infections[C]//Seminars in respiratory and critical care medicine. Thieme Medical Publishers, 2016, 37(4): 555-571.

[2] 中国政府网. 全国非典疫情及防治措施[EB/OL]. (2005-06-28) [2022-02-09].

[3] ZHONG N S, ZENG G Q. Our strategies for fighting severe acute respiratory syndrome (SARS)[J]. American journal of respiratory and critical care medicine, 2003, 168(1): 7-9.

[4] World Health Organization. Summary table of SARS cases by country, 1 November 2002-7 August 2003[J]. Weekly Epidemiological Record= Relevé épidémiologique hebdomadaire, 2003, 78(35): 310-311.

[5] YANG Y, PENG F, WANG R, et al. The deadly coronaviruses: The 2003 SARS pandemic and the 2020 novel coronavirus epidemic in China[J]. Journal of autoimmunity, 2020, 109: 102434.

[6] GUAN Y, ZHENG B J, HE Y Q, et al. Isolation and characterization of viruses related to the SARS coronavirus from animals in southern China[J]. Science, 2003, 302(5643): 276-278.

[7] DREXLER J F, CORMAN V M, Drosten C. Ecology, evolution and classification of bat coronaviruses in the aftermath of SARS[J]. Antiviral research, 2014, 101: 45-56.

[8] ZAKI A M, VAN BOHEEMEN S, BESTEBROER T M, et al. Isolation of a novel coronavirus from a man with pneumonia in Saudi Arabia[J]. New England Journal of Medicine, 2012, 367(19): 1814-1820.

[9] World Health Organization. MERS situation update[DB/OL]. (2021-10-17) [2022-02-09]. 世界卫生组织官网.

[10] DE WIT E, VAN DOREMALEN N, FALZARANO D, et al. SARS and MERS: recent insights into emerging coronaviruses[J]. Nature Reviews Microbiology, 2016, 14(8): 523-534.

[11] World Health Organization. Middle East respiratory syndrome coronavirus (MERS-CoV)[J]. 2019.

[12] 国务院新闻办公室. 抗击新冠肺炎疫情的中国行动[R/OL]. (2020-06-07) [2022-02-09]. 新华网.

[13] World Health Organization. Coronavirus disease (COVID-19) pandemic [EB/OL]. (2022-02-06) [2022-02-09]. 世界卫生组织官网.

[14] World Health Organization. WHO Coronavirus (COVID-19) Dashboard [EB/OL]. (2022-01-26) [2022-01-28]. 世界卫生组织官网.

[15] PADERNO A, MATTAVELLI D, RAMPINELLI V, et al. Olfactory and gustatory outcomes in COVID-19: a prospective evaluation in nonhospitalized subjects[J]. Otolaryngology–Head and Neck Surgery, 2020, 163(6): 1144-1149.

[16] McGill COVID19 Vaccine Tracker Team. Vaccines candidates in clinical trials [EB/OL]. (2022-01-26) [2022-01-28]. COVID19 Vaccine Tracker 网站.

[17] World Health Organization. Tracking SARS-CoV-2 variants [EB/OL]. (2022) [2022-02-09]. 世界卫生组织官网.

[18] LAI S, RUKTANONCHAI N W, ZHOU L, et al. Effect of non-pharmaceutical interventions to contain COVID-19 in China[J]. nature, 2020, 585(7825): 410-413.

33 前进的道路

哲学家乔治·桑塔亚纳（George Santayana，1863—1952）写道：那些不记得过去的人注定要重蹈覆辙。对此有一个推论：了解历史的人可以避免重复同样的错误。了解传染病的历史，会使我们得到应该如何塑造个人、家庭、社区、国家和人类并且在未来如何前进的许多见解。

缩小的世界

虽然地球是一个宽广的世界，但在某些方面它正在迅速缩小。例如，1900年的人口被认为是16亿左右，而今天它正迅速向80亿迈进，再过60年可能会达到100亿。这引起了人们对食物和水等资源的担忧，同时也意味着地球正变得越来越拥挤，这促进了许多微生物的传播。

人口绝对数量的增长只是故事的一部分。不仅人口比以往任何时候都多，而且生活在相对拥挤条件下的人口比例也在增加。据联合国估计，2007年是城市人口多于农村人口的第一年，预计到2050年，三分之二的人口将生活在城市，人口密度的增加进一步促进了传染病的传播。

即使这样也不能说明全部情况。一方面，在相对富裕的国家，高达80%的人口通常生活在城市地区。从这个意义上说，富裕并不一定能防止流行病的蔓延。另一方面，大约三分之一的城市居民居住在贫民窟里，贫民窟是指供水或卫生条件差、居住面积小、住房耐久性差的住所。贫民窟几乎为这些传染病的传播提供了理想的条件。

夜间的欧洲和北非上空忙碌的航线。

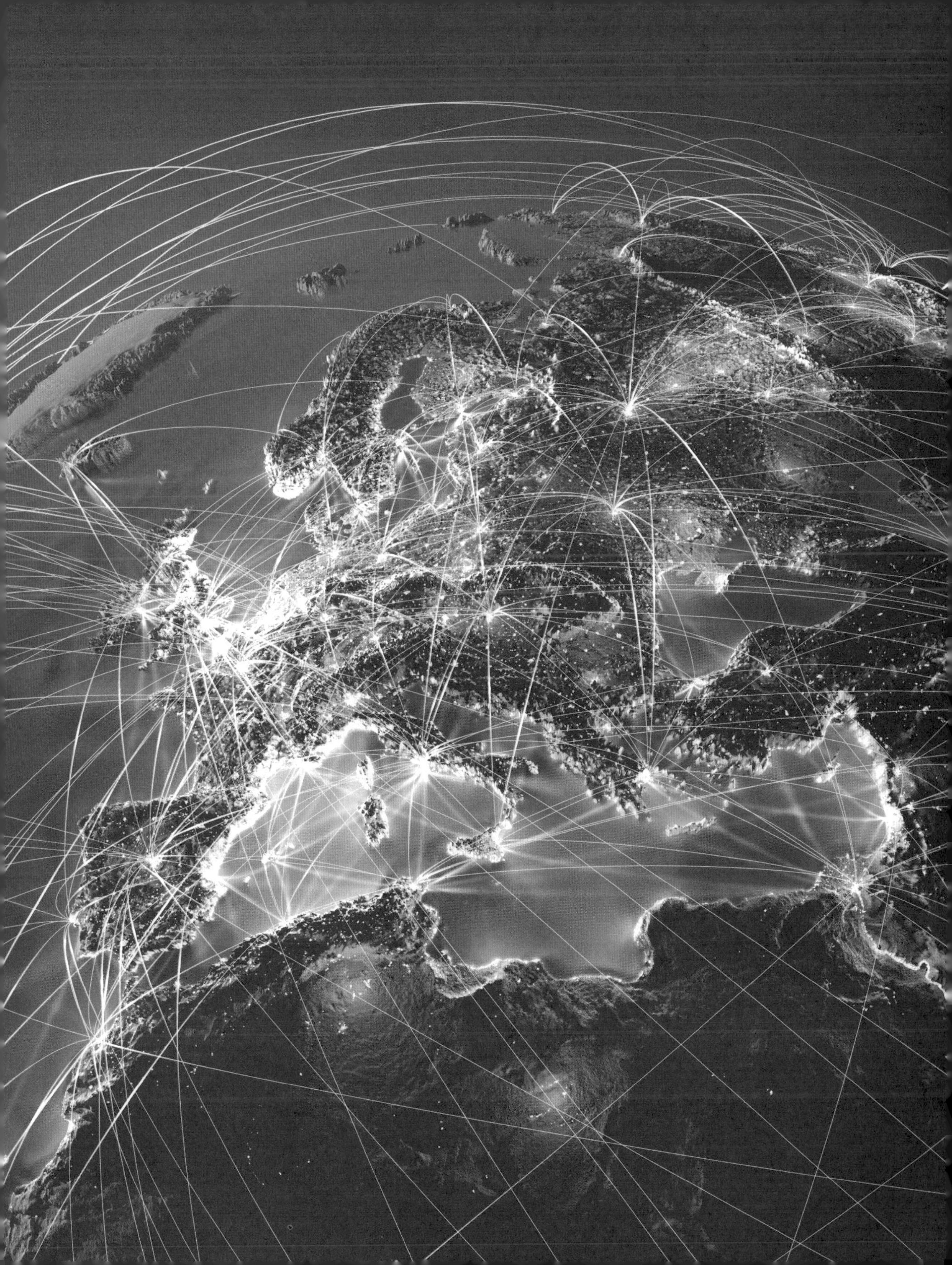

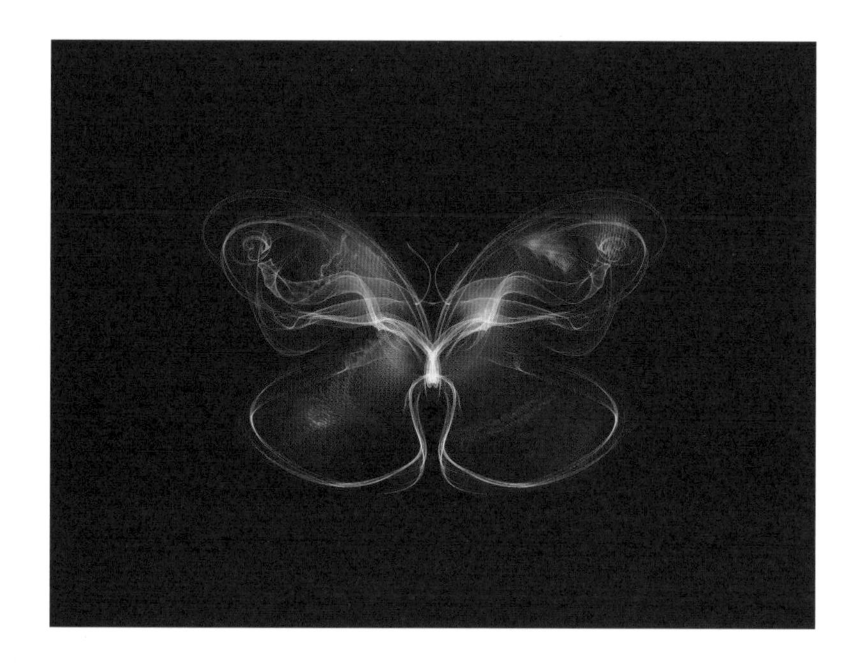

1 蝴蝶的艺术形象。
2 美国内科医生、作者的前学生肯特·布兰特里（Kent Brantly）在利比里亚接受埃博拉病毒感染治疗后。
3 天花病毒的示意图。

蝴蝶效应

蝴蝶效应是形容一种大的影响可以从令人惊讶的小而遥远的原因中产生。蝴蝶效应最初是在气象学中出现的，曾有一个通俗的说明性案例：一场发生于美国的龙卷风的路径，其源头是几个星期前南美洲的一只蝴蝶扇动了翅膀所致的。双摆（一个钟摆与另一个钟摆的末端相连）则通过以混乱的方式运动而为蝴蝶效应提供了非常直接的例子。

为什么用蝴蝶效应来形容传染病呢？以艾滋病病毒/艾滋病为例，这是一种在全世界造成数千万人死亡的疾病，还有更多的人被这种病毒感染。最近的基因研究表明，艾滋病病毒的最初病例可能是在20世纪20年代在刚果民主共和国首次传播给人类的。如果某个猎人没有吃掉某只黑猩猩或被某只黑猩猩的血液感染，这场世界性的大流行病也许就可以避免了。

埃博拉出血热是最致命的病毒性疾病之一，有人认为埃博拉病毒已在蝙蝠体内存在了很长时间。蝙蝠可以将其传播给其他动物，如猿

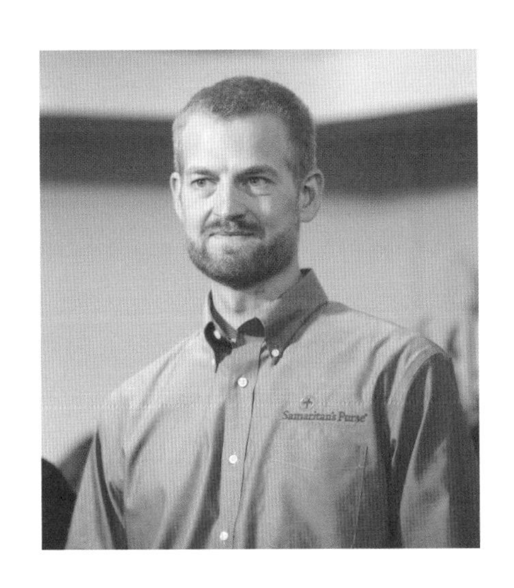

和猴。1976年，我们所知的第一批人类在南苏丹受到埃博拉病毒的感染，导致数百人死亡。自那以后，已经发生了几十起疫情。埃博拉病毒一旦传播到人类身上，便可以通过血液和其他体液的接触传播。

蝴蝶效应的第三个最新例子是全球新冠病毒大流行的起源。虽然目前还没有定论，但冠状病毒似乎很可能源于蝙蝠种群，并可能在某一时刻从一个中间宿主跳到了人类身上。如果某个单一的互动没有发生，可能就不会导致数百万人失去生命。

传染病暴发给我们的一个启示是疾病监测和早期干预的价值。当一个小事件便能产生如此巨大和广泛

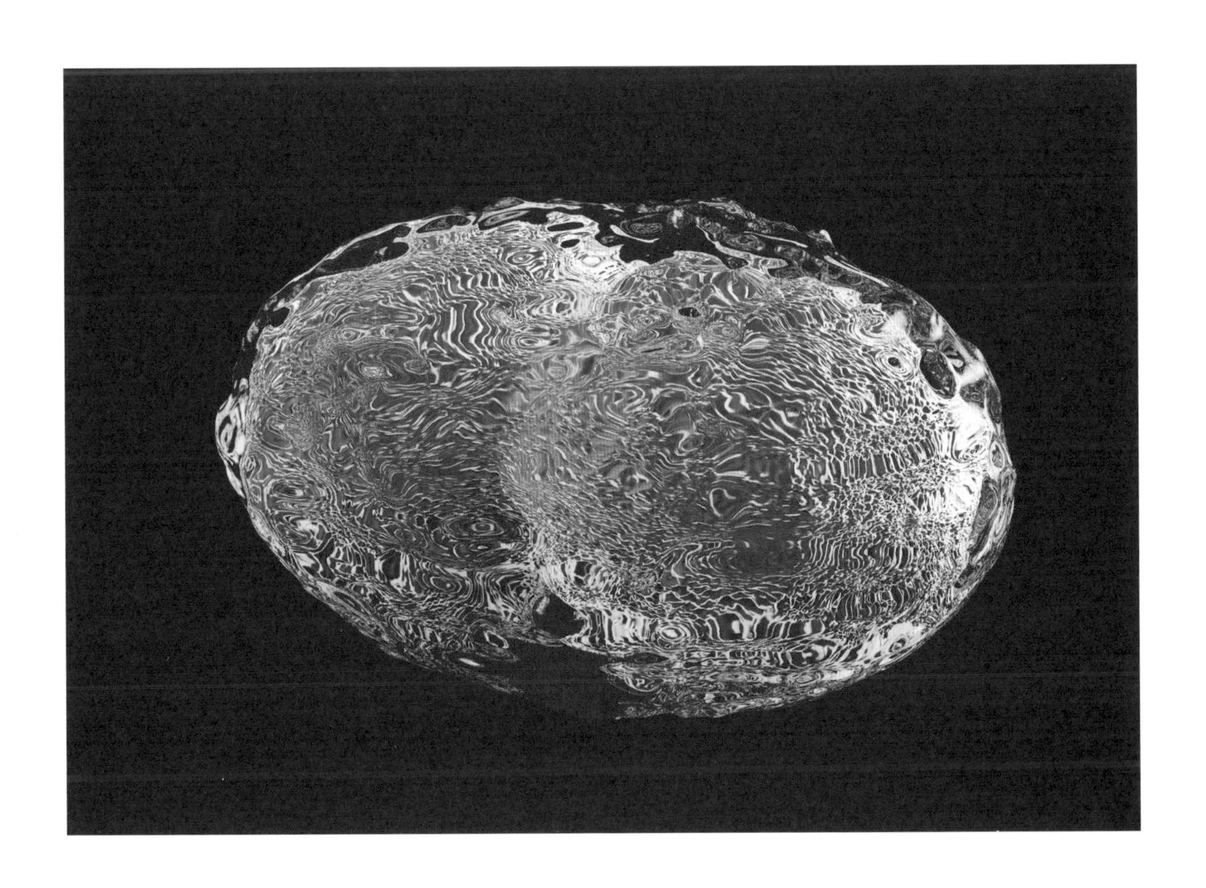

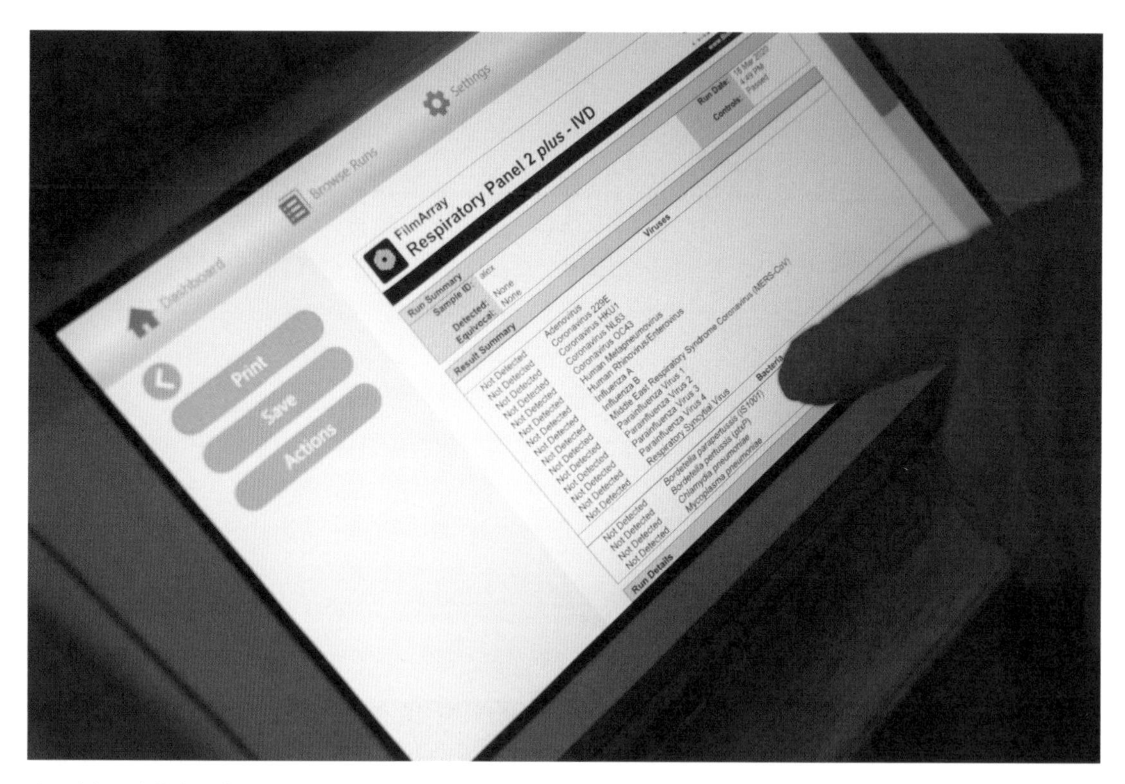

法国在新冠疫情期间使用的呼吸道病毒检测小组。

的后果时，预防此类事件的发生，以及在因果链的早期进行干预（即当它们还局限于相对较少的人时，对流行病和大流行进行控制）可以带来巨大的好处。因为随着这种传染病的传播，它们造成的危害和对抗它们所需的资源会呈指数级增长。

超越国界

从传染病的历史来看，虽然人为地设置国家边界，且人类将其视为不可穿透的墙，但通常其他物种却觉察不到它们。鸟类、蝙蝠和猴子经常自由穿越它们，细菌、病毒、真菌、寄生虫及其他引起传染病的有机体也是如此。

要控制传染病的传播，需要全世界的共同努力，要知道，我们都是同一个世界的“公民”，共享着同一个“家园”。如果我们不采取积极的态度来应对全球挑战，比如大流行，我们可能最终使局势恶化。

生物群落

这种全球公民意识可以而且应该进一步扩大。因为我们不仅是人类社会的公民，我们也是同一个生物群落的公民。这个世界性的生物群落包括植物、动物、真菌、原生生物、细菌、古生菌，甚至包括几乎难以想象的多样的病毒。它们是相互竞争的，也是相互依赖的。

为了在这样一个复杂的生物关系中生存和繁荣，我们需要把自己看得不那么高高在上，而且我们应该把自己看成它们的邻居，甚至是合作者。只要人类存在，就会有微生物存在。事实上，没有它们，我们也无法生存。如果以在地球上的生存历史而言，它们肯定会比我们长寿。我们的使命不是要消灭它们，而是要正确认识它们，科学而和谐地与之相处，令地球家园变得更好。

“只要人类存在，就会有微生物存在。事实上，没有它们，我们也无法生存。如果以在地球上的生存历史而言，它们肯定会比我们长寿。我们的使命不是要消灭它们，而是要正确认识它们，科学而和谐地与之相处，令地球家园变得更好。”

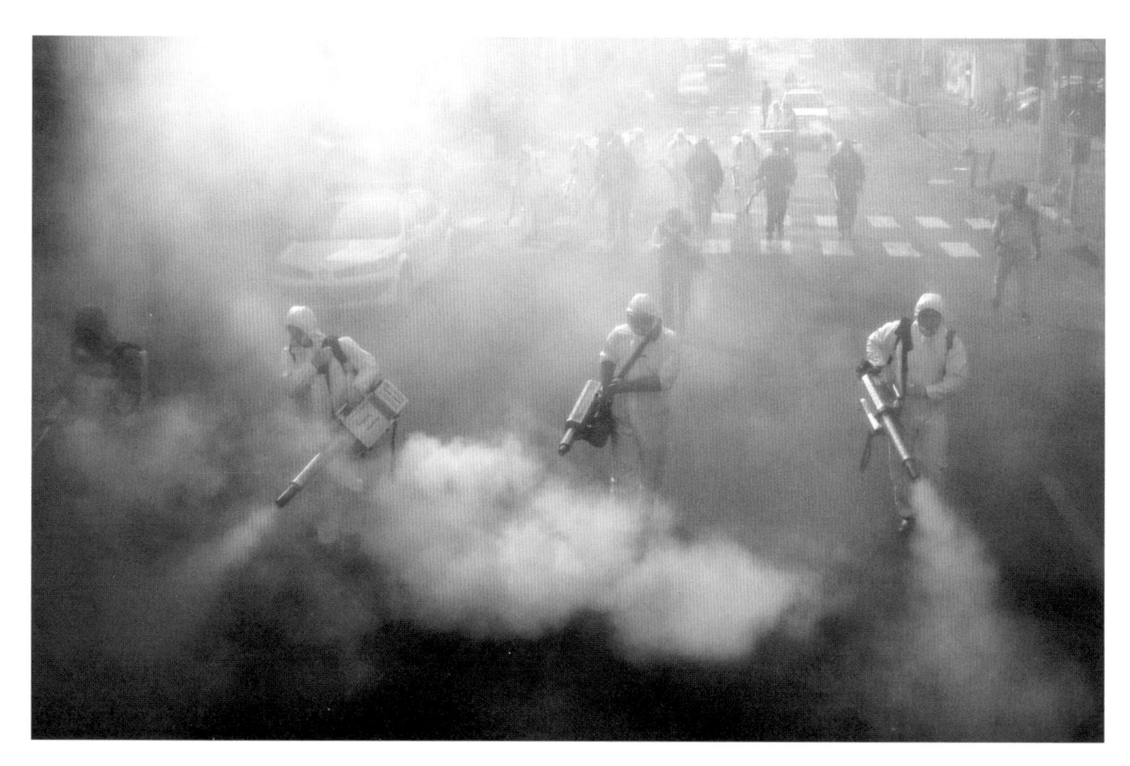

在新冠肺炎疫情期间，身着防护装备的伊朗消防员在首都德黑兰的街道上消毒。